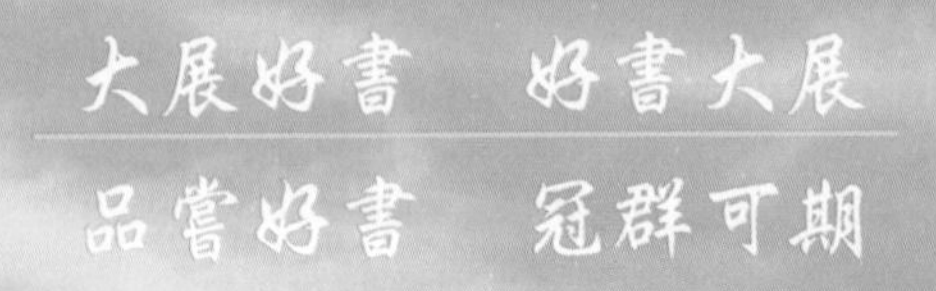
大展好書　好書大展
品嘗好書　冠群可期

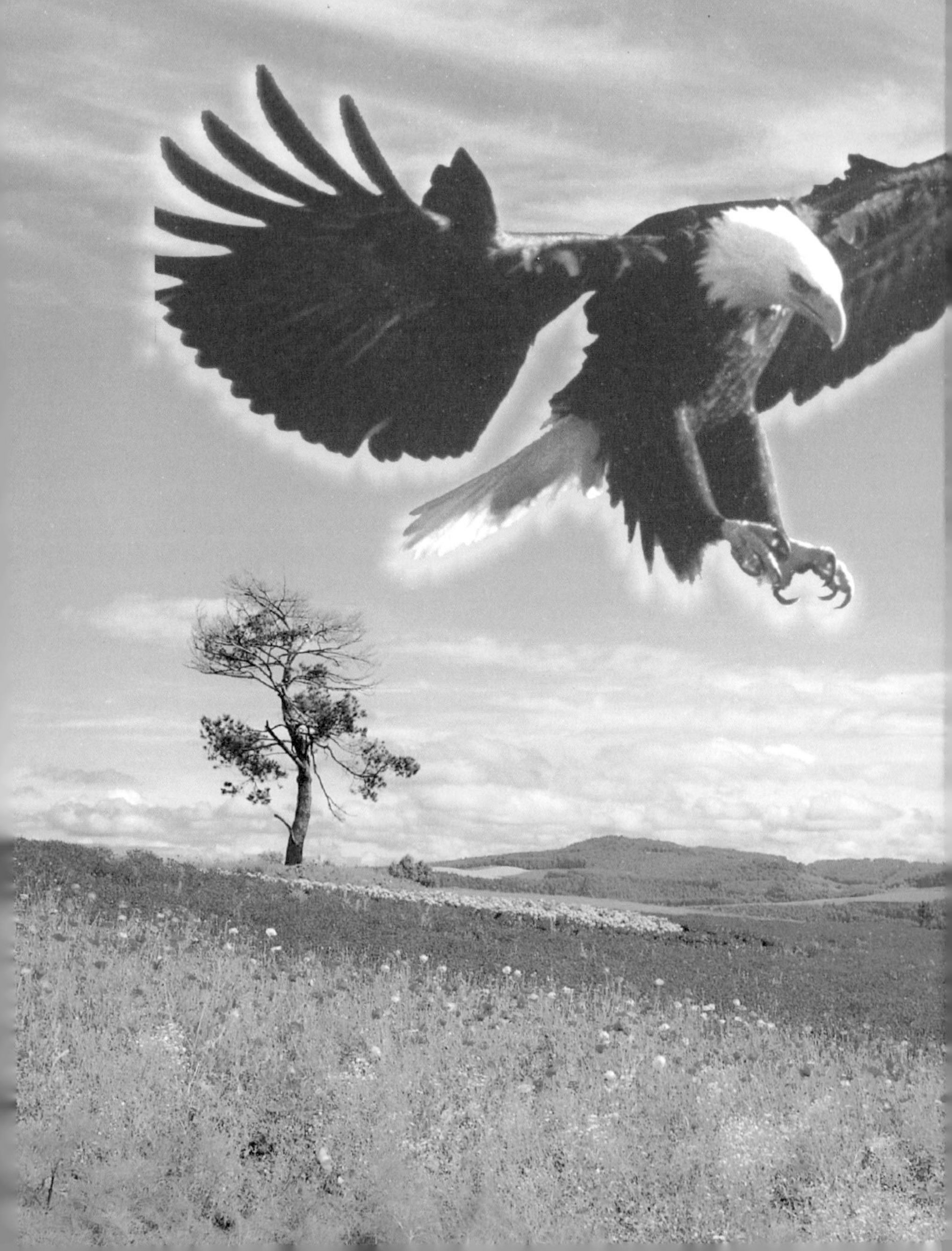

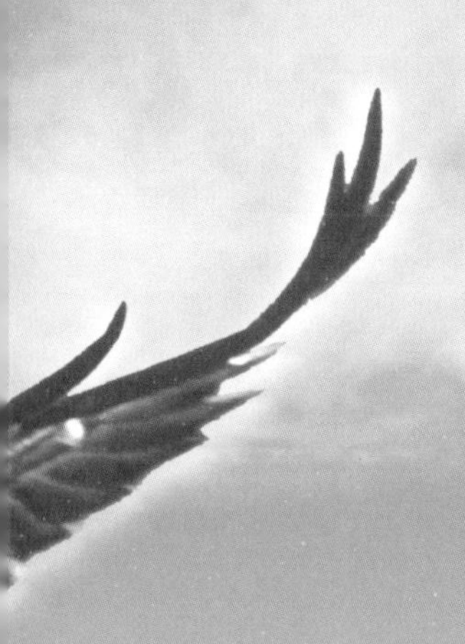

大展好書　好書大展

品嘗好書　冠群可期

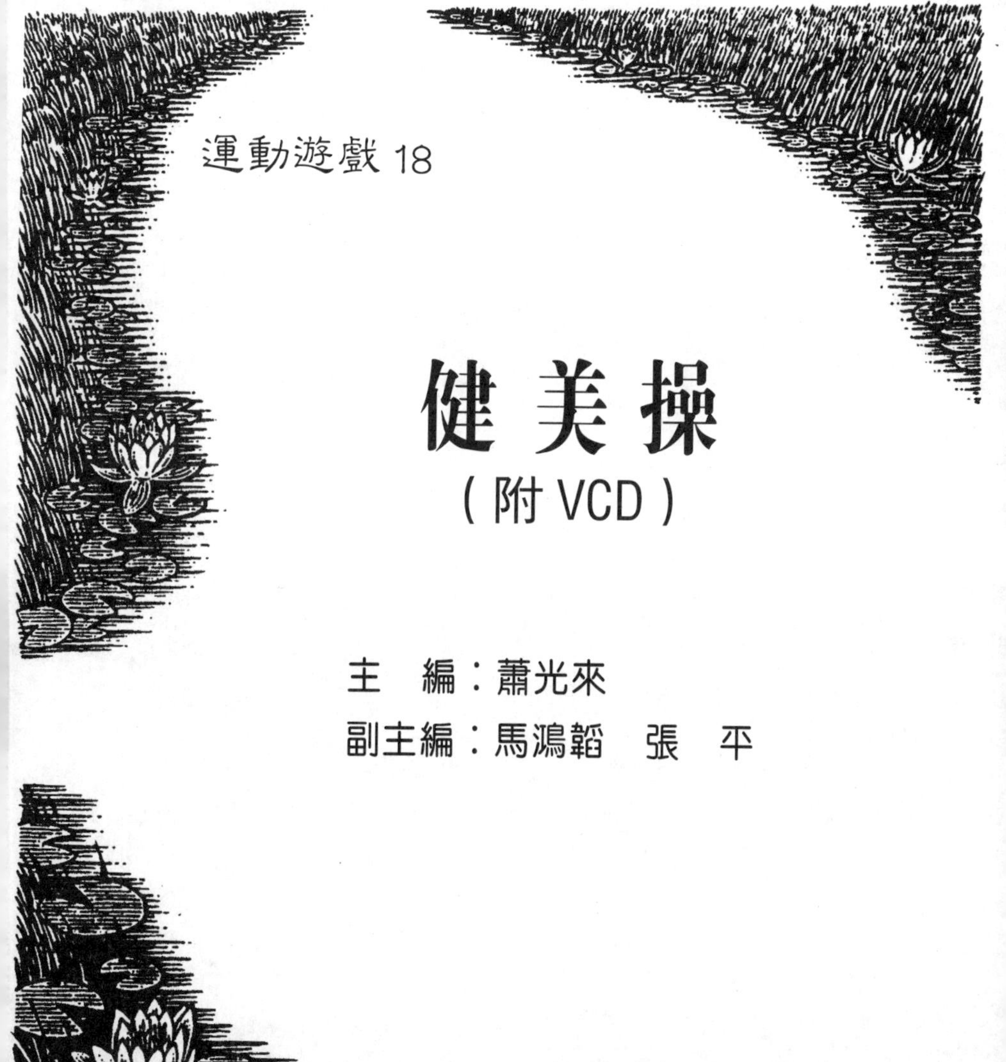

運動遊戲 18

健美操

（附 VCD）

主　編：蕭光來
副主編：馬鴻韜　張　平

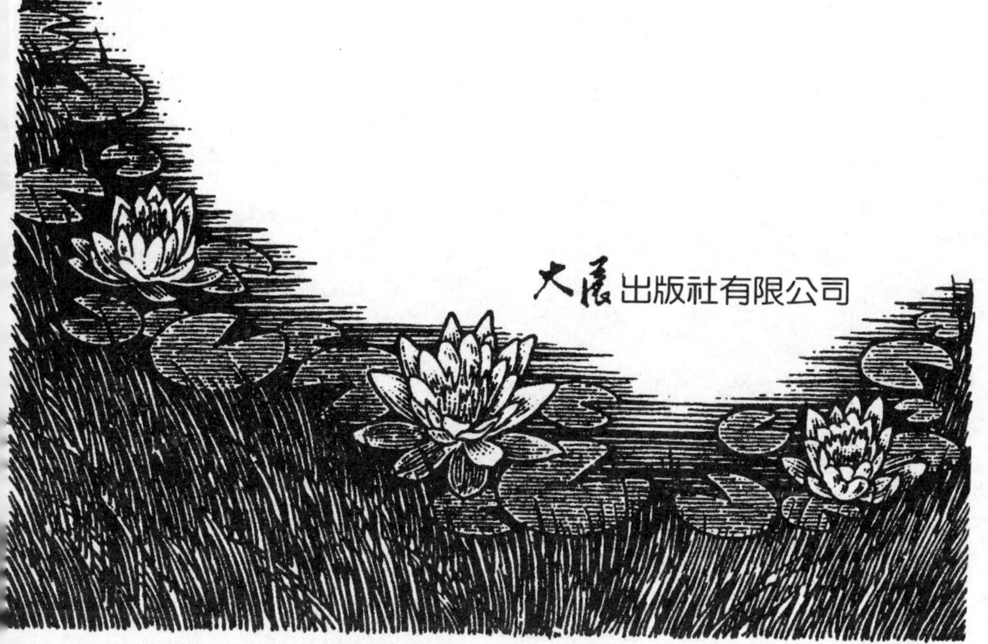

大展出版社有限公司

出版說明

20世紀80年代初，世界性的健美操熱傳到我國。隨著我國教育制度改革的不斷深入，「美育」教育在學校教育中逐漸占有一席之地，因此，健美操的引進與興起爲美育教育提供了一個重要手段。

1984年，北京體育學院成立了健美操研究中心，由其編排並推出的「青年韻律操」迅速傳遍全國各大專院校，無數青年學生投入了學習「青年韻律操」的熱潮，使健美操在我國迅速得到普及，讓許多人第一次認識了健美操。此後不久，許多高校將健美操列入教學大綱，爲健美操的普及打下了良好的基礎。從那時起，每年都有不少高校組隊參加各種形式的全國健美操比賽，使高校成爲推動我國競技健美操發展的基地，同時高校的健美操運動也成爲我國健美操界重要的組成部分。

十多年來，健美操在體育院校的教學經歷了選修、必修、專修訓練等階段的發展過程，社會上廣大群衆參加健美操鍛鍊也日益普及和風靡，然而相應的教材卻難覓一二。特別是健美操運動漸漸顯現出偏重實踐而理論相對滯後的傾向，引起了健美操界的關注。正值此時，以北京體育大學體操教研室健美操組的專家們爲主，組織編寫了這本教材。

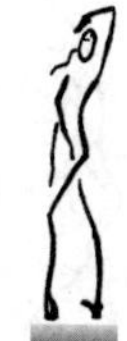

編寫中，他們注重健美操的科學理論研究，吸取國內外最新科研成果，並融入了豐富的健美操教學與訓練的成功經驗，力求使這本教材內容全面、系統、實用，符合體育院校健美操教學與訓練的需要。

在這本教材中，術語、基本動作等章節介紹了健美操的專業基礎知識；健美操科學理論基礎等章節涉及到健美操運動相關學科領域，加強了健美操的科學性；健美操教學法注重了對學生技能的培養，便於講授，不但針對體育院校健美操的專修學習，也適用於健美操指導員等社會人士需求；訓練法、創編、音樂等章節針對性強，是作者多年實踐經驗的提煉；還有些章節較新穎，介紹了目前國內外比較流行的各類健身健美操內容，如有氧踏板操、有氧搏擊操、水中健身操、健身街舞等。

對於本書中出現的諸多基本動作和動作組合範例，不但採用了連續動作照片和文字說明來講解，而且配合拍攝了動作演示光碟，直觀地表現了基本動作和成套動作的節奏、音樂等，使書和光碟的內容相輔相承，有機地組合在一起，方便了讀者學習和對教材內容的理解。

由於各院、校教學計劃中所規定的健美操選修或專修教學時數不同，因此，在使用這本教材時，可根據各自的需要對內容適當加以調整、取捨和補充。

希望讀者提出修改意見，以便使這本教材更加完善。

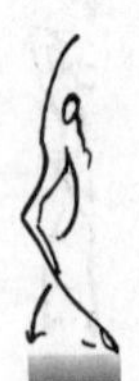

目　錄

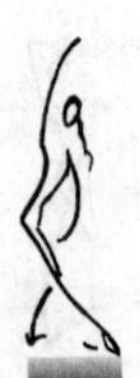

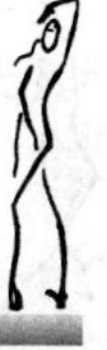

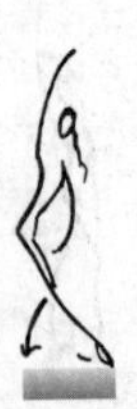

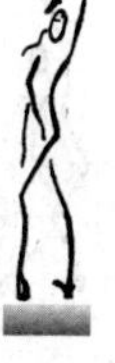

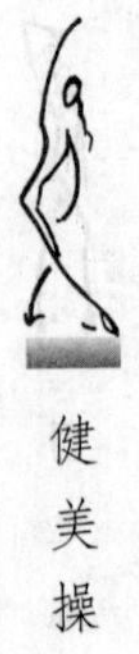

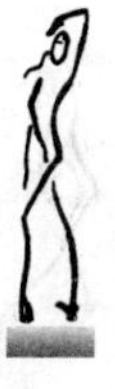

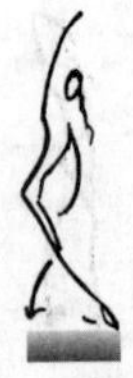

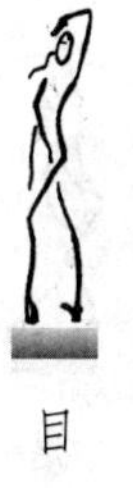

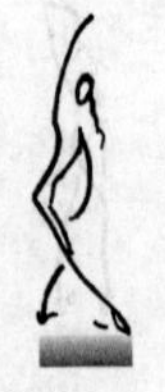

第一章

健美操概述

健美操是中國體育運動的一個新興項目。它起源於生活，起源於人類對於人體健與美的追求，它是體操、舞蹈、音樂三者有機結合的產物。

第一節　健美操發展簡況

健美操運動與其他眾多體育運動項目一樣，由大眾健身、娛樂開始興起，逐步引入表演、競技。健美操體現了人體在力量、柔韌、協調、節奏感、審美及表現力等諸多方面的綜合能力。

從健美操運動總體任務和發展情況看，健美操運動可分為健身性健美操和競技性健美操兩大類。健身性健美操所具有的普及性，為競技性健美操的產生和發展奠定了堅實的群眾基礎；而競技性健美操技術動作的不斷創新、觀賞性的不斷增強，又極大地促進了大眾健美操的發展。

一、中國健美操運動發展簡況

如果追溯健美操運動在我國發展的歷史，可以說，早在20世紀30年代，我國就已經出現了追求人體健與美運動的健美操雛形。現代健美操運動在20世紀80年代以後傳入我

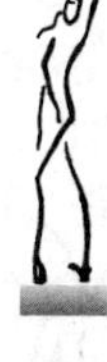

國，並奠定了廣泛的群眾基礎。

根據健美操運動的不同特性，按動作的難易、運動強度的高低以及不同層次的需要，我國制定了《健美操等級運動員規定動作》和《健美操大眾鍛鍊標準》，為我國健美操運動的普及和發展創造了條件。

(一)健身性健美操運動的產生與發展

中國健身性健美操運動的發展，可以分為三個時期或稱之為三個階段。即：

產生期——認識階段；

探索期——研究階段；

發展期——普及階段。

1.產生期——認識階段

我們可以把這一時期劃分為近代健美操、現代健美操兩個時期來認識。

（1）我國近代健美操運動的產生

早在20世紀30年代，我國康健書局曾出版了署名為馬濟翰等人著的《女子健身體操集》。該書以「貌美與體美」「女子健美的運動」「中年婦女美容體操」等五章，闡述了人體美的價值，介紹了採用站立、坐臥姿勢做的各種健美體操，並附有30多幅照片，其動作與現代女子健美操有許多相似之處。該書在摘要中介紹說：「本書所選歐美各國最新發明的體操數種，有適於少年女性者，有適於中年婦女者，皆為駐顏之秘訣，增美之奇方。至於身體健康，自不待言，能恆心練習，立可獲得美滿之奇效。」

此後又出版了《男子健美操集》，以「體操之實益」「職務繁忙者之健身操」「適用於醫學的體操」等專題，闡

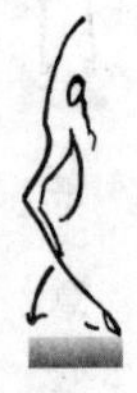

述健美操對增進人體美的價值、方法、要求。男子健美操增加了許多啞鈴等輕器械，許多動作與現代健美操十分相近。這兩本書說明中國早在 20 世紀 30 年代已介紹和開展了健美操運動。

（2）中國現代健美操運動的產生

我國傳統的大眾健身方式多以「靜」為主，而以「動」的形式健身的傳統秧歌，參加者以中老年人居多。世界性的現代健美熱潮傳入我國，引起健美操愛好者的極大興趣。

在 20 世紀 80 年代初期，我國的改革開放剛剛開始，人們的思想還不夠解放，觀念還比較陳舊，對於國外的一些新鮮事物的接受比較遲緩，對健美操運動的健身、娛樂功能沒有足夠的認識。為此，1981 年 1 月 4 日的《中國青年報》發表了作者為陸保鐘、牛乾元的特約稿《人體美的追求》。1982年 2 月中國青年出版社出版的《美，怎樣才算美》一書，刊登了陳德星編製的《女青年健美操》和牛乾元編製的《男青年啞鈴健美操》。追求人體健與美的「健美操」一詞迅速被廣大體育工作者所採用。1984 年《健與美》雜誌創刊；中央電視臺播放了《減肥體操》，並在北京體育大學（原北京體育學院）師生中傳授。我國報刊、電視臺對人體健與美和健美操的一系列宣傳，使世界性的現代健美操熱潮傳入了中國，強化了人們對健美操運動的認識，就此拉開了我國健美操運動發展的序幕。

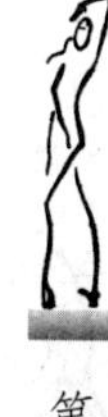

2.探索期——研究階段

這一時期，我國體育工作者在推廣健美操運動技術的同時，對健美操運動科學性的研究也在廣泛地開展，並初步形成了一套適合我國國情的健美操運動理論。

1984 年，北京體育學院成立了健美操研究組。1985 年，由北京體育大學創編並推廣的「青年韻律操」等六套健美操，受到全國各大專院校廣大青年學生的喜愛。1986 年，北京體育大學編寫的我國第一部《健美操試用教材》出版，並正式在北京體育大學本科學生中開設了健美操選修課。此後，全國許多高等學校將健美操內容列入教學大綱，使健美操成為一項重要的體育教學內容。

健美操運動科學理論的形成，進一步促進了健美操運動在我國的發展與普及。健美操項目被列入一些高校的教學大綱，使健美操運動在青年人匯集的高校得到了廣泛的推廣，擴大了健美操運動的社會影響，並將這一新興運動項目的開展向社會延伸。

3.發展期——普及階段

1987 年我國第一家健美操健身中心——利生健康城成立，把健美操運動向廣大人民群眾推廣。健美操新穎的鍛鍊方式、良好的健身效果很快被人們所接受，吸引了大批的健身愛好者。隨後，在北京、廣州、上海等大城市開辦了許多健身俱樂部。

以健身為主要目的的健身性健美操比賽活動的開展，對大眾健美操的普及起到了積極的推動作用。

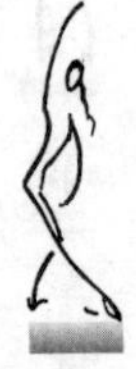

1986 年 7 月北京康華健美康復研究所主辦了全國首屆「康康杯」兒童健美操友好邀請賽。1987 年 1 月由北京體育大學和共青團北京市委聯合舉辦了「北京市首屆青年韻律操比賽」；同年 5 月，上海市舉辦了「達爾美杯」群眾自編健美操電視比賽。1988 年 10 月，國家體委群體司和國家教委體衛司聯合委托中國兒童少年活動中心舉辦了有 22 個省、市參加的「少年兒童韻律體操邀請賽」。

1987、1988 年，我國中老年健美操繼少年兒童和青年健美操之後，也在迅速發展。1988 年 10 月，由中華全國體育總會群體部、中國老年人體育協會、中國體育報社等單位聯合舉辦的「全國中老年迪斯科健身操（舞）電視大獎賽」，把我國中老年健美操運動的發展推向新的高峰。

進入 20 世紀 90 年代，隨著我國改革開放的不斷深入和社會主義市場經濟體制的建立，我國的社會、經濟、文化得到了飛速的發展，人民的物質生活水平得到了空前的提高。人們的思想觀念發生了巨大的變化，更加注重自己的身心健康和生活的質量。

健美操運動順應了人們倡導健康、文明生活方式的潮流，風靡全社會。塑造美的形體、陶冶美的情操、鍛鍊強健的體魄，成為一種社會時尚。

(二) 競技性健美操運動的產生與發展

健身性健美操運動的蓬勃開展和廣泛普及，將健美操運動納入體育競爭機制。促進人的身體發育和身體素質增長、提高身體訓練水平、培養良好的心理素質已成為健美操運動發展的客觀要求。競技健美操以它所具有的動作美、難度大、節奏快、質量高、編排新的特點，適應了新形勢的要求，為現代健美操運動的發展注入了強大的活力。

如果把中國競技性健美操運動按階段劃分，大致可分為探索期、規範期、與國際接軌期。

1. 探索期

在中國大眾健美操運動發展的同時，以競技為主要目的的競技健美操運動也在發展之中。1986 年 4 月在廣州舉行的第一次全國性比賽「全國女子健美操表演賽」，有 8 個省、市的 9 支代表隊參加。各隊表演的自編 6 人健美操，風格各

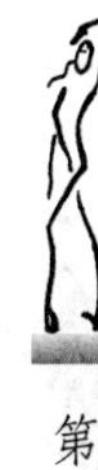

異，百花齊放，引起了觀眾濃厚的興趣。這次全國女子健美操表演賽，開創了我國健美操比賽的新路，探索了我國健美操的比賽方法。

1986 年 12 月，為了準備首屆正式的全國健美操比賽，由北京體育大學和康華健美研究所共同舉辦了全國健美操教練員培訓班。來自全國 20 多個省、市的 200 多名學員參加了培訓，培養了一批健美操骨幹力量。

1987 年 5 月，由康華健美研究所、北京體育大學和中央電視臺等單位聯合舉辦了全國首屆「長城杯」健美操友好邀請賽。這次比賽的項目借鑒了美國阿洛別克（Aerobic）健美操的比賽項目，結合我國健美操發展的實際，進行了男女單人操、混合雙人操、男女 3 人操和混合 6 人操（男 3 女 3）等 6 個項目的比賽。

這是我國舉辦的首次全國性競技健美操比賽。這次比賽有來自全國各省、市 30 多個代表隊的 200 多名運動員參加，比賽採用的規則是由北京體育學院健美操研究組制定的競技健美操比賽規則。

此後，兒童、少年、青年、中老年健美操比賽陸續在全國各地開展起來。當時的比賽主要以大眾健美操動作為主，使用的規則也各不相同。

1991 年 10 月，在北京舉辦了全國首次大學生健美操、藝術體操大獎賽，來自 12 個省、市、自治區 34 個高校的 190 多名運動員參加了比賽，首次使用了新的適合我國大學生健美操運動開展的大學生健美操競賽規則。

這一階段，從比賽名稱的繁多到比賽服裝的不一致，從競賽規則的不穩定性到參賽運動員的業餘性，均顯示了我國競技健美操運動處在探索階段的特徵。

2.規範期

為了加強技術交流和學術研究，1992 年 2 月中國大學生體育協會健美操、藝術體操分會在北京成立，我國大學生健美操運動的開展進入了一個新的階段。1992 年 9 月，經國家民政部批准，代表我國健美操全國性組織的中國健美操協會在北京成立，標誌著我國健美操運動進入了一個有組織、有計劃發展的新時期。

隨著我國經濟和體育體制改革的不斷深入，1997 年國家體委將中國健美操協會由社會體育指導中心劃歸體操運動管理中心。經過幾年的實踐、探索，中國健美操協會先後推出了《健美操活動管理辦法》《全國健美操指導員專業技術等級實施辦法》《全國健美操大眾鍛鍊標準實施辦法》《健美操運動員技術等級標準》和《健美操競賽規則》，將健美操運動納入到科學化、正規化管理軌道，進一步推動了我國健美操運動的普及和競技性健美操運動的發展與提高。

這一階段管理組織的建立，競賽規則的統一，各種制度的完善，標誌著我國競技健美操運動步入到正規化的管理和發展階段。

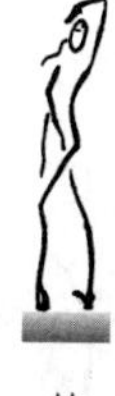

3.與國際接軌期

在國內全面普及的同時，我國健美操運動的國際交往也在逐步增加。1987 年，代表我國健美操運動發展水平的北京體育大學健美操隊首次走出國門，訪問了日本；1988 年，我國舉辦了有中國、日本、中國香港、台灣等國家和地區運動員參加的「長城杯」健美操友好邀請賽；1995 年，我國首次組隊參加了在法國舉行的第一屆世界健美操錦標賽；1997 年，我國又分別組隊參加了在日本舉行的世界杯賽、在義大利舉行的第二屆世界錦標賽和在美國舉行的ANAC世界錦標賽。雖然我國現代健美操運動水平還不高，我國健美操運動員在國際比賽中的成績不夠理想，但參加這些比賽畢竟是我國競技性健美操運動走向世界的一個良好開端。

1997年和1998年，中國健美操協會先後派出8人參加國際體操聯合會（FIG）組織的健美操國際裁判員培訓班和國際健美操教練員培訓班。

國際交往的不斷增多，一方面促進了我國競技性健美操運動水平的提高，另一方面使我國競技健美操步入了新的階段，即與國際接軌階段。

1999年，中國健美操協會聘請日本專家來華就國際規則講學，同時在全國健美操錦標賽上首次採用了《國際健美操競賽規則》，並決定以後全國健美操比賽和全國大學生健美操比賽將統一採用國際競賽規則。這標誌著我國競技健美操運動將出現與國際健美操運動接軌的新局面。

(三)健美操管理體系的建立

近年來，中國健美操協會克服了人員少、資金不足等困難，為健美操管理體系的建立做了大量的工作。

如1996年在全國範圍內統一競賽規則，此後每年舉辦健美操教練員裁判員培訓班、全國健美操錦標賽，並先後6次派隊參加國際競技健美操比賽等，並於1995年推出健美操運動員技術等級制度；1998年9月推出《健美操指導員專業技術等級制度》（試行）和《全國健美操大眾鍛鍊標準（試行）辦法》；2000年8月推出了《中國健美操協會會員管理辦法》；2001年8月經勞動和社會保障部批准、頒布的《社會體育指導員國家職業標準》，使健美操真正成為一種職業。

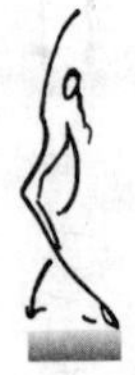

這些舉措對我國健美操運動的普及與提高都具有重大的意義，推動了我國健美操運動的快速發展。

二、國際健美操運動發展簡況

按照練習的目的和任務，國際上把健美操運動分為健身性健美操和競技性健美操兩大類。

(一)健身性健美操運動的產生與發展

美國是現代健美操十分盛行的國家，對世界健美操的發展有著重要的影響。美國的健身性健美操起源於 1968 年，最早是美國太空總署為太空人所設計的體能訓練內容。醫學博士庫珀（Cooper）設計了一些動作並逐漸加上音樂伴奏和服裝，形成了具有獨特體系的運動，並很快風靡世界。當時湧現出一批健美操的代表人物，如：傑希・索倫森（Jesy Sorense）和著名的好萊塢影星珍・芳達（Jane Fanda）等。

傑希・索倫森綜合了體操和現代舞進行創編，使這種運動帶有娛樂性，並且簡單易學，參與者之眾在當時與美國打網球的人數幾乎不相上下。

健美操作為一項獨立的體育運動項目是在 20 世紀 70 年代末，其明顯的標誌就是《珍・芳達健美操》的出現。作為現代健美操運動的發起人之一，珍・芳達根據自己的親身體會和實踐編寫了《珍・芳達健美操》一書及錄影帶，自 1981 年首次在美國出版以來，一直暢銷不衰，並被譯成二十多種文字，在世界 30 多個國家銷售。她以健美操運動來保持身體健康和身材苗條，提倡開展健美操運動。

之後，珍・芳達又創造性地推出一種利用專門器械進行健美操鍛鍊的新方法，稱之為「踏板健美操」。「踏板健美

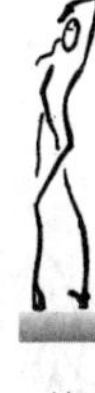

操」是在徒手健美操的練習基礎上發展起來的，它利用一塊特製的踏板（共三層，可由調整高度來調整練習強度），做一些踏上、踏下的練習，由克服自身體重來達到加強腿部肌肉力量、身體控制能力與心肺功能的目的。這種練習方式的優點是：在增加運動強度時，只須保持原有的節奏，提高踏板高度即可；在加快運動節奏和頻率時，可利用器械相對減少或保持原來的衝擊力，有效地防止運動性損傷。

珍・芳達對健美操運動在世界範圍內的流行與發展起了巨大的推動作用，她成為 20 世紀 80 年代風靡世界的健美操的傑出代表人物。

健美操在日本開展有二十多年的歷史，其主要目的是為了健身。早期具有代表性的人物是佐藤正子，她於 1977 年開始講授健美操，1980 年在日本開設了健美操學校，並出版了《自學健美操》一書。當時的健美操動作，比較崇尚創造性和自由性，大量素材取自爵士舞、非洲民族舞，動作激烈、奔放，因此，深受青年人的喜愛。

在日本，人們非常重視大眾體育鍛鍊，提倡終身體育，把體育鍛鍊貫穿於整個人生中。日本的健美操競賽制度，將競技性健美操與健身性健美操有機結合起來，調動了廣大群眾的積極性，吸引了更多的健美操愛好者，增加了參與機會，進一步推動了健美操運動的發展。人們把運動娛樂作為健身、防病、豐富精神文化生活不可缺少的主要部分。

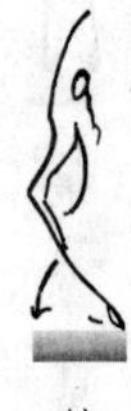

日本健美操的開展對周邊國家產生了積極影響。1984 年，在日本舉行了首屆遠東地區健美操大賽。在國際體聯（FIG）成立健美操委員會以前，總部設在日本的國際健美操聯合會（IAF）一直是國際上最大的健美操組織。

健美操運動自從 20 世紀 70 年代末、80 年代初興起以來，以它強大的生命力迅速在全世界流行起來。到目前為止，健美操不僅在歐美等發達國家蓬勃發展，而且在一些發展中國家和地區也得到不同程度的開展，各種健美操俱樂部、健身操中心和健美操培訓班如雨後春筍般湧現，許許多多的人選擇健美操作為自己主要的健身方式，形成了世界範圍的「健美操熱」。

健美操能夠在世界範圍內興起並得到廣泛的開展，其原因是多方面的。

首先，健美操和人們為追求健康所掀起的健身熱潮有關。隨著社會的發展、科學的進步，尤其是 20 世紀六七十年代以來，信息產業、電子技術得到快速發展，人們體力活動減少，腦力工作增加，工作環境更加舒適，生活水平明顯提高，但同時也帶來了一系列的健康危機，如肥胖、心血管疾病以及由於各種壓力的增加而引起的心理問題等，從而使人們逐漸認識到健康的重要性。尤其是在一些發達國家，為了抵禦這種健康危機，人們發明了多種多樣的健身方法，越來越多的人加入到健身的行列中來，各種健身活動得到廣泛的開展，如跑步、打球、騎自行車等，健美操正是在這種大環境中產生並發展起來的。

其次，健美操本身的項目特點促進了健美操運動的發展。健美操動作豐富、變化多，其動作表現具有「健、力、美」的特徵，包含著較高的藝術因素，因此，不僅健身的效果好，而且能夠滿足人們「愛美」的心理。同時，健美操練習還有音樂伴奏，其強烈的音樂節奏令人興奮，催人奮進，使人們在輕鬆、歡快的氣氛中達到鍛鍊身體的目的。

另外，健美操鍛鍊所需的場地器材簡單，練習形式多樣，適合各年齡層次人群的特點，這也是健美操能夠發展的原因之一。

綜上所述，健身熱潮與項目特點使健美操運動迅速興起

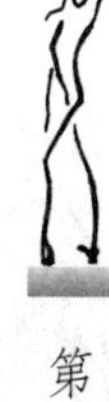

並得到廣泛普及，越來越多的人們喜愛健美操運動並積極地參與到健美操鍛鍊中來。

(二)競技性健美操運動的產生與發展

健美操作為一項群眾性體育運動，只有比賽才能使其成為一個真正的體育運動項目。競技健美操的首次國際比賽是由國際健美操聯合會（IAF）在 1983 年舉辦的第一屆國際健美操比賽，約有近百名運動員參加比賽。可以說，競技健美操的發展歷史只有十幾年。另外，比較著名的比賽還有由國際健美操冠軍聯合會（ANAC）舉辦的世界健美操冠軍賽，1998 年的比賽還增加了少兒健美操比賽，有 34 個國家參加比賽，運動員人數達 200 多人。

國際體聯（FIG）從 1995 年開始，每年舉辦國際體聯（FIG）健美操世界錦標賽，到目前已舉辦過七屆，每屆均有 40 多個國家、百名以上的運動員參賽。除此以外，各個健美操國際組織還單獨或聯合舉辦各種世界健美操巡迴賽和大獎賽，以擴大健美操運動在世界範圍的影響。每年各種國際比賽的參賽人數呈逐年增多的趨勢，這些都表明競技健美操發展很快，是一個很有生命力的競技體育項目。

從競技性健美操的產生發展至今，各種國際比賽不斷發展變化，技術水平也不斷提高。由於所使用的競賽規則不同，因此，各個比賽的場地與時間也不同；但比賽項目則較統一，均為男單、女單、混雙和三人，國際體聯（FIG）比賽在 2001 年已增加了六人比賽項目。

此外，俯臥撐、仰臥起坐、高踢腿、開合跳曾是比賽的規定動作，是競技性健美操難度動作和動作技術的標誌，但隨著比賽激烈程度的增加、技術水平的提高，規定動作已被取消。

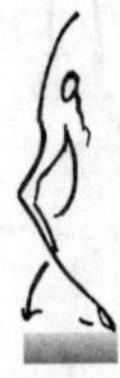

今後競技性健美操的技術發展趨勢將是突出成套動作編排的藝術性和動作的創新，避免動作的對稱性和重複，提倡多樣化，難度水平和動作質量將不斷提高。

(三) 國際健身協會和競技性健美操組織介紹

1.國際健身協會

國際健身協會（IDEA）：世界上最大的國際性健身組織，成立於 1982 年，總部設在美國，目前有來自 80 多個國家的 23000 多名會員。國際健身協會（IDEA）致力於為世界各地的健身專家提供最新健身信息和繼續教育的機會。國際健身協會（IDEA）有自己的多種出版物並每年舉行各種活動，如在世界上非常有影響的「IDEA 健身大會」等。

亞洲健身協會（Asiafit）：成立於 1991 年，總部設在香港，是亞洲地區最有影響力的健身性國際組織。亞洲健身協會（Asiafit）透過全球網絡，支持教育，宣傳健康，並致力於推動健康和健身教育在亞洲地區的發展。亞洲健身協會（Asiafit）有自己的專業出版物，並組織各種健身的宣傳和教育活動，如一年一度的「Asiafit 健身大會」等。

國際健美操與健身聯合會（FISAF）：成立於 20 世紀 80 年代中期，總部設在澳大利亞，有會員國 40 多個。國際健美操與健身聯合會（FISAF）在亞洲和太平洋地區較有影響力，它除了每年舉辦健美操專業比賽外，還組織各種健美操培訓班，並頒發國際健身指導員證書。

目前世界上存在著許多健身性的國際組織，上面介紹的 IDEA、Asiafit、FISAF 是其中較有影響力和與我國關係較密切的三個健身性組織。這些健身性國際組織涉及的面較廣，包括所有與健身和健康相關的內容，健美操只是所涉及內容

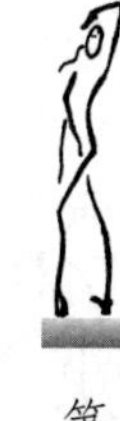

的一部分。

2.競技性健美操國際組織

國際體操聯合會健美操委員會（FIG）：國際體操聯合會成立於1881年，總部設在法國，原有體操、藝術體操等項目，於1994年接受健美操為其正式的比賽項目，並頒布了第一本競技性健美操競賽規則，從1995年開始，每年舉辦FIG健美操世界錦標賽。隨著規則的修訂，從2000年起，每逢雙數年舉辦一次世界錦標賽。1999年，國際體操聯合會合併了蹦床、技巧兩個國際組織，成為擁有體操、藝術體操、健美操、蹦床、技巧、大眾體操六個大項的單項體育組織。中國是國際體操聯合會的正式會員國。

國際健美操冠軍聯合會（ANAC）：成立於1990年，總部設在美國，每年舉辦ANAC世界健美操冠軍賽。

國際健美操聯合會（IAF）：成立於1983年，總部設在日本，在1994年以前是世界上最大的國際健美操組織，目前有會員國近30個。每年舉辦IAF健美操世界杯賽。

上述這些健美操國際組織均致力於健美操運動的發展及其在全世界的普及，為擴大健美操在世界範圍的影響、提高運動技術水平作出了重要貢獻。

尤其是國際體操聯合會健美操委員會（FIG），雖然只是在1994年才接受健美操為其正式的比賽項目，但由於國際體操聯合會健美操委員會（FIG）是國際奧委會正式承認的正規國際體育組織，具有悠久的歷史和把握項目發展方向的能力，由其提出的「健美操進入奧運會」的目標，得到了世界各國健美操組織的熱情支持與信任，也只有國際體操聯合會健美操委員會（FIG）才能擔當起把健美操帶入奧運會的重任。

第二節　健美操運動基礎知識

一、健美操運動的概念

健美操是在音樂伴奏下，以身體練習為基本手段、以有氧運動為基礎，達到增進健康、塑造形體和娛樂目的的一項體育運動。

健美操起源於傳統的有氧健身運動，是有氧運動的一種。它通常採用徒手或輕器械進行練習，是在氧供應充足的情況下，以人體有氧系統提供能量的一種運動形式，其運動特徵是持續一定時間的、中低強度的全身性運動，主要鍛鍊練習者的心肺功能，是有氧耐力素質的基礎。

近年來，隨著健身運動的不斷發展，人們對健身的理解進一步加深，知識水平和健身的科學化程度不斷提高，對健身的需求也更加多樣化和個性化，因此，出現了多種新的健身形式，如近年來興起的水中健美操和利用移動器械的集體力量練習，以及在特殊場地進行的固定器械的有氧練習等。這些新的健身形式使健美操運動的內容更加豐富，適合的人群更加廣泛，健身的效果更好，同時降低了運動損傷的可能性。健美操運動正是在此大環境下得到了迅速發展，呈現出更加多樣化和科學化的發展趨勢。

健美操運動從影響人體健康的角度來說，具有良好的作用，尤其是對於控制體重、減肥、改善體形體態、提高協調性和韻律感具有良好的效果。

在長期的實踐過程中，健美操已從一項單純的健身運動

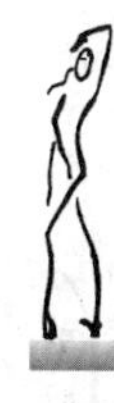

逐步發展成為一項獨立的體育競賽項目，在運動形式、動作技術特徵以及競賽組織方法等方面有其自身特點。

雖然健美操運動發展歷史不長，但已深受廣大群眾的喜愛。健美操不僅突出動作「健」和「力」的特點，而且更強調「美」。將人體語言藝術和體育美學融為一體，使健美操成為一個極具觀賞性的體育運動項目。

隨著現代物質文明的提高，人們花錢買健康的觀念不斷增強，健美操運動在我國越來越受到歡迎，已成為人們現代文明生活不可缺少的組成部分。

二、健美操運動的特點

(一)健身性健美操的特點

1.保持有氧代謝過程

健身性健美操的動作及套路設計，都是以保證健身者在運動過程中能夠最大限度地攝入氧氣並充分利用氧化來燃燒體內的糖元、突出燃燒脂肪作為能量供給為前提的，以此實現加快體內新陳代謝，重新建立人體更高機能水平的目的。

在有氧運動中，呼吸系統、心血管系統及大腦中樞神經都得到良好的鍛鍊，特別是對於肥胖體形的人們來說，在消除體內多餘脂肪、調節脂肪靜態平衡、保持健康、增強體質等方面具有良好的效果。

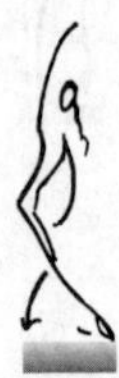

2.廣泛的適應性

健身性健美操練習形式多樣，多以徒手進行鍛鍊，不受場地、環境、氣候等條件的影響，無論是公園、廳堂、家裡等地方，都能很好地進行鍛鍊；同時，健美操也可借助於輕器械進行鍛鍊，如：啞鈴、踏板、橡皮筋、健身球等，所產生的鍛鍊效果是顯著的；另外，水中健美操對於中老年人和一些慢性病、身體創傷的康復病人，能起到較好的輔助治療作用。

健身性健美操既可以在舞臺上表演，也可以在大小聚會中娛樂。對一般人可選擇低強度的有氧練習，達到鍛鍊身體、娛樂身心、保持健康的目的；而對具有較好身體素質並有意進一步提高訓練水準的年輕人來說，可選擇難度較高、運動量較大的競技健美操作為練習的手段，滿足其進取心要求。

3.注重個體差異

健身性健美操以其生動活潑、輕鬆自如、隨心所欲的運動形式早已被大眾所接受。健身性健美操的動作套路形式多樣化，節奏有快有慢，套路有長有短，動作有難有易，運動量和運動強度的大小可任意調節，適合於不同階層、不同行業、不同年齡、不同性別、不同體質的人們進行鍛鍊，各種人群都能從健美操練習中找到適合自己的方式，都能從健美操練習中得到樂趣。

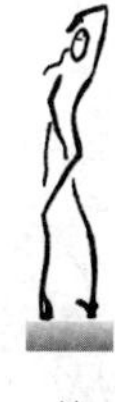

4.健身的安全性

健身性健美操所設計的運動負荷及運動節奏，充分考慮了由運動而產生一系列刺激結果的可行性，使之適合一般人的體質，甚至弱體質的人都能承受的有氧範圍。人們在平坦的地面上，在歡快的音樂聲中，跟隨快慢有序的節奏進行運動，十分安全，而且有效。

(二)競技性健美操的特點

1.高度的藝術性

健美操是一項追求人體健與美的運動項目，因此，健美操屬健美體育的範疇，具有高度的藝術性。

健美操的藝術性主要體現在其「健、力、美」的項目特徵上。「健康、力量、美麗」是人類所追求的身體狀況的最高境界，而健美操運動無不處處表現出「健、力、美」的特徵，包含著高度的藝術性因素，使健美操不同於其他運動項目，這也正是人們熱愛健美操運動的原因之一。

健美操動作協調、流暢、有彈性，練習者不僅鍛鍊了身體，增強了體質，而且從中得到了美的享受，提高了審美意識和藝術修養。健美操運動員在比賽中表現出的健美的體魄、高超的技術、流暢的編排和充沛的體力等，無不給觀眾留下深刻的印象，充分體現出健美操運動的「健、力、美」特徵和高度的藝術性。

2.強烈的節奏性

健美操動作具有強烈的節奏性特點，並透過音樂充分地表現出來，因此，音樂是健美操運動不可缺少的組成部分。健美操音樂的特點是節奏強勁有力，旋律優美，具有烘托氣氛、激發人們熱情的效應。

健美操運動之所以深受人們喜愛，除了練習本身的功效性、動作的時代感外，很重要的因素之一是現代音樂給健美操帶來了活力。健美操動作與音樂的強烈的節奏性使健美操練習更具有感染力，其比賽和表演更具有觀賞性。

3.高難度、高體能

健美操運動是靠人的身體語言來傳遞和表達內心信息的運動，是完成連續複雜的和高強度動作的能力的運動。競技健美操的成套動作必須展示連續的動作組合、柔韌性和力量，並在綜合運用七種基本步法的同時，高質量地完美地完成各類難度動作。

優秀的健美操運動員必須具備良好的身體素質、體能以及完美地完成主要強度的難度動作的能力。因此，高體能、高難度是當今競技健美操的典型特點。

4.仍保留著大衆體育的特色

競技健美操起源於傳統的健身性健美操運動，其本質和基礎的內容來源於健美操運動。運動技術水平的高低，在於運動員本身的體能、素質以及運用技巧的能力。不同年齡、不同體能的運動員，無論水平高低均可參加競技健美操運動。因此，高水平的競技健美操仍保留著大眾化的特色。

三、健美操運動的分類

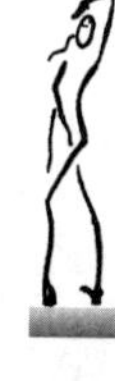

根據當今世界和我國健美操運動的發展狀況和未來的發展趨勢，按照不同的目的和任務，健美操運動可分為健身性健美操和競技性健美操兩大類。

(一)健身性健美操

健身性健美操練習的主要目的是鍛鍊身體、保持健康。健身性健美操的動作簡單，實用性強，音樂速度也較慢，且為了保證一定的運動負荷和鍛鍊的全面性，動作多有重複，並均以對稱的形式出現。健身性健美操的練習時間可長可短，在練習的要求上也可以根據個體情況而變化，嚴格遵循健康、安全的原則，防止運動損傷的出現，在保證安全的基礎上，達到鍛鍊身體的目的。

健身性健美操按練習形式可分為徒手健美操、器械健美操和特殊場地健美操三大類。

徒手健美操包括傳統意義上的一般健美操和為滿足不同人群興趣和需求的各種不同風格的健美操。傳統意義上的一般健美操目前仍很受歡迎，其主要練習目的是提高心肺功能和人體的有氧代謝能力。

隨著社會的發展和生活水平的提高，人們健身的需求越來越多樣化，近年來出現了多種新的徒手健美操練習形式，如正在國內外流行的拳擊健美操和搏擊操，其主要練習目的是增強肌肉的力量、彈性與身體的柔韌性，尤其是搏擊操練習對腰腹有特殊的效果；拉丁健美操和街舞，其練習形式多以群體練習為主，動作變化豐富，規律性不強，不僅能提高學員的協調能力，而且能調節學員的心理，因此，深受年輕人的喜愛。

器械健美操是利用輕器械、以力量練習為主的一種有氧健美操。器械健美操利用各種可移動的輕器械進行練習，既增強了健身的效果，同時也使健美操的練習形式更加多樣化。目前利用輕器械的集體力量練習是世界範圍內最受歡迎和發展最快的健身項目，力量練習的主要目的是使練習者保持和發展良好的肌肉外形、增強肌肉力量和防止肌肉退化，從而延緩衰老，使人更強健。

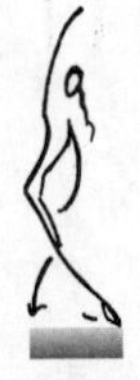

如踏板健美操加大了腿部的運動負荷，增加了運動量，但減輕了對下肢關節的衝擊力，同時也使動作更加多樣化；啞鈴操、橡皮筋操、健身球操等可鍛鍊到全身的每一肌肉

群，有效地提高肌肉力量，尤其是上肢力量，彌補了徒手健美操的不足。

特殊場地健美操以其特殊的功效目前在國外發展很快，但在國內還開展較少，目前我們了解到的有水中健美操和固定器械健美操。

水中健美操是國外非常流行的一種獨特的健美操練習形式，它可以減輕運動中地面對膝、踝關節的衝擊力，有效減輕關節的負荷，並利用水的阻力以及水傳導熱能快的原理提高練習效果，達到鍛鍊身體和減肥的目的，因此深受中老年人、康復病人和減肥者的喜愛。固定器械健美操，如功率自行車等，可以固定在某一處（地面或水中任何地方），學員根據自己的需要進行練習，達到鍛鍊身體的目的。

為了更好地普及和提高健身健美操的開展，從 2002 年起，國家體育總局每年舉辦一次全國萬人健美操大眾鍛鍊標準大賽，以推動我國健身健美操的發展。

(二) 競技性健美操

競技性健美操是在健身性健美操的基礎上發展而產生的，其主要目的是「競賽」。目前國際上規模較大的競技健美操比賽有國際體操聯合會（FIG）組織的「健美操世界錦標賽」；國際健美操冠軍聯合會（ANAC）組織的「世界健美操冠軍賽」；國際健美操聯合會（IAF）組織的「健美操世界杯賽」。我國正式的競技健美操比賽有「全國健美操錦標賽」「全國健美操冠軍賽」和「全國青少年錦標賽」。競技健美操比賽的項目有男單、女單、混雙、三人和六人。

目前世界上較為公認的競技健美操的定義是「競技健美操是在音樂伴奏下，完成連續複雜的和高強度動作的能力，該項目起源於傳統的有氧健身舞」。競技性健美操以成套動作為表現形式，在成套動作中必須展示連續的動作組合、柔韌性、力量與七種基本步法的綜合使用並結合難度動作完美地完成。競技性健美操在參賽人數、比賽場地和成套動作的時間等方面都必須嚴格按照規則進行。規則對成套的編排、動作的完成、難度動作的數量等也都有嚴格的規定。

由於競賽的主要目的就是取勝，因此，在動作的設計上更加多樣化，並嚴格避免重複動作和對稱性動作。

近年來，運動員為爭取好的成績，均在比賽的成套動作中加入了大量的難度動作，如：各種大跳成俯撐、空中轉體成俯撐等，這樣對運動員的體能、技術水平和表現力等方面都提出了更高的要求。

(三) 表演性健美操

除了健身性健美操和競技性健美操，在我國還有一種表演性健美操，這是我國健美操運動歷史發展過程中出現的一種特殊形式，在國外是沒有的。表演性健美操的主要練習目的是「表演」，它是事先編排好的、專為表演而設計的成套健美操，時間一般為2～5分鐘。

表演性健美操的動作較健身性健美操動作複雜，音樂速度可快可慢；為了保證一定的表演效果，動作較少重複，也不一定是對稱性的；參與人數不限，並可在成套中加入隊形變化和集體配合的動作。表演者可以利用輕器械，如花環、旗子等，還可採用一些風格化的舞蹈動作，如爵士舞等，以達到烘托氣氛、感染觀眾、增加表演效果的目的。

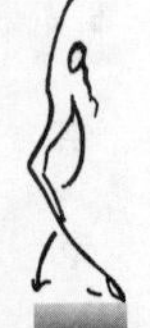

表演性健美操的動作比健身性健美操的動作複雜多變，所以，對參與者的身體素質要求較高，不僅要具備較好的協調性，還要有一定的表演和集體配合的意識。

四、健美操運動的功能

(一)增進健康美功能

健康，即生理功能正常、無病理性改變和病態出現。隨著經濟的發展和社會的進步，現代健康已不僅僅是生理意義上的健康，而是健康的心理和行為兼備。

健康美是一種積極的健康觀念和現代意識，已有研究表明，健康美是機體最有效發揮其機能的狀態。

一個具有健康美的人，除了自我感覺良好、可輕鬆應付日常工作與生活外，還有充沛的精力參加各種社交、娛樂及閑暇活動，亦能自發地處理突發的應激狀態。

一個具有健康美的人，應該具備的身體素質是良好的心肺耐力、肌肉力量、平衡性、靈敏性和柔韌性。

心肺耐力的發展使心臟與循環系統有效運作，將機體所需的營養物質、氧氣及生物活性物質運送到肌肉和各組織器官，並把代謝產物運走，在有機體的生命活動中發揮重要作用。肌肉力量的發展不僅塑造強健的體魄，亦具備強大的活動能力。身體柔韌性和靈敏性的發展可增大肌肉與關節的活動能力，減緩肌肉與附著組織的退化和衰老過程，使身體動作機敏、靈活、富有朝氣。

健美操作為一項有氧運動，人們對其健身功效已達成共識。有研究認為，經常參加健美操鍛鍊的人，心臟總體積指數顯著大於沒有參加鍛鍊者，且吸氧量明顯增加。有氧運動最能發展人體的心肺功能，增強心肌，增加肺活量，減少心肺呼吸系統疾病。

健美操不僅具有有氧運動的功效，且兼備發展身體柔韌

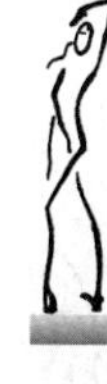

性和靈敏性的作用。因此，專家認為，健美操是目前發展身體全面素質的較為理想的運動。

(二)塑造形體美功能

形體分為姿態和體形。姿態是從我們平時的一舉一動表現出來的行為習慣，受後天因素的影響較大。而體形則是我們身體的外貌，雖然體育鍛鍊可適當改善體形外貌，但相對來說，遺傳因素起著決定性的作用。

良好的身體姿態是形成一個人氣質風度的重要因素。健美操練習的身體姿態要求與我們日常生活中良好姿態的要求基本一致，因此，由長期的健美操練習有益於肌肉、骨骼、關節的勻稱與和諧發展，有利於改善不良的身體姿態，形成優美的體姿，從而在日常生活中表現出一種良好的氣質與修養，給人以朝氣蓬勃、健康向上的感覺。

健美操運動還可塑造健美的體形。透過健美操練習，尤其是力量練習，可使骨骼粗壯、肌肉圍度增大，從而彌補先天的體形缺陷，使人體變得勻稱健美。

其次，健美操練習還可消除體內和體表多餘的脂肪。人體內脂肪的消耗是由很多因素造成的，最重要的一點就是新陳代謝的快慢，而有氧操的強度不大，並可持續較長時間，能消耗體內多餘的脂肪，維持人體吸收與消耗的平衡，降低體重，保持健美的體形。

(三)緩解精神壓力，娛樂身心功能

隨著時代的發展和社會的進步，人們在享受科學技術所帶來的舒適生活和各種便利的同時，受到了來自各方面的精神壓力。研究證明，長期的精神壓力不僅會引起各種心理疾患，而且許多軀體疾病也與精神壓力有關，如高血壓、心臟

病、癌症等。

科學研究表明：體育運動可緩解精神壓力，預防各種疾病的產生。

健美操作為一項體育運動，以其動作優美、協調、全面鍛鍊身體，同時有節奏強烈的音樂伴奏，是緩解精神壓力的一劑良方。在輕鬆優美的健美操鍛鍊中，練習者的注意力從煩惱的事情上轉移開，忘掉失意與壓抑，盡情享受健美操運動帶來的歡樂，獲得內心的安寧，從而緩解精神壓力，使人具有更強的活力和最佳的心態。

另外，健美操鍛鍊加強了人們的社會交往。目前無論國內外，人們參加健美操鍛鍊的主要方式是去健身房，在健美操指導員的帶領和指導下集體練習，而參與健美操鍛鍊的人來自社會的各階層。因此，這種形式擴大了人們的社會交往面，把人們從工作和家庭的單一環境中解脫出來，可接觸和認識更多的人，眼界也更開闊，從而為生活開闢了另一個天地。大家一起跳，一起鍛鍊，共同歡樂，互相鼓勵，有些人因此成為終身的朋友。

(四)醫療保健功能

健美操作為一項有氧運動，其特點是強度低、密度大，運動量可大可小，容易控制，除了對健康的人具有良好的健身效果外，對一些病人、殘疾人和老年人也是一種醫療保健的理想手段。

如對下肢癱瘓的病人來說，可做地上健美操和水中健美操，以保持上體的功能並促進下肢功能的恢復。只要控制好運動範圍和運動量，健美操練習就能在預防損傷的基礎上，達到醫療保健的目的。

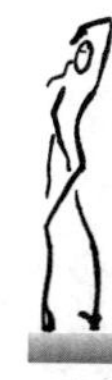

第三節　健美操運動的發展趨勢

一、健身性健美操的發展趨勢

(一)人們健康意識的增强將使得健身性健美操的市場前景更加美好

隨著知識經濟的到來和生活水平的提高，現代人們的生產和生活方式發生了巨大的變化，其特點是體力活動減少，腦力勞動增加，工作和生活的壓力加大。這種情況引發了各種文明病、都市病的流行與蔓延，使人們意識到健康的重要性，對健身的需求日趨強烈，從而加快了社會體育的發展。體育成為滿足人們肢體運動、心理調節和情感依賴的主要手段。

其次，隨著生活水平的普遍提高，人們可以從日常開支中拿出一部分錢來投資於體育活動，花錢買健康的觀念逐漸深入人心，健身運動已成為人們的時尚消費。

健身性健美操作為社會體育的重要組成部分，以其獨特的魅力和功能特點受到人們喜愛。因此，在這種社會大環境下，健身性健美操的市場前景將更加廣闊。

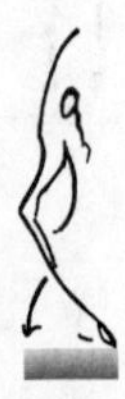

(二)健身性健美操的種類和練習形式將更加多樣化

為了不斷滿足健身鍛鍊者的各種需求，目前，健身健美操的種類和練習形式呈多樣化的趨勢，如各種器械健美操和近年來出現的水中健美操，以及一些正在流行的特殊風格的健美操，如搏擊健美操、拉丁健美操、瑜伽健美操、街舞等。這些新興練習形式的出現，主要是因為每個參加鍛鍊的人的年齡、性別、身體狀況、健康水平和所要達到的目的是不同的，因此，人們的需求是多樣化的，如年輕人喜歡街舞、搏擊健美操，老年人喜歡水中健美操，女子喜愛瑜伽健美操。健美操要尋求自身的發展，最大程度地適應市場發展的需要，就必須不斷地滿足人們的不同需求。

隨著社會的發展和人民生活水平的提高，人們的要求將更加個性化，集體練習的形式已不能滿足一部分人的需求。目前，國外的私人教練的健身形式非常流行，占有很大一部分市場。相信我們國家未來的發展也將如此，在引進和學習國外經驗的基礎上，出現更多的不僅適合中國人、而且能吸引外國人的新的健身健美操練習形式。

根據最新資料顯示，目前在世界範圍內最受歡迎和發展最快的健身項目是集體力量練習、私人教練和大腦–身體綜合練習。

對傳統有氧健身操來說，編排簡單的低衝擊力和高低衝擊力混合的練習，仍是世界各國健身中心的常規項目，而單純高衝擊力的練習，由於容易引起關節的損傷已不再流行。

(三)健身性健美操練習的科學化程度將不斷提高

首先，科學化是保證健身性健美操練習效果的關鍵。對不同人群體質的測定和不同年齡段人群鍛鍊的最佳心率範圍的研究可提供科學有效的運動處方。不科學的練習方法不僅導致鍛鍊沒有效果，而且還可能引起運動損傷。因此，只有不斷提高科學性，才能使參加健美操練習的人真正達到有效地鍛鍊身體的目的。

其次，科學化也是健美操運動自身發展的需要。隨著科學素質的不斷提高，人們不再滿足於只是活動一下、出一身

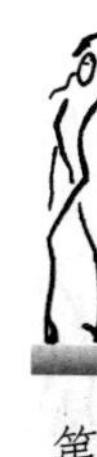

汗的鍛鍊形式，而是尋求更加科學化的健身方式。是否科學、是否能真正達到鍛鍊身體的目的，是人們選擇健身項目的一個非常重要的考慮因素。因此，只有不斷提高科學化程度，健美操項目才有發展，才能有市場。

目前，一些健美操從業人士已經認識到了這一點，正在不斷地探索健美操科學化的方法和途徑，相信在今後的發展中健美操的科學化水平將不斷提高。

知識經濟的到來和信息技術的發展，如國際互聯網的運用，使我們可以非常容易地獲得各種信息，這將對我國健美操運動科學化起到極大的促進作用，從而能夠與國際發展保持同步。

(四)激烈的市場競爭將更加注重健身指導的服務質量

現代健身場所可以說是現代人類文明高度發展的產物，也是人們花錢買健康的理想方式。各類健身場所的不斷增多，極大地刺激了健身市場的競爭性。現代健身場所的經營最終要由服務才能實現，服務質量的高低，直接關係到大眾健身的質量和經營者的經濟效益，同時，也必將影響健身市場的興衰。所以，為健身消費者提供及時、優質、高效的服務，從而使客人達到預期的健身目的，提高健身指導的服務質量，包括服務禮貌、服務標準和服務程序，已成為推動健身俱樂部發展的至關重要的因素。

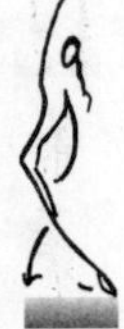

二、競技性健美操的發展趨勢

根據《項群訓練理論》對競技體育的分類，競技健美操屬於「技能類表現難美項群」。它和同群的競技項目，如競技體操、藝術體操、花樣滑冰、花樣游泳、跳水等一樣，競賽中以運動員所完成動作的難度、新穎、穩定、優美等因素判定其技能水準的高低。難、新、美正是競技健美操的技術發展方向。國際體聯對競賽規則的改革將促使競技健美操運動技術繼續沿著難、新、美的方向發展。

（一）更加注重藝術性創新

競技性健美操是一項藝術性極高並要求不斷創新的運動項目。在 2001～2008 年的《國際競賽規則》中，創造性在成套動作中占 2 分，明確要求成套動作必須要有創造性。動作的編排、過渡連接及空間的使用和轉換的流暢性都是藝術性創新的具體體現。

藝術性創新要求成套動作的編排要新穎和多樣化，體現音樂的風格、動作和運動員的表現之間的完美結合，藝術性創新將是競技性健美操未來發展的極其重要的部分，運動成績的好壞將很大程度上取決於此。創新則興，不創新則衰。因此，未來競技性健美操將更加注重藝術性創新。

（二）動作技術的完成將更加完美

2001～2008 年的《國際競賽規則》雖然對難度動作的技術完成標準和難度動作的缺類要求降低了，卻對動作的技術完成質量提出了更高的要求，同時對成套動作中出現的不同程度錯誤進行累積減分，大大加重了動作完成質量的扣分尺度。因此，動作的完美完成將是運動員的技術和競技水準的具體體現，是取得優異成績的根本。可以預料，未來競技健美操比賽就是比動作的完美完成，動作技術完成質量將是評價運動員競技水準的關鍵因素。

(三)難度動作向多樣化方向發展

2001～2008年的《國際競賽規則》將難度動作重新進行了分類並確定了各個難度的價值。新規則把難度動作分為四大類別十個組別，難度動作價值分為0.1～1.0分，包括預期的難度動作。

在全面提高難度動作的分值和降低難度動作技術完成的標準以及減少難度動作數量的同時，對超過12個難度動作、超過6次地面動作、超過2次成俯撐落地、難度動作重複、難度動作缺類等方面都要進行減分，這意味著難度動作的選擇將向著更加多樣化的方向發展。

（王　美　于　暉）

第二章

健美操術語

健美操術語是用來表達健美操動作名稱以及描述動作、技術過程的專門用語和專有詞彙。在體育運動的大家庭中，健美操運動相對起步較晚，無論從理論建設上還是在術語規範上尚不完善，目前在實踐中存在著應用術語不夠準確和統一的現象，帶有隨意性，很容易引起混淆和誤解。因此，統一、規範健美操術語並正確地運用它，將有利於健美操運動的教學與交流，促進本項目的發展和完善。

術語一般使用語言中已有的詞匯，按語法規則構成。由於健美操運動源於國外，所以常見的健美操動作術語有轉意詞、也有音譯詞。例如：彈踢（Flick）、吸腿（Knee lift）就屬於轉意詞；曼步（Mambo）、依柳辛（Illusion）則屬於音譯詞。雖然各國語言文字不同，但術語所表達的概念應當盡量追求一致。

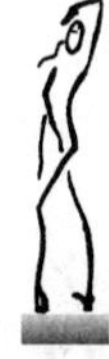

第一節　健美操術語的種類

一、場地的基本方位術語

為了表明人的身體面在場地上所處的方位，我們一般借鑒舞蹈中基本方位的術語，把開始確定的某一面（主席臺、裁判席）定為基本方位的第一點，按順時針方向，每 45°為一個基本方位，將場地劃分為 8 個基本方位，即 1、2、3、4、5、6、7、8 點。（圖 2-1）

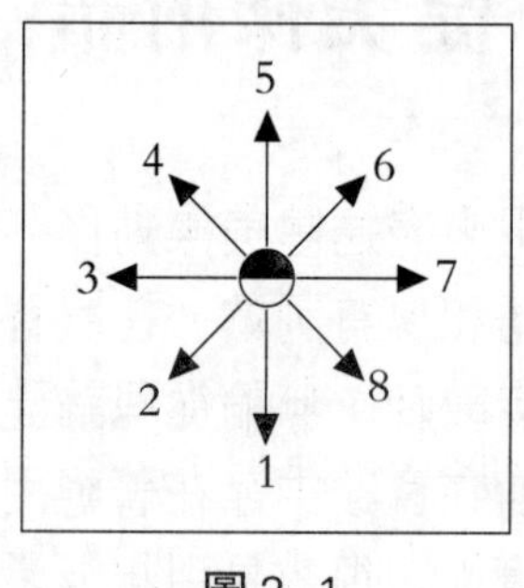

圖 2–1

二、運動方向術語

指身體各部位運動的方向。運動方向一般根據人體直立時基本方位來確定。

- **向前**：做動作時胸部所對的方向。
- **向後**：做動作時背部所對的方向。
- **向側**：做動作時肩側所對的方向，必須指明左側或右側。
- **向上**：頭頂所對的方向。
- **向下**：腳底所對的方向。
- **中間方向和斜方向**：指兩個基本方向之間 45°的方向。例如：側上、前下。
- **順時針**：轉動過程與時針運動方向相同。
- **逆時針**：轉動過程與時針運動方向相反。
- **向內**：指肢體由兩側向身體正中線的運動。

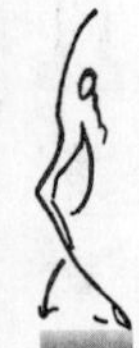

- **向外：**指肢體由身體正中線向兩側的運動。
- **同向：**指不同肢體向同一方向運動。
- **異向：**指上、下肢體向相反方向運動。

三、動作之間相互關係術語

- **同時：**不同部位的動作要在同一時間內完成。
- **依次：**肢體或不同個體相繼做同樣性質的動作。
- **交替：**不同肢體或不同動作反覆進行。
- **同側：**與最初開始動作的肢體同一方向的上肢或下肢動作的配合。
- **異側：**與最初開始動作的肢體不同方向的上肢及下肢動作的配合。
- **對稱：**左、右肢體做相同的動作，但方向相反。
- **不對稱：**左、右肢體做互不相同的動作。

四、運動形式術語

一般用於描述動作形式或技術要求。以下是一些常用語，還有一部分在第四章基本動作中加以補充。

- **舉：**指手臂或腿向上抬起，停在一定位置。例如：臂上舉、舉腿。
- **屈：**身體某一部位形成一定角度。例如：屈腿、體前屈。
- **伸：**身體某一部位形成一定角度後伸直。例如：伸臂、側伸。
- **擺：**肢體在某一平面內由一個部位運動到另一個部位，不超過180°。例如：擺臂、後擺。

●**繞**：身體某部分轉動或擺過180°以上（360°以上稱繞環）。例如：繞髖、肩繞環。

●**踢**：腿由低向高做加速有力的擺動動作。例如：剪踢、彈踢。

●**撐**：指手和身體某部分同時著地的姿勢。例如：仰撐、跪撐。

●**交叉**：肢體前後或上下交疊成一定角度。十指交叉、交叉步。

●**轉體**：繞身體縱軸轉動的動作。例如：單腳轉體、水平轉體。

●**平衡**：用一隻腳支撐地面，身體保持一定的靜止姿勢。

●**水平**：身體保持和地面平行的一種靜止動作。例如：分腿水平、水平肘撐。

●**波浪**：指身體某部分鄰近的關節按順序做柔和屈伸的動作。例如：手臂波浪、身體波浪。

●**跳躍**：雙腳離地，身體騰空並保持一定的姿勢。例如：團身跳、開合跳。

●**劈叉**：兩腿分開成直線著地的姿勢。例如：橫叉、縱叉。

●**梗**：下頜內收、頸部伸直的動作。例如：梗頭。

●**提**：由下向上做運動。例如：提臀、提肩。

●**沉**：身體某部分放鬆下降的動作。例如：沉肩、沉氣。

●**含**：指兩肩胛骨外開，胸部內收。例如：含胸。

●**挺**：一般指胸部或腹部向前展開。例如：挺胸、挺腹。

●**振**：身體某部位彈性屈伸或加速擺。例如：振胸、振臂。

●**夾**：由兩側向中間收緊。例如：夾肩、夾肘。

●**收**：向身體正中線靠攏或還原到起始位置。例如：收

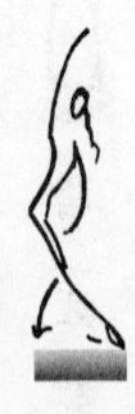

臀、收腿。

● **推**：以手作用於地面或對抗性用力。例如：推起、前推。

● **倒**：身體（肩部）由高向低做弧形運動。例如：前倒、倒肩。

● **蹬**：腿部由屈髖屈膝到伸直發力的過程。例如：蹬地、側蹬。

● **傾**：指身體與地面形成一定角度。例如：前傾、左傾。

● **控**：身體或肢體抬（舉）在一定的高度上，並保持一定的時間。例如：控腿、控水平。

五、動作中連接過程術語

在描述一個連續動作過程時，用於表達動作的相互關係及先後順序。

● **由**：指動作開始的方位。例如：由內向外。

● **經**：指動作過程中經過的位置。例如：兩臂經體前交叉。

● **成**：指動作完成的結束姿勢。例如：左腳側邁一步成左弓步。

● **至**：指動作必須到達的某一指定位置。例如：提膝至水平位置。

● **接**：強調兩個單獨動作之間連續完成。例如：團身跳接屈體分腿跳。

六、健美操基本步法名稱術語

步法是在特定節奏下的腳步運動方法，包括下肢的各種走、跑、跳及舞步。本章節介紹的是一般最常用步法的中英文對照術語。一些擴展步法及技術要求在第四章基本動作中作進一步說明。

- **彈動（Spring）**：膝關節有彈性地屈伸。
- **踏步（March）**：在原地兩腳交替落地。
- **走（Walk）**：踏步移動身體。
- **一字步（Easy-Walk）**：向前一步併腿，向後一步併腿。
- **V字步（V-step）**：左腳向左前邁一步，緊接著右腳向右前邁一步，屈膝，然後依次退回原位。
- **曼步（Mambo）**：左腳向前踏一步，屈膝，右腳稍抬起然後落回原處，接著左腳再向後踏一步，右腳同樣稍抬起然後落回原處。
- **併步（Step touch）**：左腳向左側邁一步，右腳前腳掌併於左腳腳弓處，稍屈膝下蹲。
- **交叉步（Grapevine）**：一腿向側邁出，另一腿在其後交叉，稍屈膝，隨之再向側一步，另一腳併攏。
- **半蹲（Squat）**：兩腿分開或併攏，屈膝。
- **點地（Tap touch）**：一腳尖或腳跟觸地，另一腿稍屈膝。
- **移重心（Step tap）**：一腳向側邁一步，經過屈膝重心移至一腳支撐，另一腳側點地。
- **後屈腿（Leg curl）**：一腿站立，另一腿後屈，然後還原。
- **弓步（Lunge）**：一腿向前（側、後）邁步屈膝，另一腿伸直。
- **吸腿（Knee lift）**：一腿站立，另一腿屈膝向上抬起。
- **踢腿（Kick）**：一腿站立，另一腿直膝加速上踢。

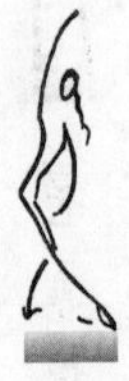

•彈踢腿（Flick）：一腿站立，另一腿先屈膝，然後向前下方彈直。

•跑（Jog）：兩腿依次經騰空落地，要求小腿向後屈膝折疊。

•開合跳（Jumping jack）：由併腿跳成分腿，然後再跳回併腿。

•併步跳（Step jump）：一腳向前側邁一步同時跳起，另一腳迅速併攏成雙腳落地。

•點跳（Pony）：一腳向側小跳一次，另一腳隨之併上墊步跳一次。

七、難度動作術語

競技健美操難度動作目前共有300多個，分為四類：A－俯撐類、B－支撐類、C－跳與躍、D－多樣化柔韌。詳細內容請參閱FIG2001～2004年版《健美操競賽規則》。這些動作中絕大多數都是以常規術語描述，如：單臂側倒俯臥撐、前擺跳轉180°成俯撐、扳腿平衡轉體360°……另外，也有一些難度動作是以特有的術語名稱來指代，歸納如下：

•文森：膝關節內側放於肘關節處的地面支撐動作。

•托馬斯全旋：競技體操鞍馬動作的移植。

•分切：俯撐推起後兩腿分別經兩側向前擺越成仰撐。

•直升飛機：分腿坐後倒，兩腿依次做繞環後成俯撐。

•科薩克跳：雙腳垂直起跳，雙腿平行於地面，一腿屈膝。

•剪踢：單腳起跳，一腿踢至水平面上，騰空剪刀式交換大踢。

•剪式變身跳：單腳起跳，轉體180°交換腿展示縱叉姿態。

• **依柳辛：**由站立開始，一腿後擺在垂直面內繞環，同時身體以支撐腿為支點轉體 360°。

• **開普：**單臂支撐側水平劈腿。

以下是 2002 年中國新編競技健美操二、三級運動員規定動作中所包括的難度動作統計：

三級操規定難度動作

代碼	動作名稱
A111	標準俯臥撐
A312	單腿自由倒地
A512	單腿全旋
B101	一手前一手後的分腿支撐
C101	團身跳
C183	屈體分腿跳
C303	科薩克跳
C462	跨跳
C783	跳轉 360°
D101	縱劈腿
D192	單腿轉體 360°
D211	側扳腿平衡

二級操規定難度動作

代碼	動作名稱
A132	夾肘後倒俯臥撐
A323	轉體 180°自由倒地
B143	直角支撐
B253	後舉腿靜力文森支撐
C104	轉體 180°團身跳再轉體 180°
C225	屈體分腿跳成俯撐
C303	科薩克跳
C624	交換腿跳
C704	剪式變身跳轉體 180°
C794	跳轉 360°接縱劈腿落
D103	垂直劈腿
D192	單腳轉體 360°

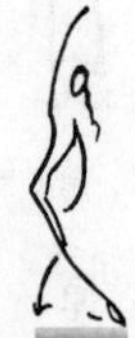

八、動作強度術語

以腳接觸地面時，身體承受的衝擊力大小來劃分。

• **無衝擊力動作：**指兩腳始終接觸地面，身體重心在兩腿之間，沒有騰空的動作。一般在練習前的準備部分和結束部分使用。

● **低衝擊力動作：**指有一腳始終接觸地面。

● **高衝擊力動作：**指有騰空階段，對身體有一定的衝擊力。一般是有跑跳的動作形式。

九、動作表現形式術語

● **彈性：**健美操中所指的彈性是關節自然地屈伸，給人一種輕鬆、自然的感覺。

● **力度：**指動作的用力強度，通常以肢體的制動技術來體現力度。

● **節奏：**指動作的用力強弱交替出現，並合乎一定的規律。

● **幅度：**指動作展開的大小，一般是動作經過的軌跡越大則幅度越大。

● **風格：**一套動作所表現的主要藝術特色和思想特點。

● **激情：**充滿健美操特點的強烈興奮的情感表現。

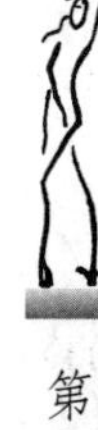

第二節　健美操術語的運用

一、動作的記寫方法及要求

（一）在描述一個完整的動作時，一般由下列幾個因素構成：開始（預備）姿勢、動作方向、動作形式、動作間的關係、動作連接過程、結束姿勢。

（二）注意應按照動作的節拍順序記寫每個動作的做法。

（三）注意用詞的順序，一般先下肢，後上肢。

（四）在記寫時要注意指出方向上的變化，動作的重複次數。

（五）只記寫第一個動作的開始姿勢，後一個動作的開始姿勢可以省略，因為下一個動作的開始姿勢就是前一個動作的結束姿勢。

（六）後若干拍與前若干拍動作完全相同，記寫時可以省略，但要註明。動作相同但方向相反，也要註明。

以下是對一個八拍動作的記寫舉例：

1—2 拍：由站立開始左腳向側邁一步成左弓步，同時兩臂經後繞至體前，身體前屈雙手撐地。

3—4 拍：右腿向前擺，同時身體向左轉體 180°，兩臂至體後成屈膝坐撐。

5 拍：左腳前伸，同時向前上方挺髖，成一腿伸直一腿屈膝的仰撐。

6 拍：收腿收髖還原成屈膝坐撐。

7—8 拍：動作同 5—6 拍，方向相反。

二、健美操成套（組）動作記寫形式

（一）文字記寫法

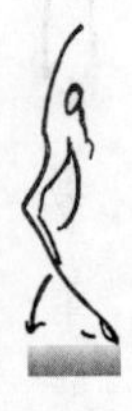

通常這種方法用於編寫書籍、專業教材等。它是根據以上介紹的對術語記寫的要求，詳細、準確地寫明具體動作和過程。這種方法較為複雜，但具有描述準確性高的特點。尤其作為競賽、考核、測驗等的規定動作，為了力求統一，不產生誤解，在書寫時必須完全按照規範術語的要求。

文字記寫法通常和照片或動作插圖一起使用，達到直觀、準確的目的。

(二) 縮寫法

大部分健美操動作上肢動作的變化比較複雜也比較靈活，同時可認為是步法的配合動作，因此，通常省略上肢動作不寫，而以健美操基本步法名稱本身直接記寫，只用兩三個字就可以表明該動作。

如：交叉步、V字步等。動作之間連接過程用加號「+」表示。這種方法簡便實用，但無法準確描述具體的動作過程細節，一般較多用於快速記錄、編寫教案等。以下是一組4個八拍動作記寫舉例：

1×8：4側併步

1×8：2 V字步

1×8：2上步提膝

1×8：2開合跳+踏步

註：每一行代表一個八拍，動作名稱之前的數字表示動作重複次數。

(三) 圖解法

圖解法可分為雙線條影像繪圖法和單線條簡圖法。雙線條影像繪圖法能像照片一樣清晰地、立體地勾畫出動作的外部形態、服飾及頭部的具體形態。但這種繪圖方法要求繪圖者具有一定的美術基礎和專業技術基礎，因此不普及，只有在書籍和專業教材中使用。單線條簡圖法能比較簡單、直觀地再現動作及過程，它的特點是運用方便、快捷。這種方法較多用於記錄動作和編寫教案。

單線條簡圖法在健美操的教學、訓練中應用非常廣泛，是一項必備技術，本章將單列一節詳細介紹。

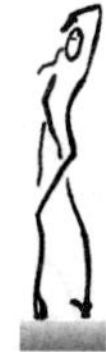

第三節　健美操動作單線條簡圖法

單線條簡圖法，是指用簡單的線條勾畫出人體的大致形態，或按動作節拍將一個個動作形象地勾畫出來，起到記錄和再現動作的目的。這種單線條圖雖然只用簡單的弧線、曲線和橢圓形組合而成，但同樣能表現人的外形特點和身體結構。人體活動的方式、方法是有規律的，不僅在一定的面和方位上，也在一定的範圍內活動。為了更好地讓大家掌握單線條繪圖技法，首先應掌握以下幾方面的知識。

一、人體運動的軸和面

人體的運動均圍繞著某個軸在某個面內進行，即：矢狀軸、額狀軸和垂直軸；矢狀面、額狀面和垂直面。（圖 2-2）

矢狀軸是穿過人體前後的軸。如：直立時向左或右做側屈動作就是繞著矢狀軸運動。

額狀軸是平行於身體的軸。如：直立時向體前屈或體後屈動作就是繞著額狀軸運動。

垂直軸是上下垂直於地面的軸。如：直立時向左或右做轉體動作就是繞著垂直軸運動。

人體運動不僅是圍繞著軸運動，而且也是在某個面上運動。稍複雜的動作都是在不同軸和不同面上進行的。

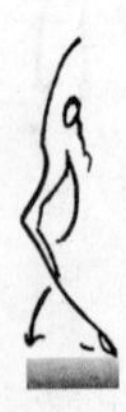

二、單線條人體圖的解剖結構

單線條人體圖的對象是人體和千姿百態的動作造型，而

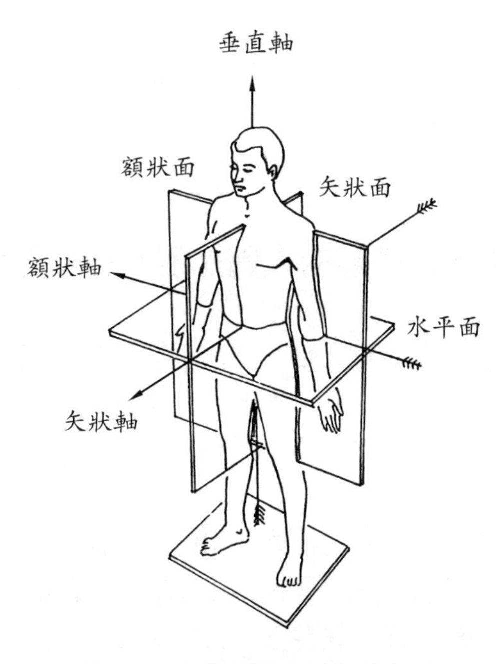

圖 2-2　人體的基本軸和基本面

動作的變化是由於肌肉作用於關節，肢體產生了不同的位移。因此，我們把影響人體運動的肢體分為五大部分和八大關節。

五大部分是：頭部、胸部、髖部、上肢、下肢。這五大部分都有其各自不同的結構和特點。（圖 2-3）

八大關節是：頸、腰、髖、膝、踝、肩、肘、腕。在人體運動中，各關節的活動規律和動作幅度能直接反

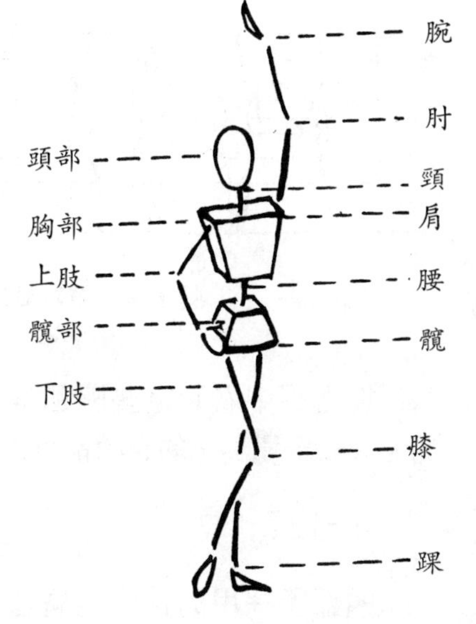

圖 2-3　人體五大部分及八大關節

映出動作的風格及專業特點。單線條簡圖側重於表現頭、軀幹和上肢特有的動作意向，用下肢的線條表現健美的肌肉形態和空間位移的變化。（圖 2-3）

三、單線條簡圖的人體比例及各部位的畫法

我國從古作畫就有立七、坐五、盤三之說，隨著時代的進步，人類物質、文化生活水平不斷提高，人體比例也隨之改變。現在人們理想的身高比例是七個半到八個頭高，身體各部分也有不同的比例。

那麼，單線條簡圖的比例又如何呢？我們稱它為四格人體比例，也就是說，在四個格子裡完成動作繪圖。

頭在一格的中間，軀幹占一格，腿占兩格，手臂占一格半。（圖 2-4）

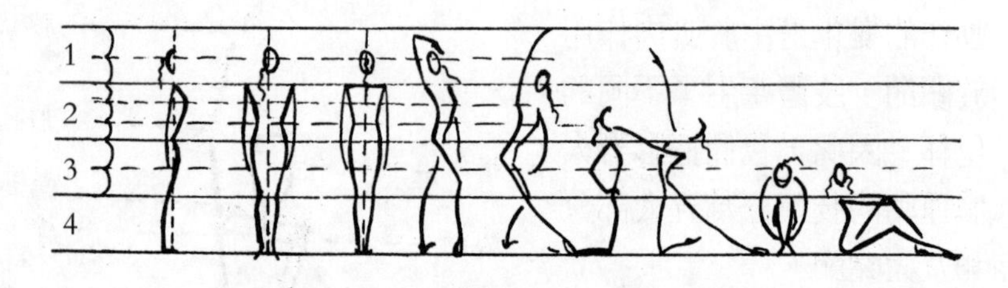

圖 2-4　單線條四格人體比例

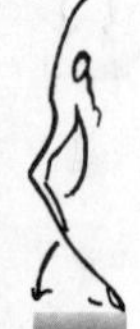

從上圖中看到這些圖都是採用橢圓、弧形和曲線完成的。人體千變萬化的姿態都可以用這三種線來表示。

(一)頭　部

頭部所採用的線條是橢圓、半弧和代表發型的曲線。（圖 2-5）

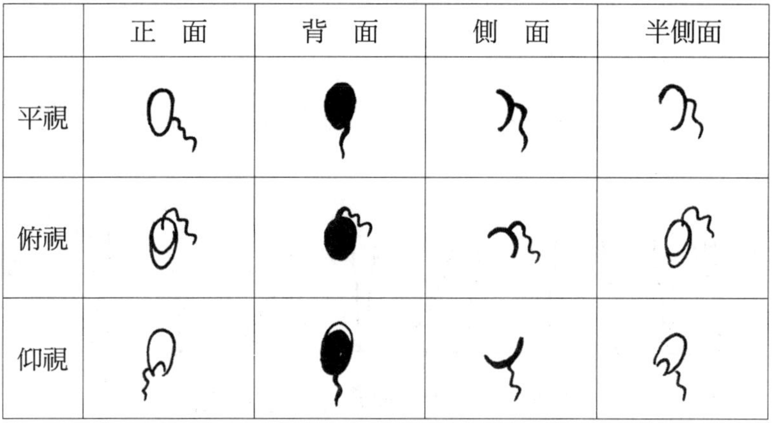

正　面
背　面
側　面
半側面
平視
俯視
仰視

圖 2–5　頭部各方位形態表示方法

在畫頭部線條時，用筆要流暢，每個橢圓形的大小要一樣，表示側面的半弧形不要超過半圓。要注意頭部的方向，下筆即成，不要塗改。

(二)軀　幹

軀幹用兩條對稱或不對稱的曲線來表示。（圖 2-6）

在練習時要掌握好兩肩、腰和髖的寬度比例，大致是：3：1.5：2，所畫的線條一定要反映出性別特徵。如：畫女性半側面時，一側要表現出腰的曲線，一側要表現出胸的曲線。

兩肩胸前不用連線，留出想像的空間，兩肩背後要用一條連線來區別於正面。

側面
半側面
正面
背面

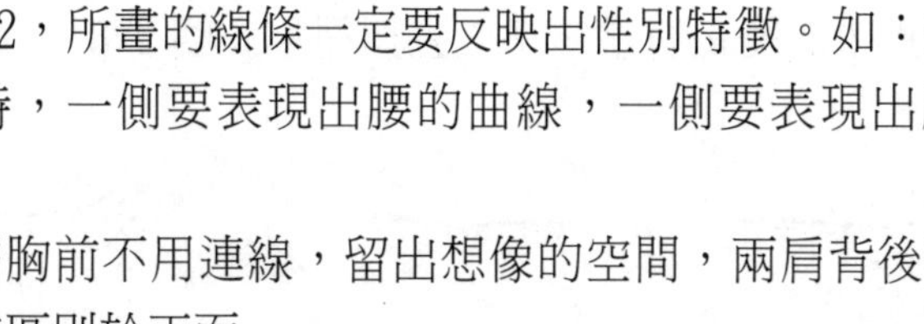

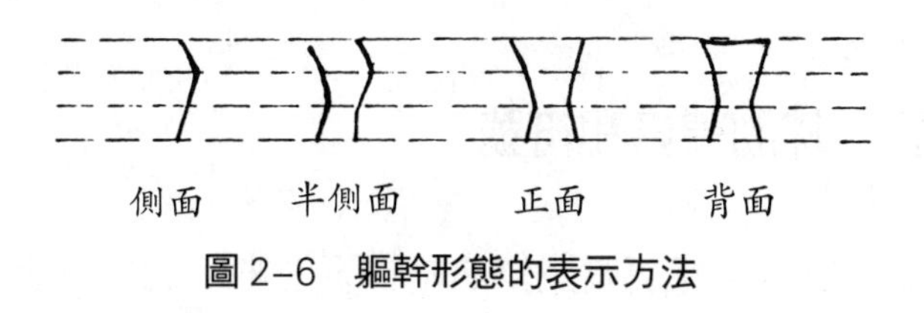

圖 2–6　軀幹形態的表示方法

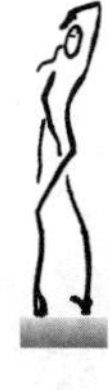

(三)下　肢

下肢的線條主要根據腿部的肌肉形狀和腳的方向來表現。（圖 2-7）

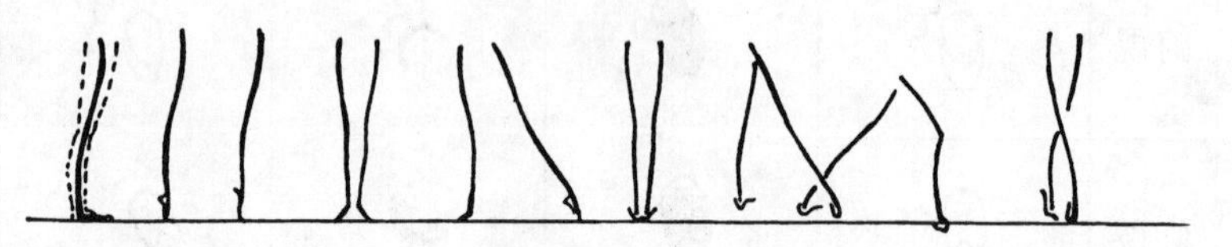

圖 2-7　各種腿部變化的表示方法

在練習腿部至腳尖的線條時，要注意腿部肌肉的外形特點和腳的形態變化。要分別掌握：

（1）站立時腿的不同形態的表示方法；

（2）屈腿時不同形態的表示方法；

（3）腳的不同形態的表示方法。

(四)上　肢

上肢的線條較短，採用較微弱曲線和簡單的手的變化。通常手的變化有掌、拳、五指型。（圖 2-8）

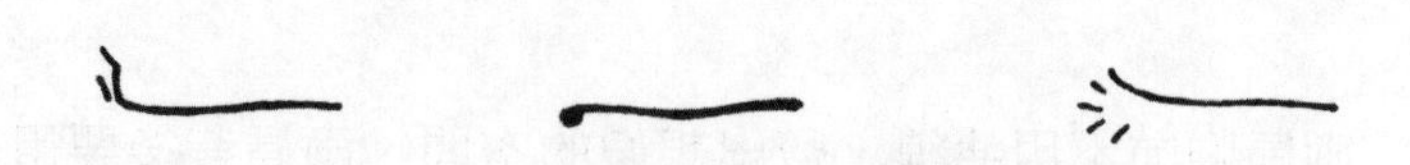

圖 2-8　各種手臂和手型變化的方法

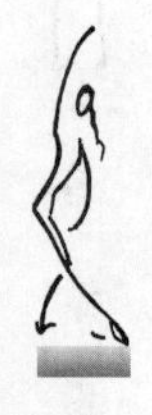

四、輔助線條和符號

為了使單線條簡圖記錄的動作更清晰，必須在動作圖當中加上一些輔助線條和符號，標明肢體運動的路線和用力方向等。這些符號既簡單又清楚，但不能單獨使用，必須標在簡圖旁邊才能起到很好的作用和效果。

→ 表示向箭頭方向運動一次或一步

↗ 表示向箭頭方向擺動一次

表示向箭頭方向做兩次來回擺動動作

表示向箭頭方向走或跑

↑ 表示原地向上跳起

∧ 表示跳出去再跳回來

180° 表示向箭頭方向轉體 180°

表示關節彈動或振動

五、繪製單線條簡圖的基本步驟

當了解了有關單線條簡圖的基本知識後，我們將如何通過手中的筆使這些線條各到其位呢？首先，不論我們準備畫

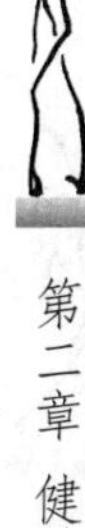

什麼，都要留心去觀察，透過大量的觀察、分析和思考，將大量的動作形象儲存在大腦中。

其次，注意觀察動作的外形特點，把看到的人體變成線條，再透過這些線條反映出內在的情感，這就是單線條組合的關鍵，即賦予它們生命力。

繪製簡圖的基本步驟：

（一）初學者一定要在橫格本子上繪圖。先要確定地平線和簡圖的高度，一般要占用六行格子。下面一行寫拍節，上面一行留出手或跳起的空間。

（二）選擇繪製簡圖的畫面。為了表現準確，一般按動作本身的面來畫，即畫出來的動作和你所看到的動作一樣。有些不容易表示清楚的動作，也可以選擇容易畫的面來畫，但要在圖的右上角表明動作方位。

（三）開始作畫時，先找出在格子上的位置，畫出離你最近的線條，並勾畫出軀幹的形態。

（四）先畫出離你近的線條，再畫出遠端的線條；近處的線條要長，遠處的線條要短；近處的線條要連起來，遠處的線條要在交叉處斷開；決定重心的線條要後畫，使重心落在兩腳之間；最後畫出頭的位置，並留出頸部的位置。

（五）動作形態勾畫出來後，加上手、腳的具體形態和輔助線條。畫組合動作時要在動作下方標明節拍。

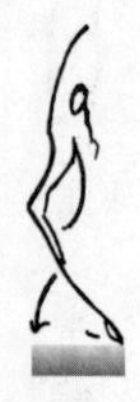

六、繪製單線條簡圖的注意事項

（一）初學者在繪製簡圖時應使用鉛筆和橡皮，以便修改。

（二）運筆要流暢，連接的線條最好一筆畫下來，尤其是在畫一個部位時不要反覆描。

（三）在繪製簡圖過程中，當改變身體角度或改變繪圖的面時，應及時在圖的右上角註明身體方位，即通常所指的面向的幾點（共有8個點），並在圖的旁邊標明轉體的度數。

（四）在運動中，人體的重心只有在支撐面內才能保持身體平衡，因此，在繪圖時一定要注意重心是否在支撐面內。單腿站立時支撐面和支撐點基本上是重疊的。（圖2-9）

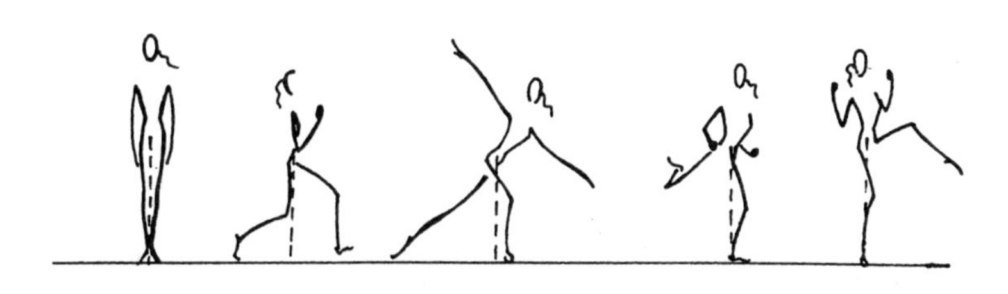

圖2–9　重心與支撐面的關係

（五）繪圖時，利用線條的長短和「連」與「斷」來體現人體的透視關係。（圖2-10）

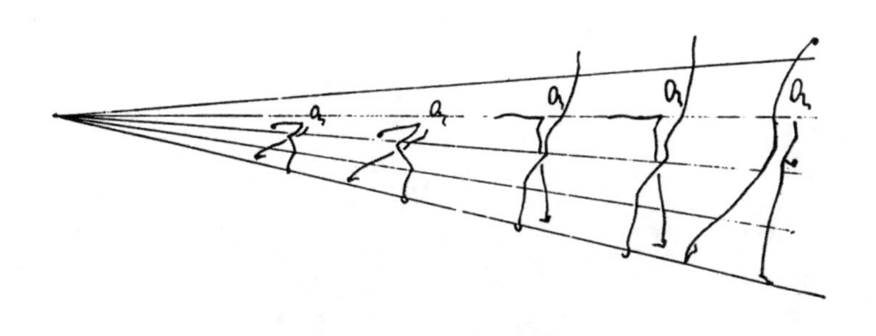

圖2–10　人體的透視關係

（金　逵　張　平　陳　燕）

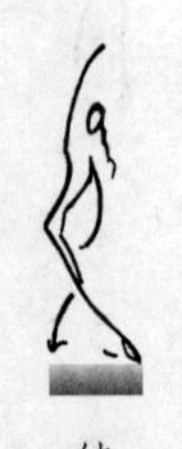

第三章

健美操基本動作

第一節　健美操基本動作概念及作用

一、健美操基本動作概念

健美操基本動作是健美操運動的基礎，是最小單位的元素動作。千姿百態的健美操組合動作都是在基本動作的基礎上變化和發展起來的。將健美操基本動作按一定的需要進行不同的組合和編排則會產生不同難度、不同強度、不同風格及不同視覺效果的動作。

健美操基本動作並不複雜，只要我們掌握了元素動作及其變化規律，健美操的學習過程就變得簡單多了。

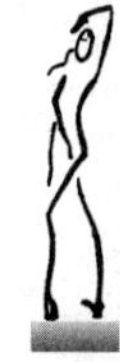

二、健美操基本動作作用

（一）練好健美操基本動作，可以掌握正確的動作規格。經由健美操基本動作練習，使健美操練習者儘快建立正確的動作技術概念。

（二）練好健美操基本動作，是建立良好基本姿態的有效方法。只有正確的動作才會給人美的感覺，良好的基本姿態能反映練習者的精神面貌及藝術造詣，是美的意識的直接反映。

（三）練好健美操基本動作，是進行動作韻律「開法兒」較好的手段。在開始進行基本動作練習時，一般多以局部單個動作反覆練習，教會練習者如何發力、用力及控制，體會動作的節奏及內在感覺，使之掌握整個動作的韻律過程，達到真正的練習效果。

第二節　健美操基本動作的主要內容

健美操基本動作主要由下肢動作、上肢動作及軀幹動作組成。

一、健美操下肢動作

健美操下肢動作包括基本步法、肌肉的伸展和力量練習。

(一)基本步法

基本步法是健美操動作中最小的單位，是健美操練習的一個重要部分，透過基本步法的練習，能培養練習者的協調性、韻律感。

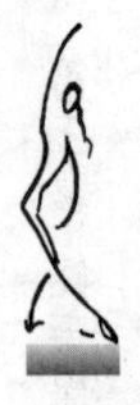

健美操基本步法根據人體運動時對地面的衝擊力大小分為低衝擊步法、高衝擊步法和無衝擊步法三大類。

1.低衝擊步法

第一類：踏步類　March

動作描述：此類動作兩腳依次抬起，在下落時膝、踝關節有彈性地緩衝。

動作變化：

- 踏步　March（圖 3-1）
- 走步　Walk（圖 3-2）
- 一字步　Easy walk（圖 3-3）
- V字步　V-step（圖 3-4）
- 曼步　Mambo（圖 3-5）

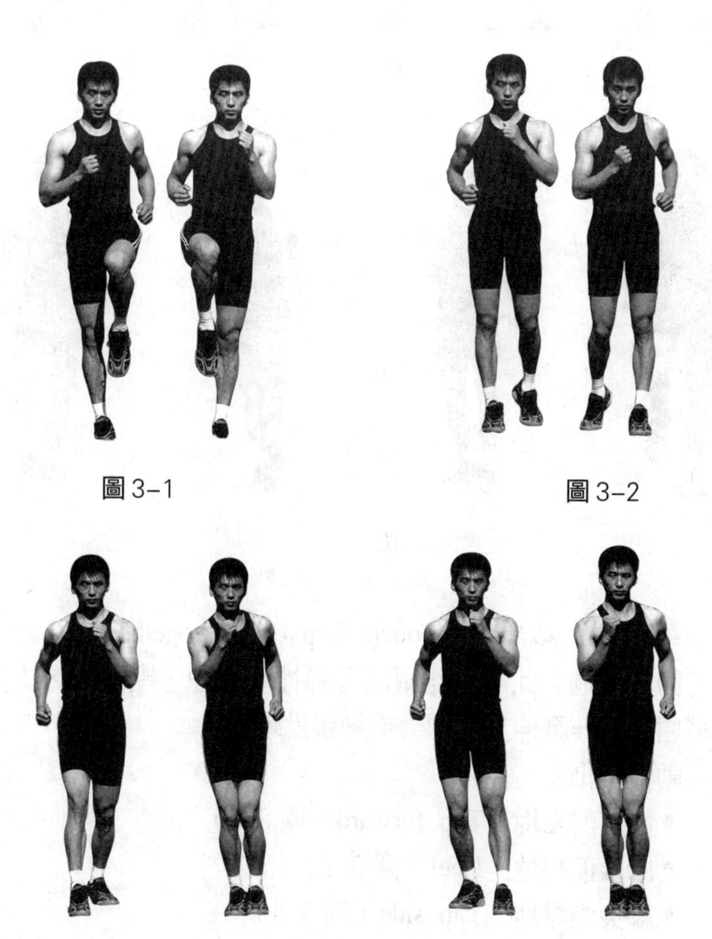

圖 3-1

圖 3-2

圖 3-3

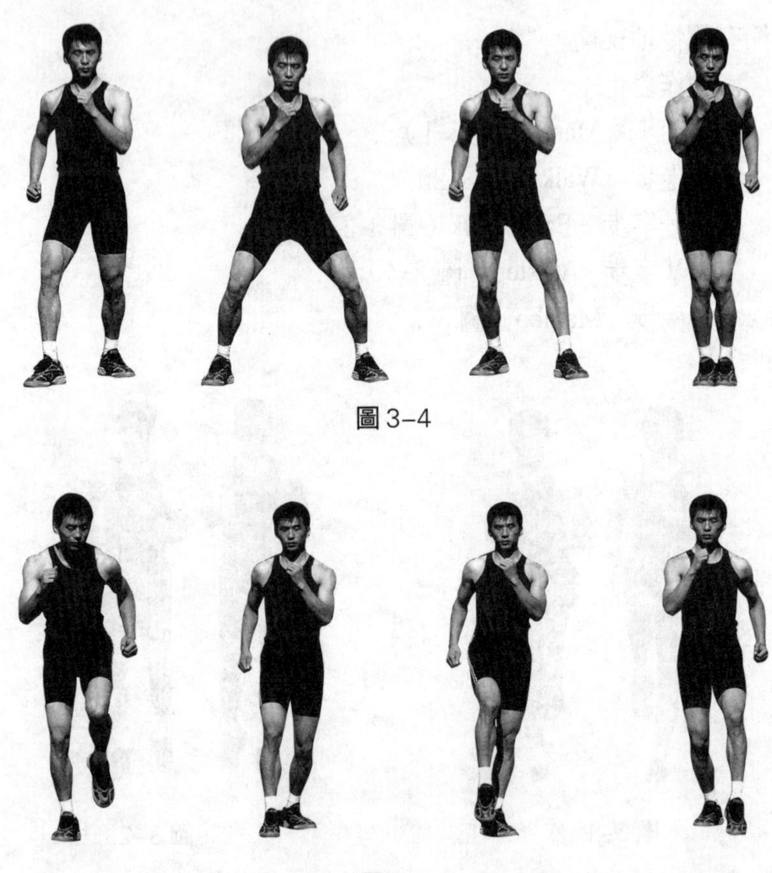

圖 3–4

圖 3–5

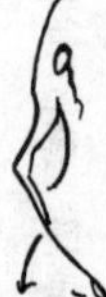

第二類：點地類　Touch Step or tap together

動作描述：此類動作兩腿有彈性地屈伸，點地時，主力腿稍屈，另一腿伸直（腳尖或腳跟點地）。

動作變化：

- 腳尖前點地　Tap forward（圖 3-6）
- 腳跟前點地　Heel（圖 3-7）
- 腳尖側點地　Tap side（圖 3-8）
- 腳尖後點地　Top back（圖 3-9）

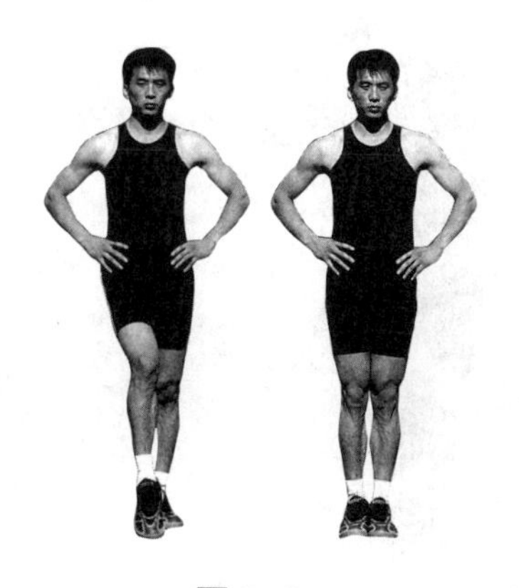

圖 3–6

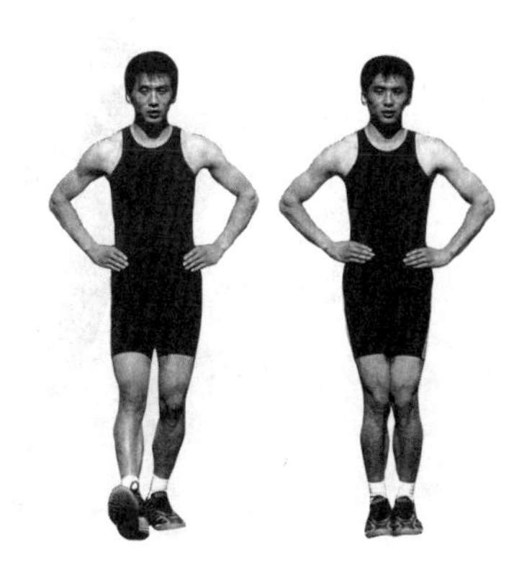

圖 3–7

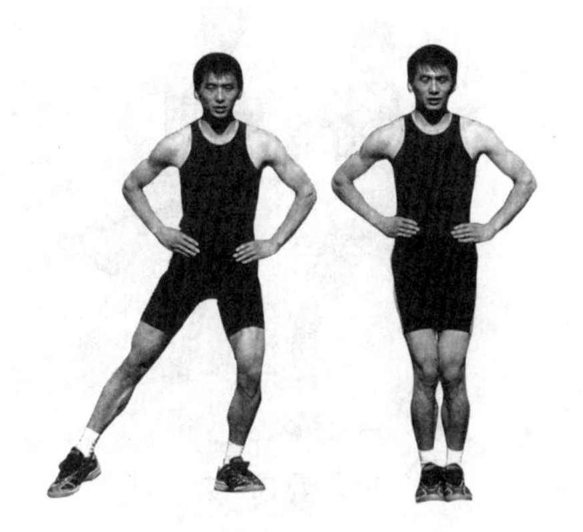

圖 3–8

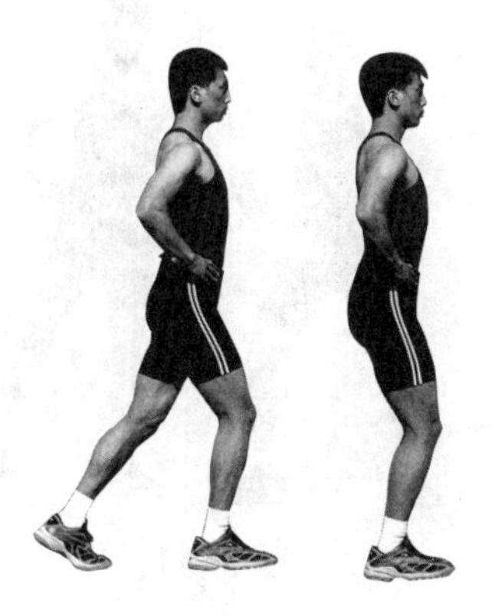

圖 3–9

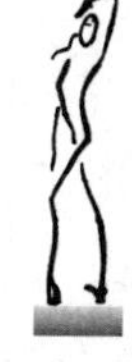

第三類：邁步類　Step or step together

動作描述：此類動作是指一腳先邁出一步，同時移動身體重心，另一腳點地、併步或抬起的動作。

動作變化：

- 併步　Step touch（圖 3-10）
- 邁步點地　Step tap（圖 3-11）
- 邁步屈腿　Step curl（圖 3-12）
- 邁步吸腿　Step knee（圖 3-13）

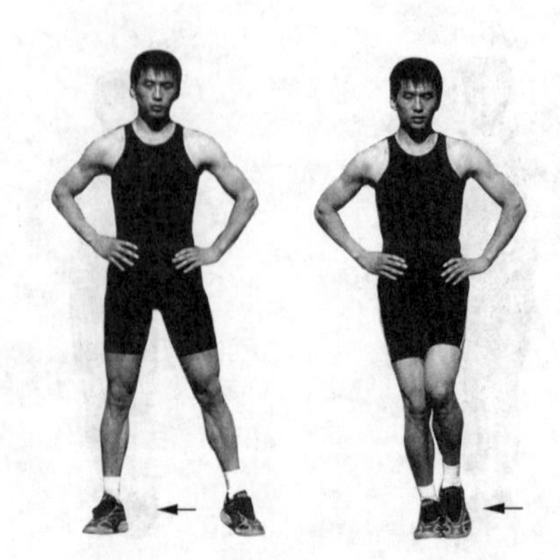

圖 3–10

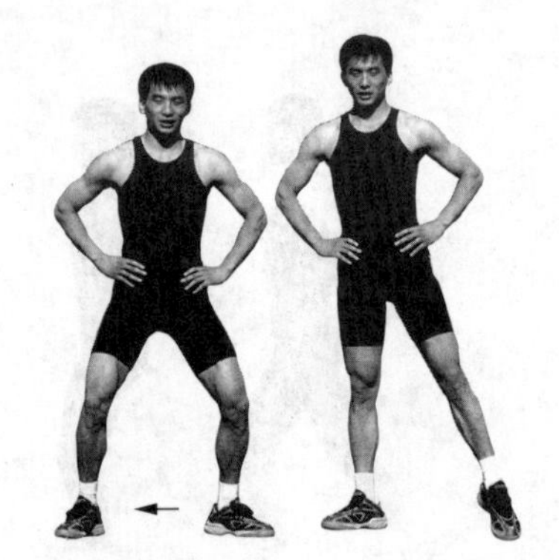

圖 3–11

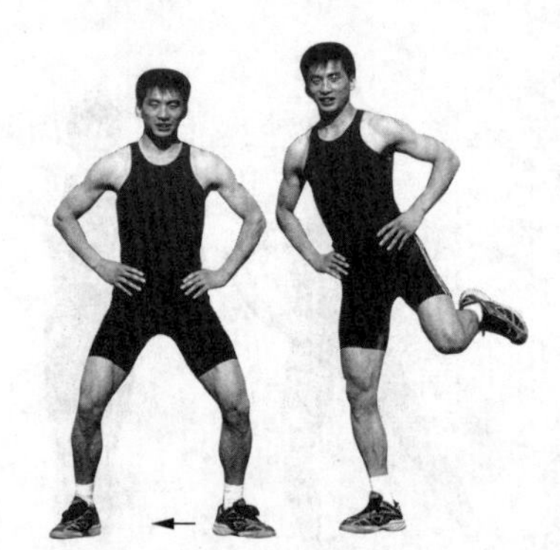

圖 3–12

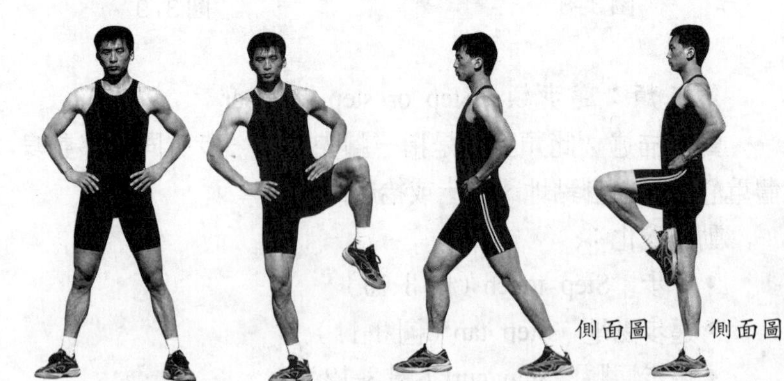

圖 3–13

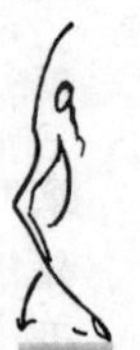

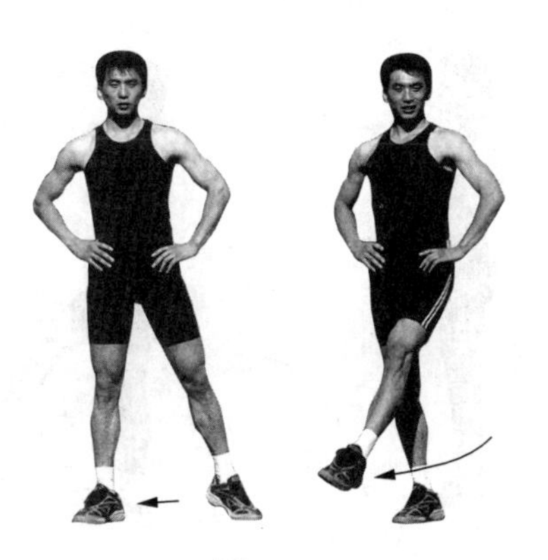

圖 3–14

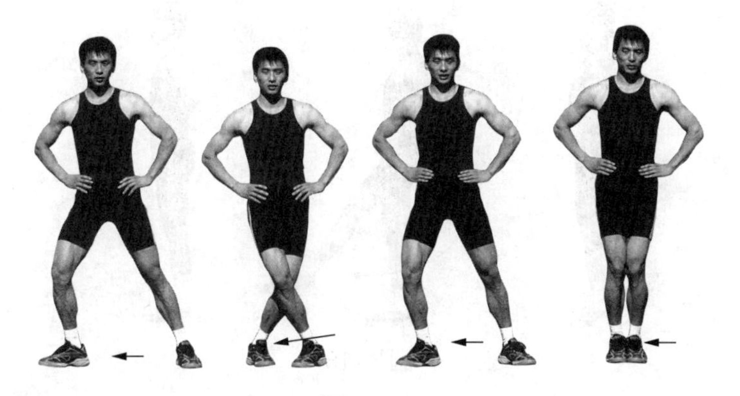

圖 3–15

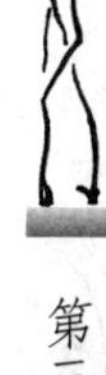

- 邁步彈踢　Step flick（圖 3-14）
- 側交叉步　Grapevine（圖 3-15）

第四類：單腳抬起類　Lift step or lift together

動作描述：此類動作支撐腿有控制地稍屈膝彈動，另一腿以各種形式抬起，同時收腹、立腰。

動作變化：

- 吸腿　Knee lift（圖 3-16）
- 踢腿　kick（圖 3-17）

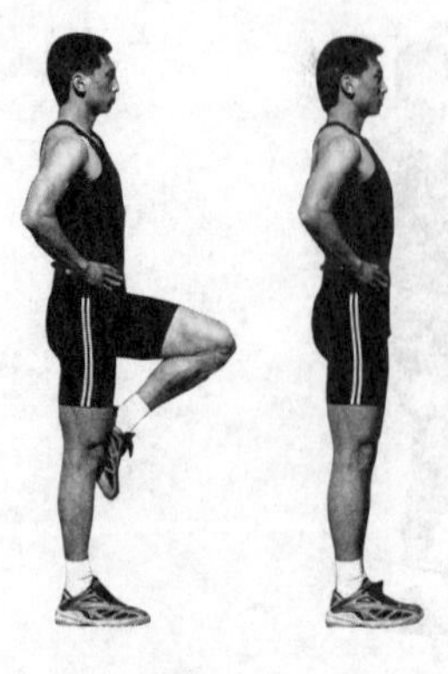

圖 3–16

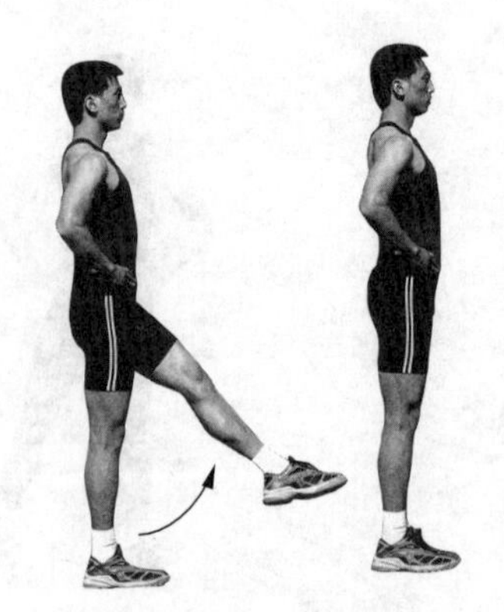

圖 3–17

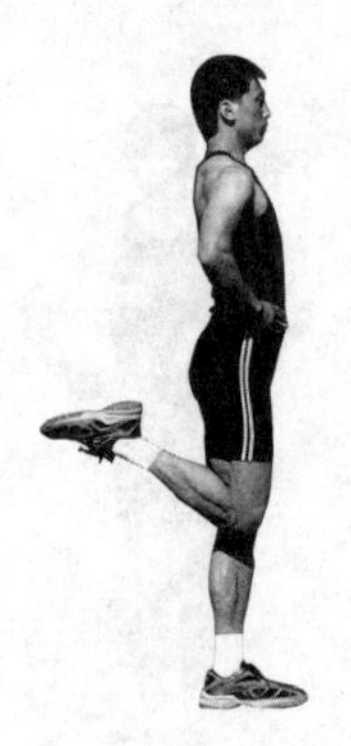

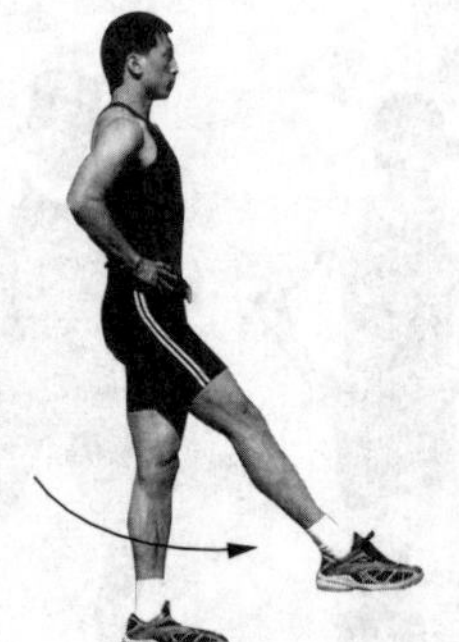

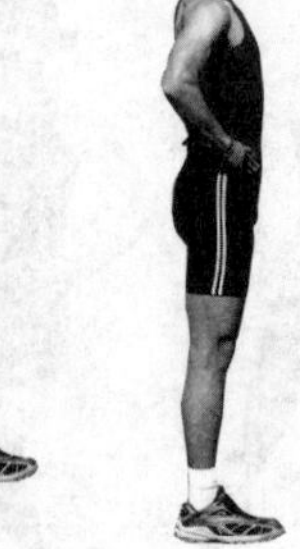

圖 3–18

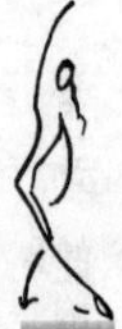

• 彈踢　Flick（圖 3-18）

• 後屈腿　Leg curl（圖 3-19）

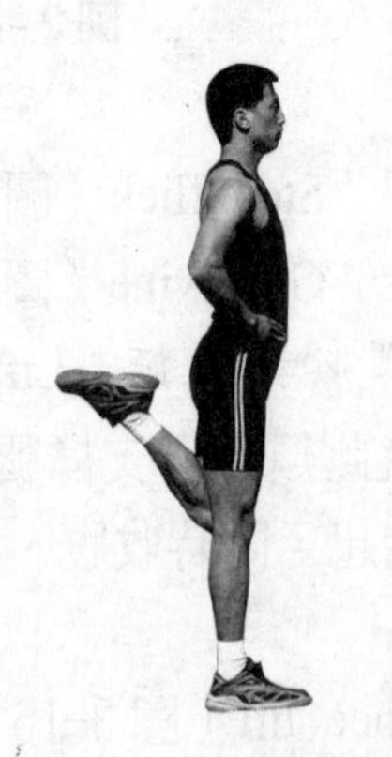

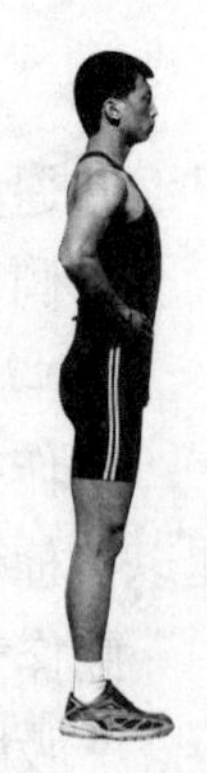

圖 3–19

2.高衝擊步法

第一類：邁步跳起類　Step jump（Hop）or Scoop

動作描述：此類動作是指一腳邁出，重心移動，跳起，單腳或雙腳落地。

動作變化：

- 併步跳　Step jump（圖 3-20）
- 邁步吸腿跳　Step knee jump（圖 3-21）
- 邁步後屈腿跳　Step curl jump（圖 3-22）

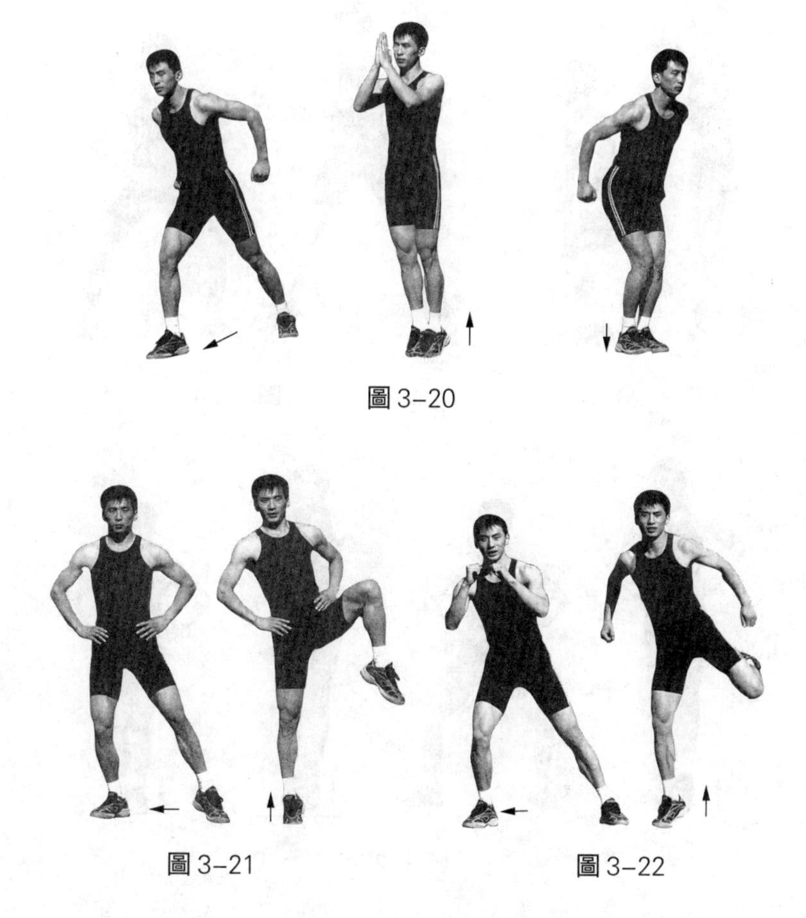

圖 3-20

圖 3-21

圖 3-22

第二類：雙腳起跳類　Jumping or jumping jack

動作描述：此類動作是指雙腳起跳、雙腳落地的動作。

動作變化：

- 併腿縱跳　Jump（圖 3-23）
- 分腿半蹲跳　Squat jack（圖 3-24）
- 開合跳　Jumping jack（圖 3-25）
- 併腿滑雪跳　Ski jump（圖 3-26）

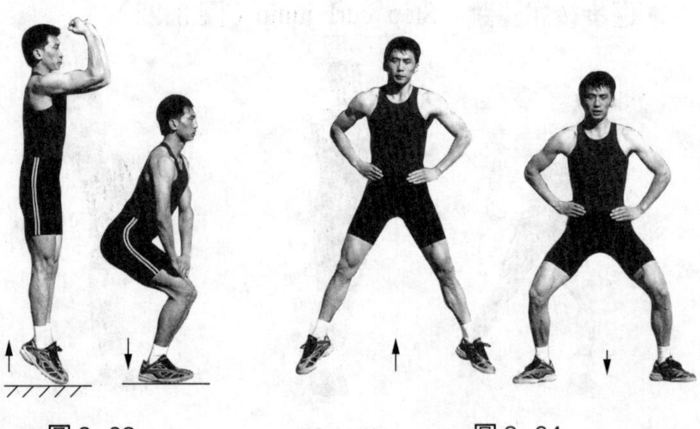

圖 3-23　　圖 3-24

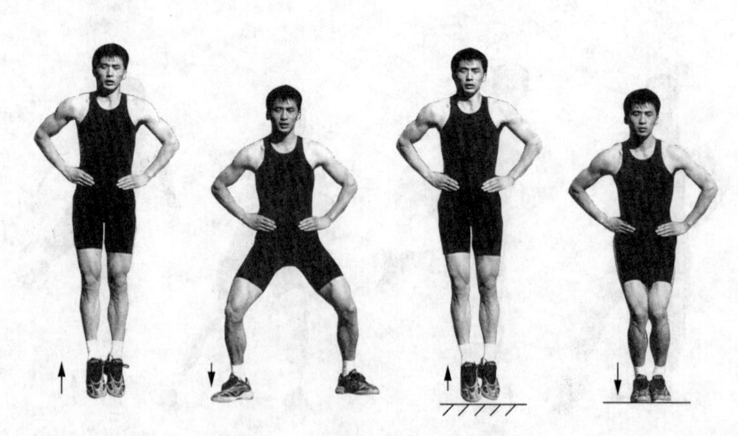

圖 3-25

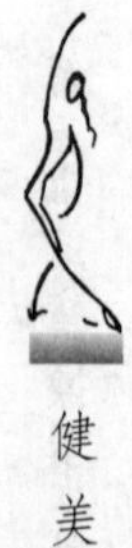

• 弓步跳　Lunge jump（圖 3-27）

第三類：單腿起跳類　Lift jump or leap

動作描述：此類動作是指先抬起一腿、另一腿跳起的動作。

動作變化：

• 吸腿跳　Knee lift jump（圖 3-28）

• 後屈腿跳　Leg curl jump（圖 3-29）

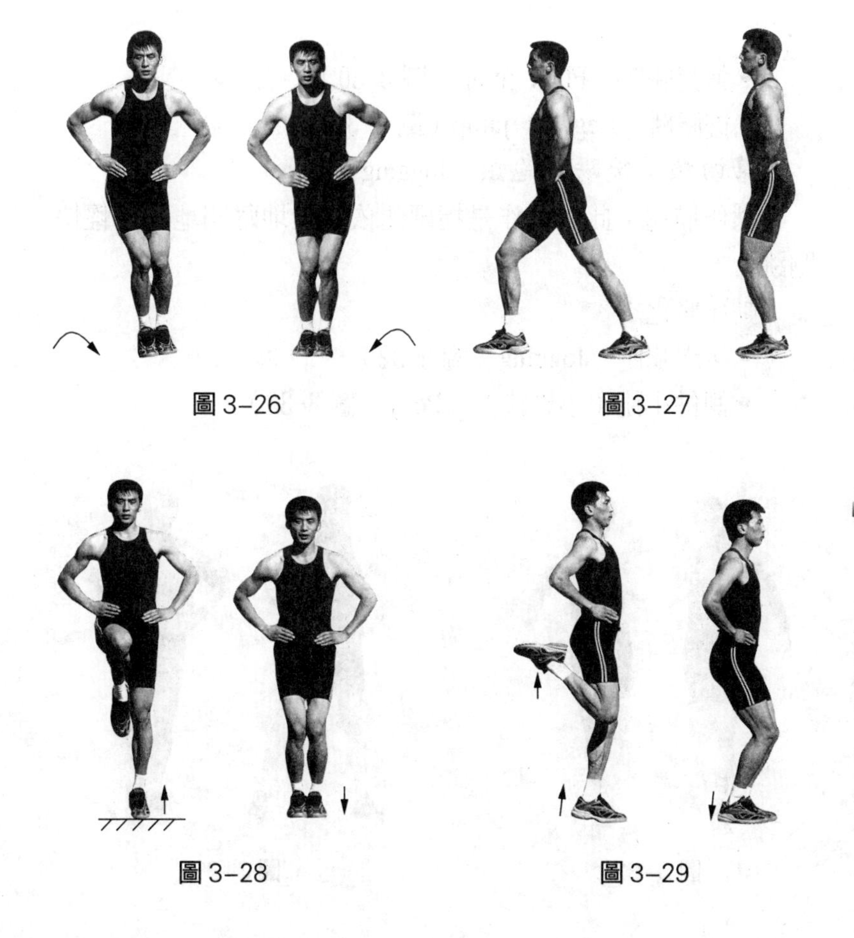

圖 3-26　圖 3-27

圖 3-28　圖 3-29

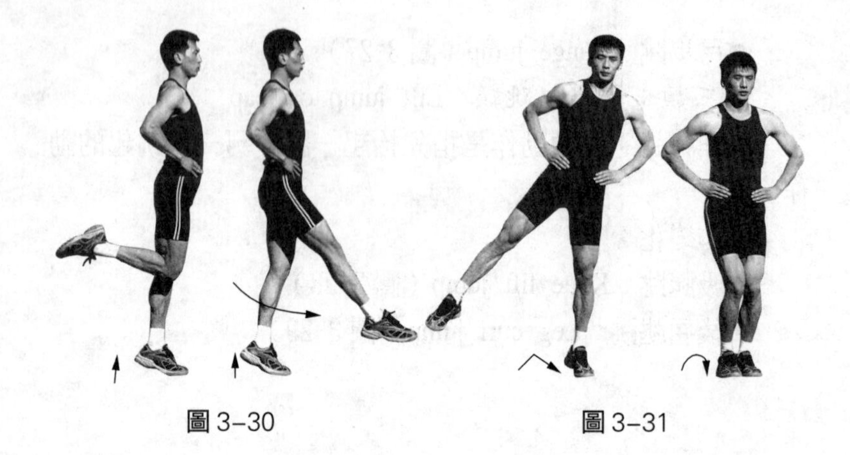

圖 3–30　　圖 3–31

- 彈踢腿跳　Flick jump（圖 3-30）
- 擺腿跳　Leg lift jump（圖 3-31）

第四類：後踢腿跑類　Jogging

動作描述：此類動作是指兩腿依次蹬地離開地面，輕快跑跳。

動作變化：

- 後踢腿跑　Jogging（圖 3-32）
- 側併小跳（小馬跳）　Pony（圖 3-33）

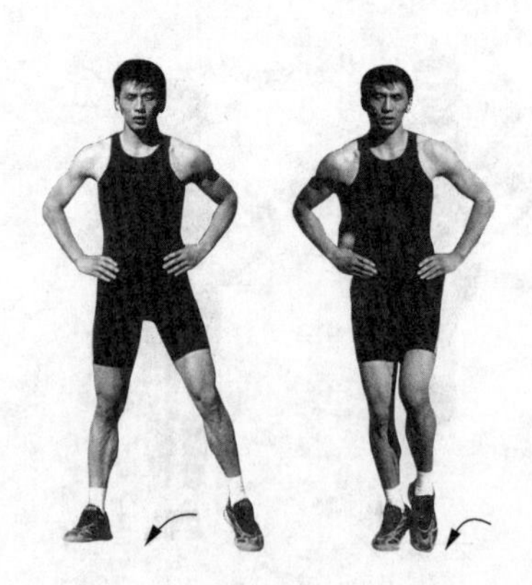

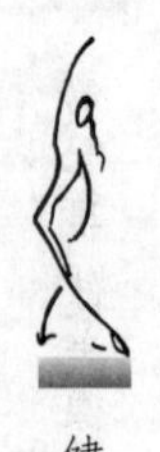

圖 3–32　　圖 3–33

3.無衝擊步法

動作描述：此類動作是指兩腿始終接觸地面的動作。

動作變化：

- 彈動　Spring（圖 3-34）
- 半蹲　Squat（圖 3-35）
- 弓步　Lunge（圖 3-36）
- 提踵　Calf raise（圖 3-37）

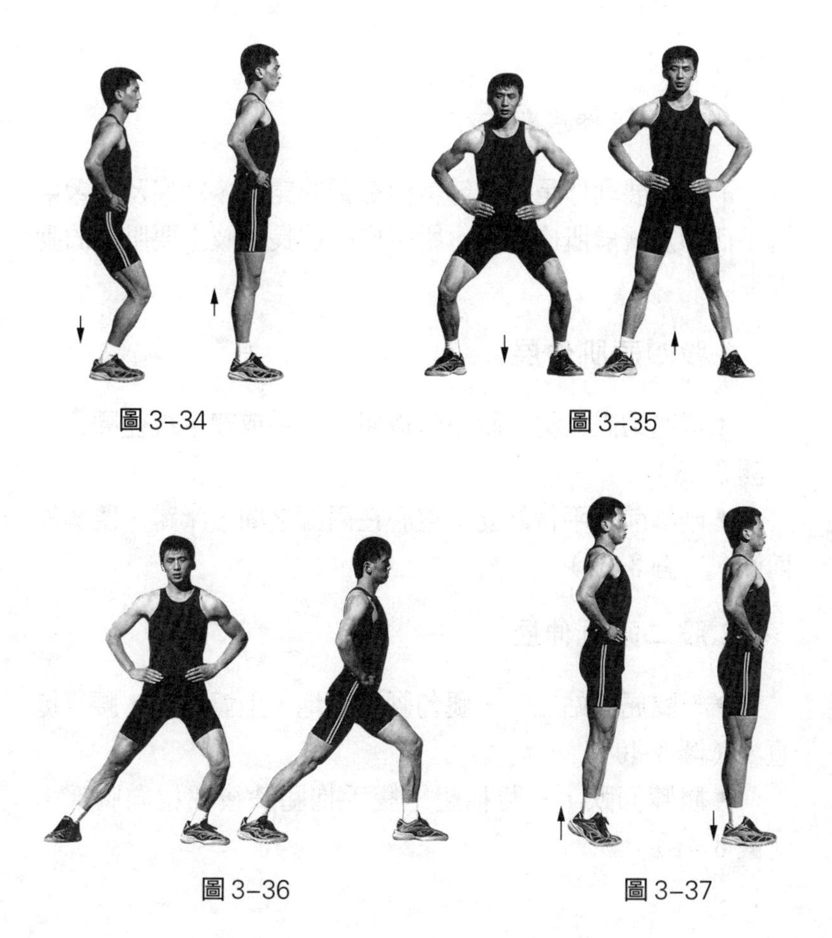

圖 3-34　圖 3-35

圖 3-36　圖 3-37

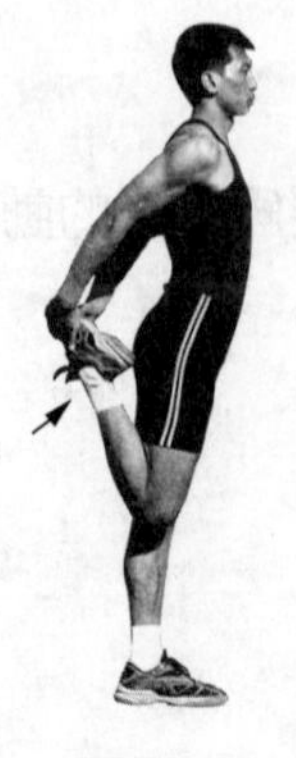

圖 3–38

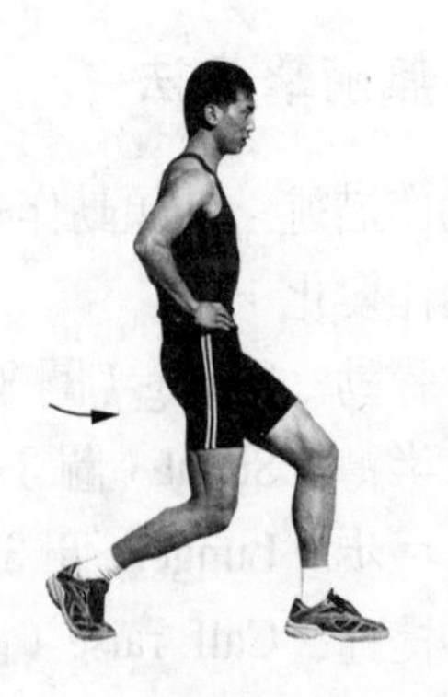

圖 3–39

(二) 下肢伸展動作

下肢伸展動作是指在健美操練習的開始、結束及練習中為了活動及緩解肌肉緊張，所採取的拉長下肢主要肌肉的動作。

1.股四頭肌伸展

• 單腿站立，另一腿小腿後屈，一手或雙手扳住腳踝。（圖 3-38）

• 兩腳前後平行站立，重心在兩腳之間，半蹲，髖關節前傾。（圖 3-39）

2.股二頭肌伸展

• 一腿屈膝站立，一腿勾腳前點地，上體前傾，腰背挺直。（圖 3-40）

• 屈膝仰臥，一腿抬起，雙手抱腿膝後部拉向胸部。（圖 3-41）

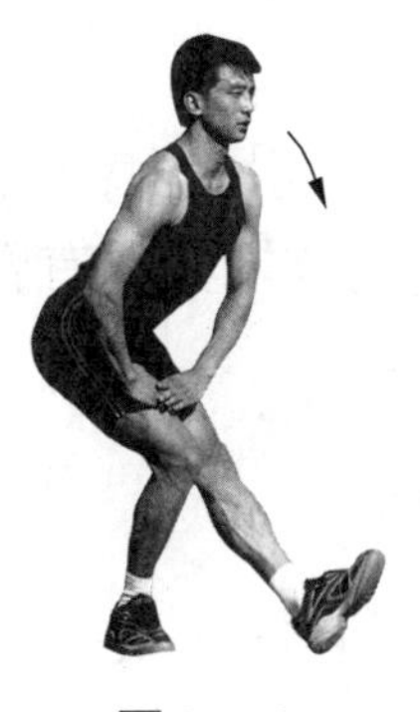

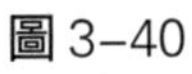

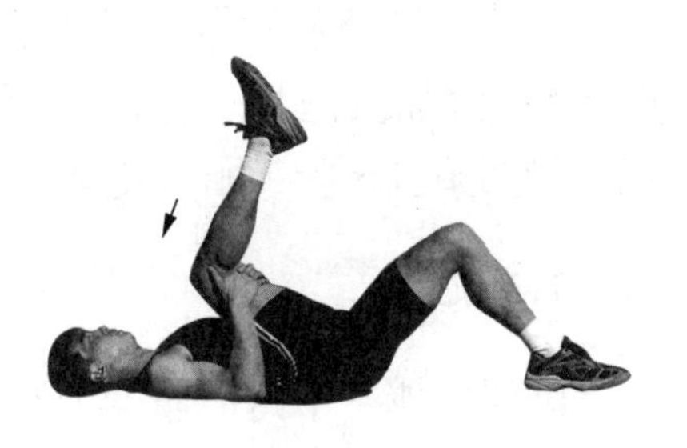

圖 3–40　　圖 3–41

3.腓腸肌伸展

•弓步，兩腳前後平行站立，上體前傾與後腿成一直線，雙手扶膝。（圖 3-42）

•直立，兩腳前腳掌站在臺階上，腳跟下壓。（圖 3-43）

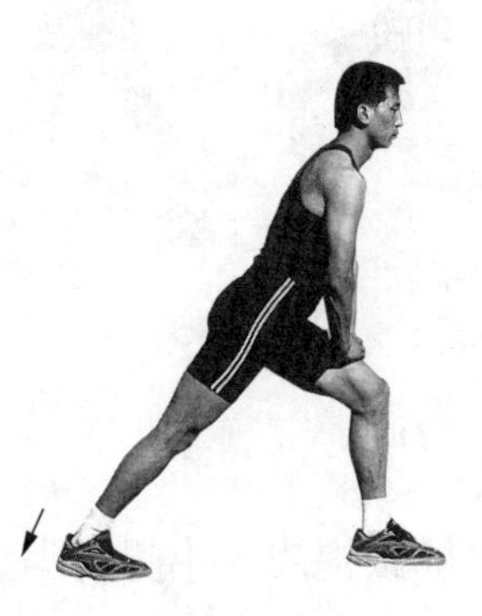

圖 3–42

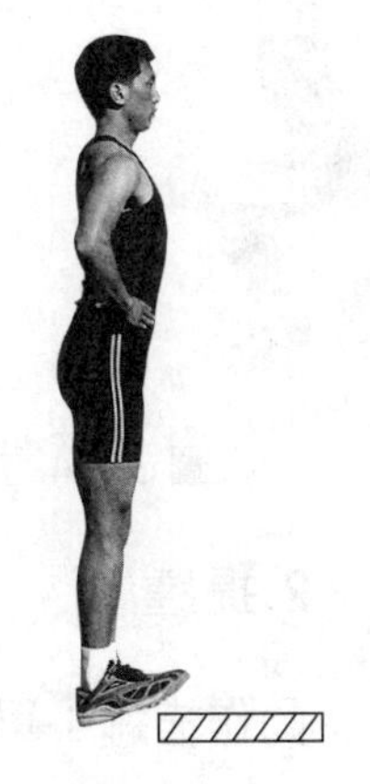

圖 3–43

(三)下肢力量動作

下肢力量練習動作是指在健美操練習中利用自身重量和輕器械進行的針對主要肌群練習的一些動作。主要有臀大肌、股四頭肌、股二頭肌及腓腸肌。

1.蹲起

動作描述：下蹲，髖關節屈，股四頭肌收縮，站起時髖關節伸，股二頭肌和臀大肌收縮。

• 分腿蹲起：左右分腿站立，兩腳平行，屈膝下蹲時臀部向後下方，膝關節對準腳尖，蹲起要勻速。（圖 3-44）

• 箭步蹲起：前後分腿站立，兩腳平行，重心在兩腳之間，下蹲時膝關節不要超過腳尖；後腿垂直，膝關節向下，蹲起要勻速。（圖 3-45）

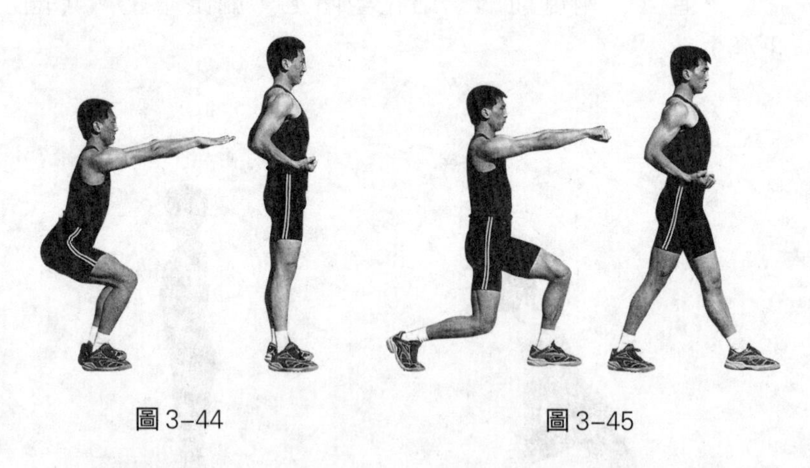

圖 3–44　　圖 3–45

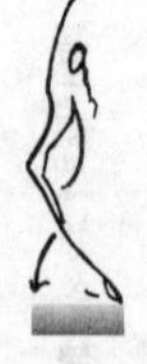

2.提踵

動作描述：單腳或雙腳站立，腳跟提起，小腿腓腸肌收縮。

●單腳提踵：前弓步站立，腳尖向前，重心在兩腳之間，固定身體，後腿做單腳提踵動作。（圖 3-46）

●雙腳提踵：雙腳站立，提踵、落下。（圖 3-47）

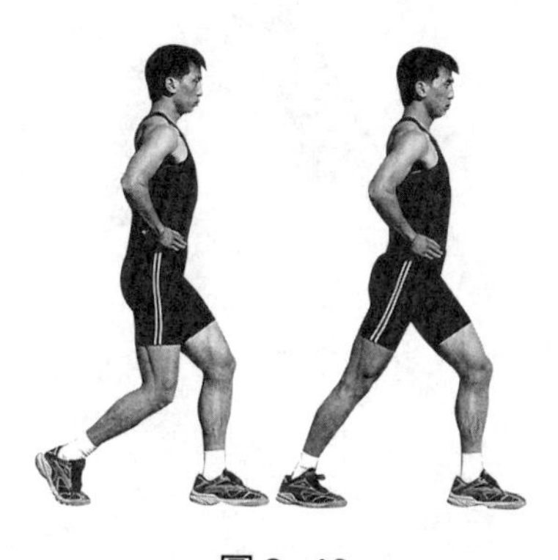

圖 3-46

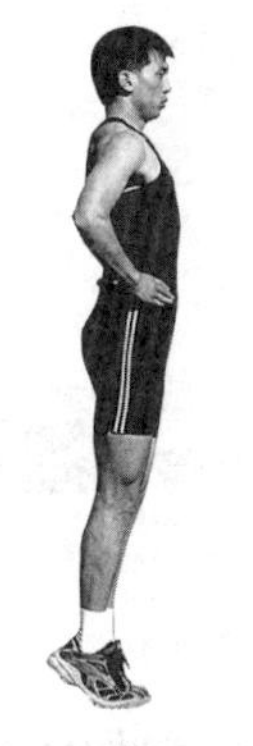

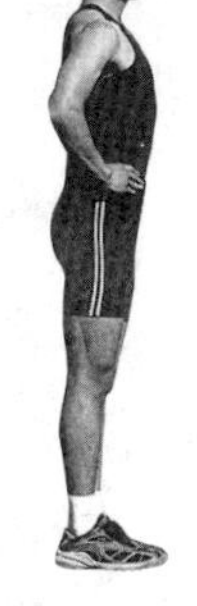

圖 3-47

3.擺腿

動作描述：身體固定，一側髖關節外展，大腿外側肌肉收縮。

●側擺腿：站立或側臥，一腿固定，一腿向側擺動。（圖 3-48）

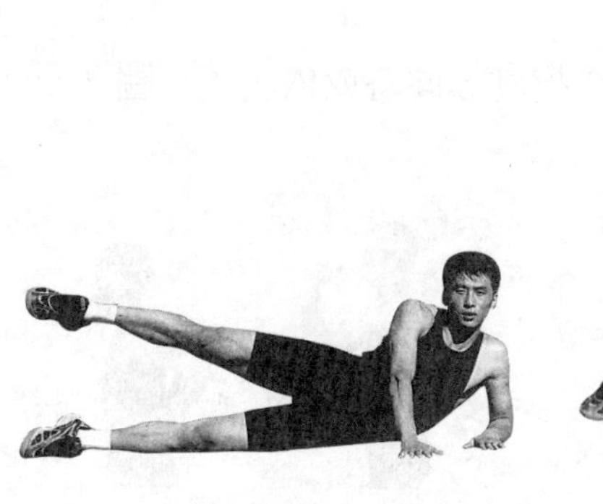

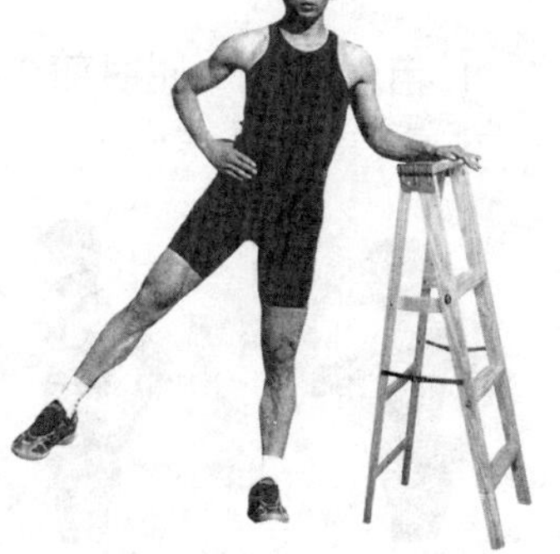

圖 3-48

• 後擺腿：站立或俯臥，一腿固定，一腿向後擺動。（圖 3-49）

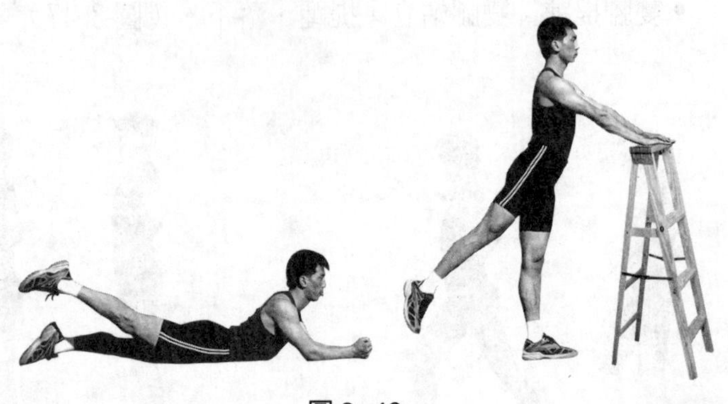

圖 3-49

二、健美操上肢動作

上肢動作是由手臂的自然擺動、力量練習以及基本體操的徒手動作和舞蹈組成，其目的是豐富健美操動作內容。在前面的術語中我們已經了解了一些上肢的基本動作，這裡只介紹傳統有氧健美操常用的上肢動作和手型。

(一) 上肢動作

1. 自然擺動：屈肘前後擺動，同時或依次。（圖 3-50）

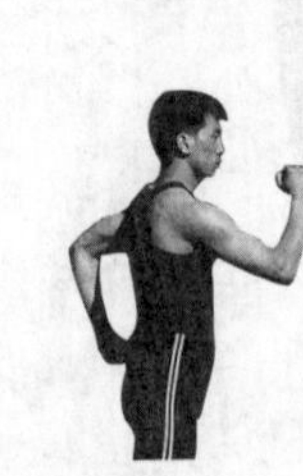
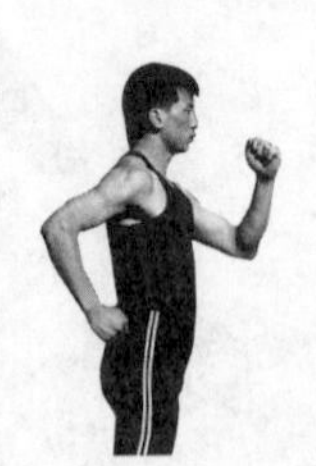
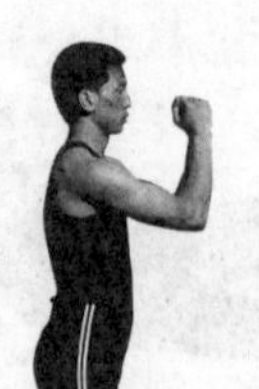
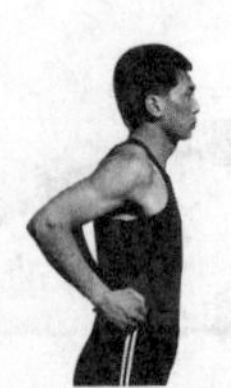

圖 3-50

2. 臂屈伸：上臂固定，肘屈伸。臂屈時肱二頭肌收縮，臂伸時肱三頭肌收縮，可持小啞鈴或沙袋進行練習。（圖3-51）

3. 屈臂提拉：臂由下舉提至胸前平屈。胸大肌和三角肌前束收縮，可持小啞鈴或沙袋進行練習。（圖3-52）

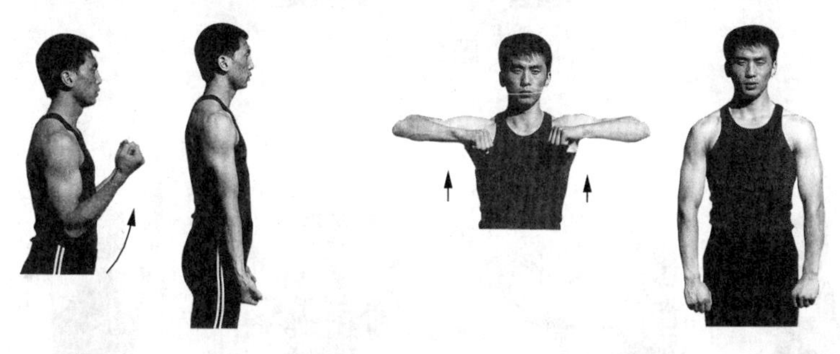

圖3-51　圖3-52

4. 直臂提拉：臂由下舉提至前平舉或側平舉。練習部位和方法同上。（圖3-53）

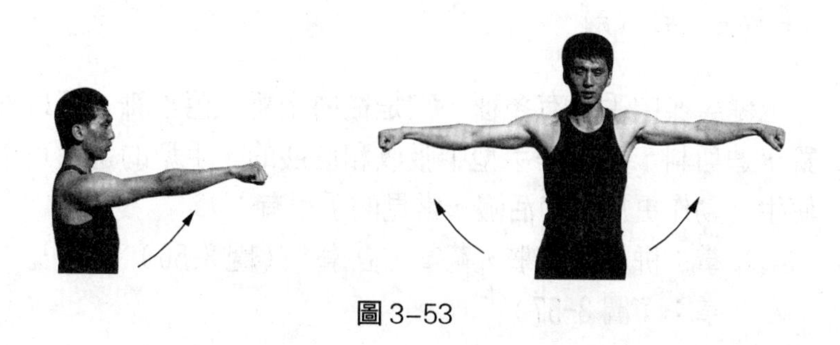

圖3-53

5. 沖拳：握拳由腰間沖至某位置。如向前沖拳、向上沖拳。（圖3-54）

6. 推：手掌由肩側推至某位置。如前推時，胸大肌和三角肌前束收縮；上推時，三角肌中束收縮。（圖3-55）

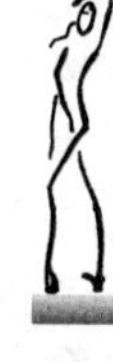

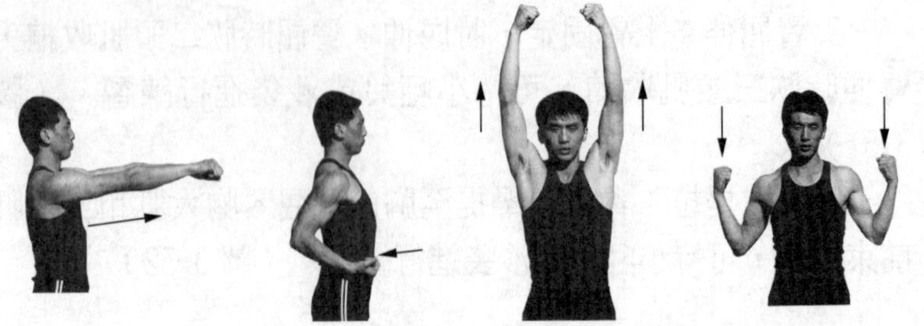

圖 3–54

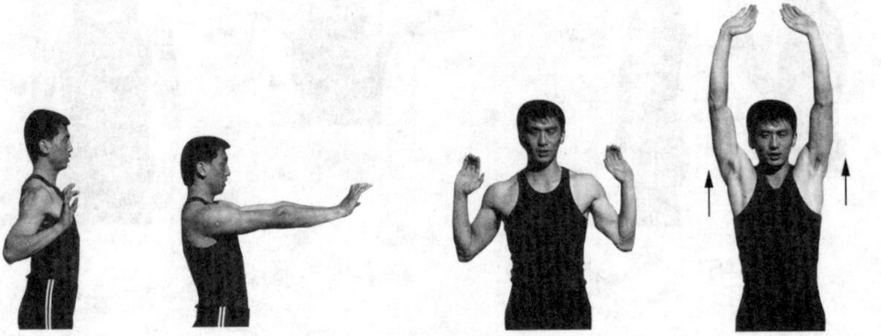

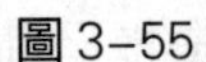

圖 3–55

（二）手　型

健美操中手型有多種，它是從爵士舞、芭蕾舞、西班牙舞、迪斯科、武術等手型中吸收和發展的。手型的選用可以使手臂動作更加生動活潑。常見的手型有：

1.掌：併掌、開掌、花掌、立掌。（圖 3-56）

2.拳：（圖 3-57）

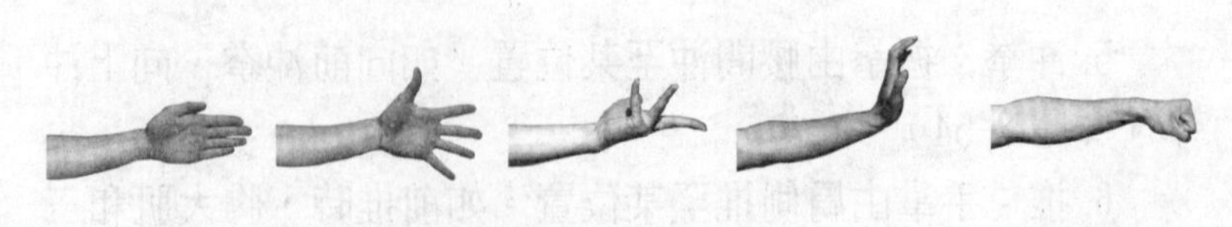

圖 3–56　　圖 3–57

三、健美操軀幹動作

在健美操運動中軀幹主要起連接、保護和固定作用。軀幹部位的練習通常是為了發展和平衡軀幹前後肌肉而設計的。特別是軀幹中部只有脊柱和腰腹部周圍的肌肉、軟組織連接並支撐身體的上下部分，許多人由於前後肌肉發展不平衡、力量不足造成損傷和形成不良形態。因此，在健美操練習中發展和平衡這些肌肉尤為重要，這一點從傳統的有氧操練習中能很明顯地看到。

競技健美操中也在競賽規則中明確要求不得有反自然方向和對脊柱造成擠壓的動作，並且將許多對身體不利的動作列為違例動作（具體請參見《競技健美操競賽規則》）。

發展軀幹肌肉的方法和動作很多，可徒手、使用輕器械或固定器械，有負荷的肌肉練習效果更好，可參考器械健美訓練法。這裡，我們只介紹發展軀幹各部位肌肉的基本方法和動作。

(一)胸　部

當胸大肌收縮時，可使肩關節內收、臂屈和水平內收。

1. 含胸：直臂或屈臂做內收動作，可持小重量的啞鈴、沙袋或橡皮筋完成。通常與臂的外展動作結合進行練習。（圖 3-58）

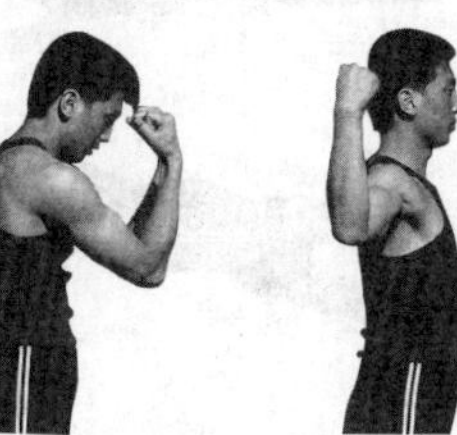

圖 3-58

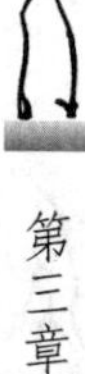

2. 俯臥撐：根據不同水平，練習者可採取跪撐、雙腳分腿俯撐、併腿俯撐及單腳俯撐姿勢，做臂的屈伸動作，屈臂時吸氣，伸臂時呼氣。（圖 3-59）

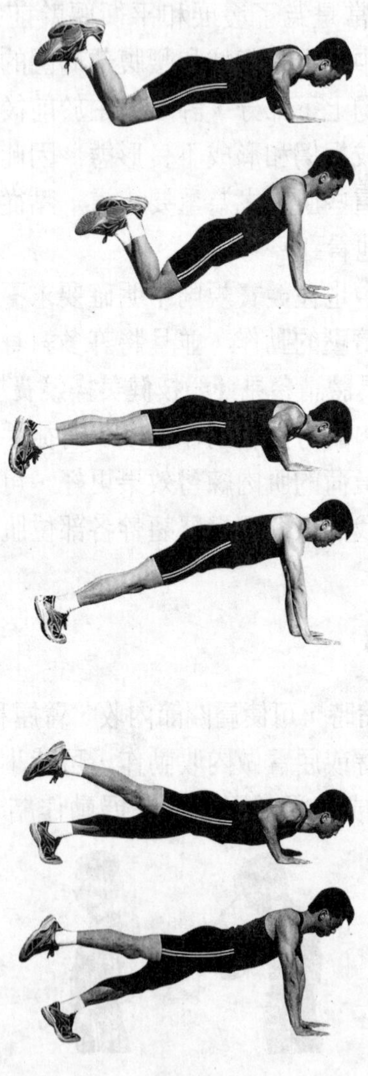

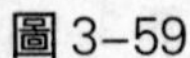

圖 3–59

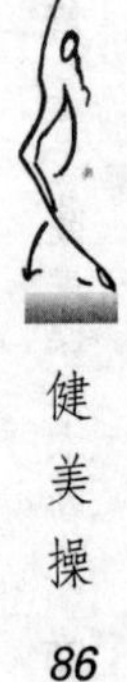

(二)背　部

背部肌肉主要包括背闊肌、斜方肌、菱形肌和圓肌等，當背部肌肉收縮時，可使肩關節外展、下沉，使臂伸和在垂直方向內收。

1. 外展：屈臂或直臂做外展動作，也可持小重量的啞鈴、沙袋或橡皮筋完成。通常與臂的內收動作結合進行練習。（圖 3-60）

2. 提肩、沉肩：兩肩用力上提、下拉。（圖 3-61）

3. 上舉、下拉：兩臂由側上舉下拉至髖側，如果利用固定器械進行練習效果會更好。（圖 3-62）

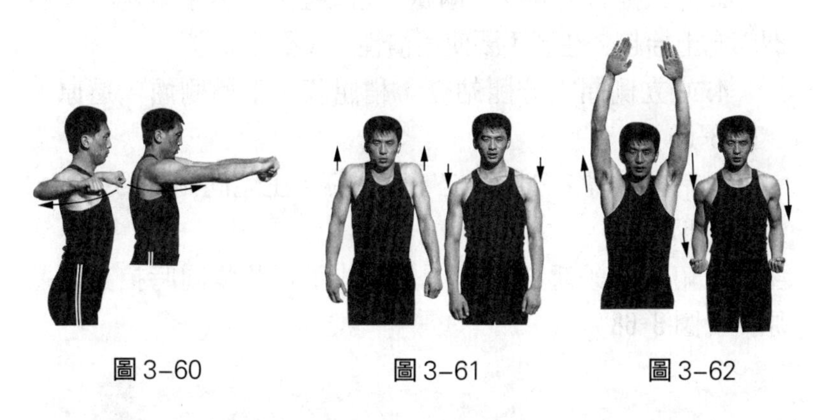

圖 3-60　　圖 3-61　　圖 3-62

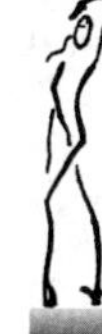

(三)腰腹部

腰腹部肌肉主要是由腹直肌、腹內外斜肌、腹橫肌和豎脊肌組成，它們的作用都是為了保持身體的穩定性及收緊腹部。腰腹肌收縮，可使脊柱前屈、側屈或扭轉；使骨盆前傾或後傾；使胸闊向對角線方向屈。

1. 仰臥起坐：仰臥，屈膝，兩腳同肩寬，腹肌收縮，上

體抬起，腰部始終保持側臥與地面接觸。（圖 3-63）

2. 側臥抬起：屈膝側臥，兩肩接觸地面，腰側部肌肉收縮，上體抬起，腰部始終保持側臥與地面接觸。（圖 3-64）

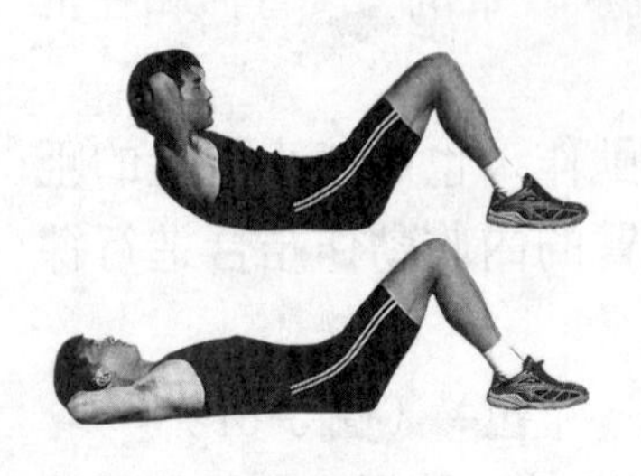
圖 3–63

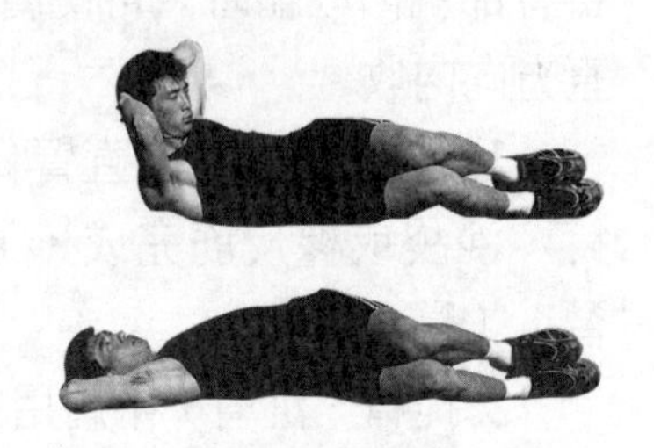
圖 3–64

3. 仰臥提髖：仰臥，兩腿稍屈膝上舉，腹肌收縮，使髖關節向上抬起。注意不要使用慣性。（圖 3-65）

4. 站立側屈：分腿站立，稍屈膝，上體側屈，還原。（圖 3-66）

5. 站立體轉：分腿站立，稍屈膝，上體向側水平扭轉。（圖 3-67）

6. 俯臥兩頭起：俯臥，異側的手臂和腿同時抬起，還原。（圖 3-68）

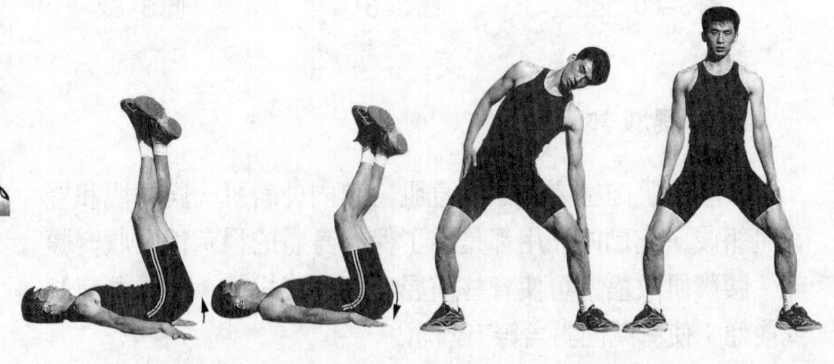
圖 3–65　圖 3–66

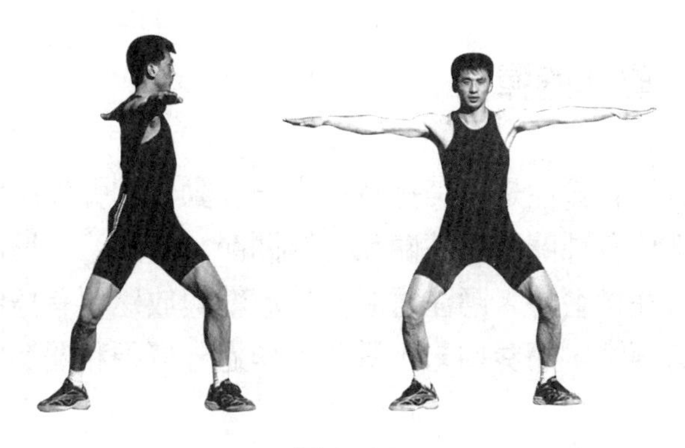

圖 3–67

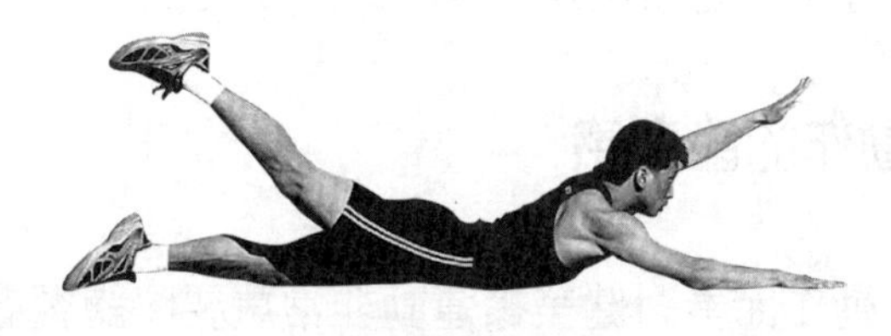

圖 3–68

第三節　基本動作練習時應注意的問題

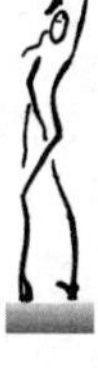

一、動作的規範性

動作的規範建立在動作的準確性上，因此，練習時肢體的位置、方向及運動的路線一定要準確。此外，注意動作速度、肌肉力度和動作幅度，使肌肉充分拉長與收縮，只有這樣才能達到動作的整體效果。

二、動作的彈性

動作富有彈性是健美操特點之一，動作的彈性所涉及到的身體部位有踝關節、膝關節、髖關節、肘關節、肩關節以及脊柱。在練習時，應注意肌肉的收縮與放鬆要有控制，使動作富有彈性，節奏均勻，避免動作過分僵硬和關節的過度伸展。

在進行高衝擊有氧練習和力量性的練習時，應注意調整好呼吸，使健美操運動達到完美的最佳效果。

三、動作的節奏感

掌握好動作節奏對健美操運動非常重要。練習者要想表現出較好的動作節奏感，必須具有一定的肌肉控制能力、音樂節奏感及動作的完成能力。因此，在開始練習時，要重視開發、訓練學生的動作節奏感，使他們在聽懂音樂節奏的基礎上慢慢掌握動作的節奏感。

第四節　在教學過程中應注意的方面

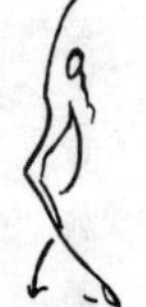

一、科學合理

首先，從思想上重視，狠抓基本動作練習。內容安排上要合理、有計劃地進行。動作要循序漸進，由單動作到組合動作，由原地到移動並增加方向的變化，由大肌群到小肌群。動作組合的設計要科學，連接要合理。

二、全面系統

基本動作包括了身體的各主要部位和主要肌群，在實際練習過程中，必須耐心細緻地進行每一部位的基本動作練習，使之全面影響身體。

此外，練習內容要注意逐步擴展，不能急於求成，一定要一個動作一個部位地進行練習。同時加強對動作規格、肌肉控制的要求，使練習更加有效和完美。

三、趣味多樣

在設計單一和組合動作時，注意動作本身以及組合動作連接上的巧妙設計。往往不同的步法與方向、節奏以及不同的手臂動作配合，會給人帶來意想不到的效果，提高練習積極性。

（張　平　陳　燕）

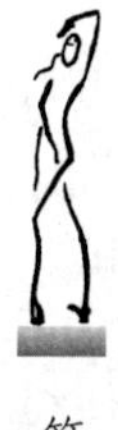

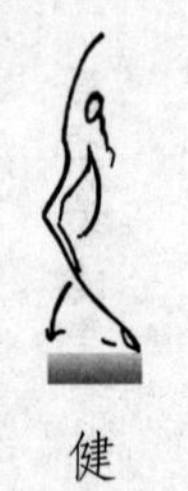

第四章

健美操教學

第一節　健美操教學概述

健美操教學是體育教學的重要內容之一，是在教師科學指導和學生主動參與下使學生系統地獲取健美操知識、技術、技能，增進健康，提高身體素質，培養綜合素質和能力的教育過程。

在這一過程中，學生的身心得到健康發展，審美意識得到提高，有助於學生培養良好的思想品德。健美操教學必須遵循體育教學的規律和原則（在此不做論述），根據健美操教學特點，採用有效的教學方法和手段。

一、健美操教學任務

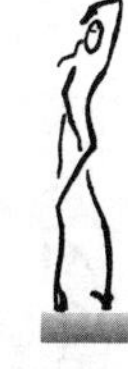

健美操教學任務是指在健美操教學中為實現健美操教學目的所提出的不同層次的要求。

(一) 掌握與運用知識、技術，發展技能

健美操教學是教師有計劃地傳授和學生循序掌握健美操的知識、技術與技能，並系統地領會這些知識、加以運用的過程。由於現代科學技術的飛速發展，知識更新速度加快，

學科的交叉滲透，使現代體育教育對受教育者學習和掌握知識提出了新的、更高的要求。健美操教學不僅要使學生掌握健美操的基本知識、基本技術和基本技能，還要把與健美操相關的知識引入教學，使學生學會發現，學會創造，並在實踐中運用。

(二)全面發展身體素質

身體素質是指學生在體育運動中，各器官系統表現出的各種機能能力。它包括速度、力量、耐力、協調、柔韌等幾方面。身體素質是所有運動能力的基礎。在完成健美操動作中須表現出力量、速度，使所完成的動作具有一定的幅度，並能協調地完成健美操動作，同時，儘管在練習中出現了暫時性的疲勞，仍須堅持完成身體練習。因此，全面發展身體素質是健美操教學的重要任務之一。

(三)完善體形，培養正確的姿態

體形健美、姿態端正，既是身體發育的要求，也是美育的要求。完美的身體形態在某種程度上反映了機體功能的完善，而姿態的端正（正確的美的站、坐、走姿勢），更使形態美在活動的狀態中展現出來，它從外部特徵證實了人的生命力，也由此表現出美學價值。

當然，這裡指的完善體形不是按某些人體美的時髦標準和規範去刻意地消除個人的體形特點，而是指在健康和安全原則的指導下，在全面發展人的身體素質基礎上，正常地、自然地、無畸形變化地塑造健美形體，完善體形。

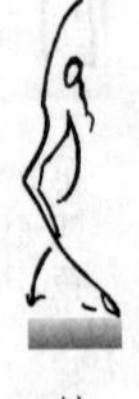

(四)進行審美教育

審美教育是指形成受教育者科學的審美觀念、較強的美感和創造美的能力的教育過程。健美操教學具有進行美育教育的廣闊空間，因此，應充分利用這一有利條件，培養學生正確的審美觀念、健康的審美情趣和較強的審美能力。

藉由審美教育，不僅可以提高學生的審美修養、促進身心健康發展，而且能反過來使學生以審美的情趣和審美觀念指導健美操的學習。

(五)培養能力

能力是構成素質的重要方面，它是一種無形的、促使人不斷發展的潛在品質。現代學校體育早已摒棄了只單純傳授體育知識、技術、技能的狹隘觀念，培養學生的能力已成為體育教育的重要目標之一。

健美操教學同樣制定了能力培養目標，即把傳授健美操的理論知識、運動技術、技能與發展學生的能力結合起來，使他們在學習中、在鍛鍊中、在競爭中，發掘自己的潛能，引發對健美操的興趣，促使其進一步學習和掌握健美操的知識、技術、技能，科學運用健美操理論和方法。健美操教學應著重培養以下幾方面的能力：

（1）獲取健美操知識與運用知識的能力；
（2）健美操教學與訓練的能力；
（3）健美操創新與創編的能力；
（4）制定健美操鍛鍊計劃的能力；
（5）組織健美操競賽與管理的能力；
（6）健美操科研的能力；
（7）自我評價和相互評價的能力；
（8）制定健美操教學文件的能力。

二、健美操教學特點

(一)教學內容豐富，信息來源廣泛，練習的可變性强

健美操教學內容既包括健身性健美操，也包括競技性健美操；既有徒手練習，也有手持輕器械及借助於固定器械的練習；既包括基本動作的教學，也包括難度動作的教學，其教學內容非常豐富。

在健美操教學中，既有來自於動作本身的大量信息，同時也有來自於音樂、醫學、營養學等方面的信息，教學中可接收的信息量大。

此外，由於健美操是由單個動作組成，而構成和改變動作的要素是多種多樣的，任何一個要素的添加和改變都會產生出一個新的動作、新的造型、新的組合、新的成套練習，都會使運動負荷發生新的變化。因此，練習的可變性強。

(二)在反覆的練習中健康體魄，培養正確的姿態

健美操教學不僅使學生掌握健美操的專門知識、技能和技巧，同時借助於各種練習方法、鍛鍊原理、運動負荷達到健康體魄的目的。例如，採用中低強度、持續時間 30 分鐘以上的有氧健美操練習，可以提高心肺功能，減縮皮下脂肪，改善形體。

此外，在健美操教學中，無論是教授單個動作、組合動作還是成套動作，強調的是對稱、協調、平衡和規格（幅度、力度、韻律、肢體配合等），這些練習為保持和發展身體的正常狀態、糾正不良的姿態提供了有效的保證。

(三)健美操教學中運動負荷的安排有明顯的健身功效

在健美操教學中，身體練習的負荷主要採用中低強度，其運動強度在有效的健身閾值以內，是一項有氧運動。有氧運動對於提高有機體的耐久力，改善和提高心血管系統和呼吸系統的功能，具有顯著的效果。

(四)創造性的思維活動與實踐活動緊密結合

啟發學生的創造性思維是健美操教學的又一特點。健美操之所以有較強的生命力，源於它的不斷創新。在健美操教學實踐中，教師一方面將基本動作和技術教給學生；另一方面，在反覆的練習中，教師又須引導學生不斷建立新的神經聯繫，形成新的動作、新的組合、新的成套練習，使學生在反覆的實踐活動中掌握創編的原理及方法，學會創造性的思維方式。因此，健美操教學中創造性思維與實踐活動有緊密聯繫。

(五)健美操教學具有相應的美育目標

在健美操教學中，除健美操自身的動作具有強烈的審美效果外，其發展身體、增進健康的特殊功效具有最大的美學價值。

此外，健美操單個動作、組合動作和成套動作的合理設計，集體練習時動作與動作、動作與人、人與人之間的巧妙配合，音樂與動作的完美結合等，無不顯示出美學特徵。

健美操教學不僅要強調這些特徵，更重要的是要充分利用這些特徵達到美育教育的目標。

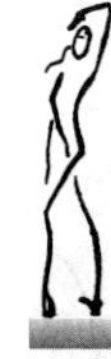

第二節　健美操教學方法和手段

一、健美操教學方法

(一)健美操教學方法的作用

健美操教學方法是實現健美操教學任務或目標的方式、途徑、手段的總稱。健美操教學方法既包括教師教的方法也包括學生學的方法，是多種多樣的。就其來源來說，一方面是體育教學方法在健美操教學中的應用，另一方面來源於健美操實踐，是健美操教學中所特有的。

健美操教學方法在實現健美操教學任務和目標中起著橋樑和仲介作用。它有傳授知識、形成動作技能、指導實踐、發展經驗、培養能力、提高學習效率等作用，因此，教學中無論教師進行活動，還是學生進行活動，都離不開一定的教學方法。

(二)健美操課常用的教學方法

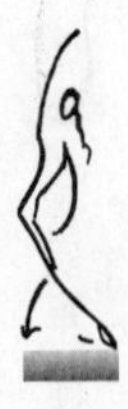

健美操教學方法是多種多樣的，每一種教學方法對完成教學任務都有它特殊的作用。

採用哪種方法及如何運用，應根據教學任務、教學內容、學生特點及場地設備等具體情況來決定，這樣才能充分發揮教學方法的作用，取得較好的效果。在健美操教學中常用的教學方法有：講解法、示範法、提示法、帶領法、完整與分解法、重複法等。

1.講解法

教師運用語言向學生說明教學任務、動作名稱、作用、要領、做法及要求等，以指導學生掌握基本知識、技術、技能、進行練習的方法，這是健美操教學中運用語言的一種最主要、最普遍的形式。

採用此教法時應注意以下幾點：

（1）講解要有目的性。所講的內容要圍繞教學任務、內容、要求以及教學過程中學生存在的問題等情況有針對性地進行。

（2）講解要正確。教師所講的內容應是科學的、準確的，即言之有理，實事求是，並運用統一規範的專業術語。

（3）講解要簡潔易懂。簡明扼要，通俗易懂，力求少而精，儘可能使用術語和口訣。

（4）注意講解的時機和效果。健美操教學的講解可以在示範後進行，也可邊做邊講。講解時要根據學生已有的知識經驗來確定講解內容的深度和廣度，以便使學生更好地理解和掌握。

（5）講解的順序要合理。講解的順序一般先講下肢動作，再講上肢動作，最後講軀幹與頭頸、手眼的配合。

（6）講解要有啟發性。在教學中力求用生動形象的語言引起學生的興趣、啟發學生的積極思維，使學生聽、看、想、練有機地結合起來。

（7）講解要有藝術性。講解必須用普通話，口齒清晰，層次分明，表達生動形象，有趣味性，有感染力。同時，恰當的情感和聲調都會使語言產生巨大的藝術效果。

（8）講解要有節奏和鼓舞性。講解的語言節奏是指語言的聲調、強弱應按特定的順序和時間間隔交替進行。講解的

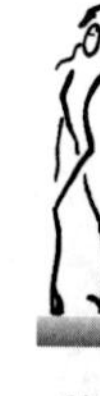

語言應有利於激發學生的練習積極性。

2.示範法

教師以自身完成的動作作為教學的動作範例，用以指導學生進行練習的方法。此種方法可以使學生了解所要學習動作的具體形象、結構、要領和方法。

採用此教法時應注意以下幾點：

（1）示範應是動作的典範。教師的示範要力求做得準確、熟練、輕鬆和優美，給學生留下深刻印象，使學生看完示範後就產生躍躍欲試的感覺。因此，教師要不斷提高示範動作的質量。

（2）示範要有明確的目的。教師的示範要根據教學任務、步驟以及學生的水平確定。例如教授新教材時，為了使學生建立完整的動作概念，一般可先做一次完整的示範，然後結合教學要求，做重點示範、慢速和常速的示範。

（3）示範要有利於學生的觀察。在進行示範時，要注意選擇合適的示範面、示範速度以及學生觀察示範的距離和角度。

（4）示範與講解相結合。在健美操教學中，只有把示範與講解緊密地結合起來，才能獲得最佳的教學效果。

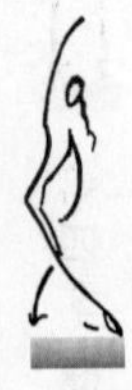

3.提示法

教師以提示的方式指導學生進行練習的一種方法。這種提示可以是語言的，也可以是非語言的。

語言提示：教師用簡練的語言或口令提示學生所要完成的動作名稱、時間、數量、方向和質量的要求等。

採用此教法時應注意以下幾點：

（1）需用準確、恰當、簡單的語言或口令來提示動作，並且要聲音洪亮，發音準確，聲調恰當。

（2）提示的語言或口令要配合音樂的節奏，教師可邊數節拍邊提示動作。例如，提示身體姿勢時，可喊「1、2、3、4、兩、臂、伸、直」；提示動作方向時，可喊「向、左，3、4、向、右、7、8、」；提示動作速度可喊「5、6、加、快」；要求連續練習時，可喊「5、6、再、做」。

（3）提示動作重複的次數和改變動作時，一般常採用倒數法進行提示。提示時應有一定的提前量。例如「4、3、2、V字步」；「4、3、2、向前走」等。

（4）教師應用良性和富有情感的語言進行提示，以對學生產生激勵作用。

非語言提示：教師用肢體語言、面部表情、視線接觸等提示學生完成動作的一種方法。採用此教法時應注意以下幾點：

（1）利用肢體語言提示時，必須使學生明確肢體語言的含義。因此，最好預先向學生講明課上所要採用的幾種身體語言動作。

（2）在使用肢體語言時，可配合語言的提示。例如，手臂在做大幅度的向上伸展時，可配合「臂伸直」的語言提示，使所提示的內容變得更加明確。

（3）在用身體動作進行提示時，力求使動作做得準確、規範，在必要時可將動作進行誇張。例如「腿高抬」「大步走」等。

（4）用手勢提示時，應根據需要提前2拍或4拍做出，掌握好提示時機，並且要使每一位學生都能清楚地看到教師所做出的手勢。教師做出的手勢要相對固定，既可採用大家公認的手勢動作，也可形成自己獨特的手勢風格。

（5）教師要善於運用面部表情和眼神的變化來激勵學

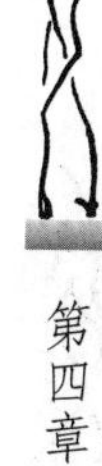

生。如微笑、眼神對視、點頭等。

4.帶領法

學生在教師的帶領下，連續完成單個動作、組合動作、成套動作練習的一種方法。此種方法能使學生在較短的時間內建立正確的動作概念，掌握動作與動作的連接方法及音樂節奏感，在健美操教學中被普遍採用。

採用此教法時應注意以下幾點：

（1）根據動作需要正確選擇帶領的示範面。通常在身體有前後行進、轉體變化及動作較複雜時，採用背面示範帶領；結構較簡單的動作一般選擇鏡面示範帶領。身體有左右方向變化的動作根據觀察動作的需要，選擇鏡面或背面示範帶領。

（2）大部分時間都應採用鏡面示範，以利於教師觀察學生掌握動作的情況和便於與學生溝通。

（3）教師在領做動作時，可將背面及鏡面示範結合起來運用，在轉換示範面後，教師示範的方向，應跟學生的動作方向保持一致。

（4）在完成較複雜動作時，可慢速帶領，待學生熟練掌握後，恢復正常速度帶領；在完成上下肢配合動作時，可先反覆領做步法，在此基礎上將手臂動作添加到動作中，形成一個完整的動作。

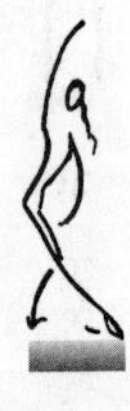

（5）教師在帶領學生練習時，除示範動作要做得一絲不苟外，還要與手勢、口令、語言等提示方法緊密結合，使學生達到眼看、耳聽、心想、體動的目的，從而達到最佳的教學效果。

5.完整法與分解法

完整法指從動作的開始到結束，不分部分和段落，完整地進行教學的方法。此種方法不破壞動作結構，不割裂動作各部分或動作之間的內在聯繫，可使學生建立完整的動作概念，迅速地掌握動作；分解法是把結構比較複雜的動作或組合按身體環節合理地分解成幾個局部動作分別進行教學，最後達到全部掌握動作的方法。

採用此教法時應注意以下幾點：

（1）學習結構比較簡單的動作，採用完整法進行教學。

（2）學習較為複雜的動作，可採用慢速完整練習方法，即放慢動作的過程，在每個姿勢中停幾拍，以加強學生對動作的運動軌跡、動作各環節的變化有進一步的了解，提高學生正確完成動作的本體感覺，待學生建立了正確動作概念之後，再按正常速度進行完整練習。

（3）對於要求協調性較高的動作，往往按身體各部分預先把它分解成幾個局部動作分別進行教學，待學生基本上掌握了分解動作之後，再進行完整動作的教學。例如，把健美操的動作分解成上肢動作、下肢動作、頭部動作等，先分別進行練習，然後再上肢、下肢、頭部等配合進行完整練習。

（4）運用分解法是為了完整地掌握動作，因此，分解教學時間不宜過長。

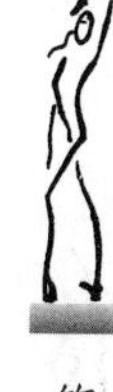

6.重複法

不改變動作的結構，按照動作要領進行反覆練習的方法。健美操的教學，可重複單個動作，也可重複組合動作和成套動作。這種方法既有利於學生在反覆練習中掌握和鞏固動作技術，又有利於指導和幫助學生改進動作技術，並對鍛鍊身體、發展體能等有較好的作用。

採用此教法時應注意以下幾點：

（1）要防止錯誤動作的重複。教學中，一旦發現有錯誤動作出現，教師應立即給予糾正，以防形成錯誤動作的動力定型。

（2）在動作初學階段採用重複法時，應避免負荷過大及疲勞的過早出現，以免影響掌握動作及改進動作。

（3）練習時要合理安排重複次數。所重複的次數既能保證學生在每一次的練習中都能達到動作的要求，不降低練習質量，又能適合學生的負荷能力。重複次數少，達不到鍛鍊效果，也不易掌握和鞏固動作；重複次數太多，容易造成動作變形，也易使學生失去練習的興趣。

總之，上述幾種教學方法都有各自的特點和功能，但它們是彼此有機聯繫的。在健美操教學中，應根據課的任務需要，靈活地和相輔相成地運用各種方法，使每一種方法的運用都成為整個教學過程有機的一環。隨著健身市場的不斷完善和國內外交流的增加，針對健身房健美操教學特點，在原有的教學方法基礎上，又總結了一系列的教學方法，在這裡我們簡要介紹幾種健身房常用的方法，只要所採取的方法符合實際情況，同樣可以取得殊途同歸之效。

● **線性漸進法**：在把單個動作順序排列起來時，動作之間只改變一個因素，這個因素可以是上肢動作、下肢動作或加入其他的變化因素。這是一種不會發展成組合或套路的最簡單的自由式教學方法。

例如：（＊表示變化因素）

節拍	動作	下肢動作	方向	上肢動作
1—16	A	8Step touch	面朝前	叉腰
1—16	A	8Step touch	面朝前	＊前伸
1—16	B	＊4tep touch (2R＼2L)	面朝前	前伸
1—16	B	4tep touch (2R＼2L)	面朝前	＊屈肘上提
1—16	C	＊4Grapevine	面朝前	屈肘上提

1—16　C　4Grapevine　面朝前　＊側擺

1—16　D　＊2(Grapevine+3Leg curl) 面朝前　側擺

1—16　D　2(Grapevine+3Leg curl) 面朝前　＊抬肘後拉

在線性漸進中，每次的變化都應是容易過渡的動作。選擇的動作應多樣化，並注意動作的均衡性。

●金字塔法：像金字塔形狀一樣，是一種遞增或遞減單個動作次數的方法。逐漸增加重複動作次數稱為正金字塔法，逐漸減少重複動作次數稱為倒金字塔法。

例如：

正金字塔

1Tap side R + 1knee up L

2Tap side R + 2knee up L

4Tap side R + 4knee up L

8Tap side R + 8knee up L

開始

結束

倒金字塔

8Tap side R + 8knee up R

4Tap side R + 4knee up R

2Tap side R + 2knee up R

1Tap side R + 1knee up R

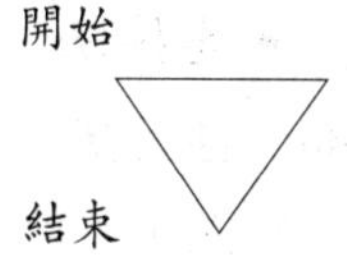

正金字塔主要優勢在於能使學員專注於動作技術、身體姿態和練習強度；倒金字塔可以增加組合動作的複雜度，對學員能產生新異刺激，提高練習興趣。

●遞加循環法：在健美操教學中，每學習一個動作或組合後，都再與前面的動作或組合連接起來進行練習的一種遞加式循環練習方法。

例如：

學習A　4Step touch

學習B　1Easy walk+1V step

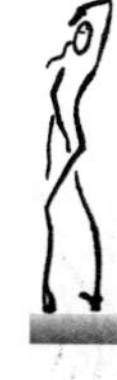

連接 A+B　　　　4Step touch
　　　　　　　　1Easy walk+V step
學習 C　　　　　2Grapevine
連接 A+B+C　　　4Step touch
　　　　　　　　1Easy walk+V step
　　　　　　　　2Grapevine
學習 D　　　　　4Jumping jack
連接 A+B+C+D　　4Step touch
　　　　　　　　1Easy walk+V step
　　　　　　　　2Grapevine
　　　　　　　　4Jumping jack

遞加循環法既可以有效地增大練習密度，又可以均衡運動負荷，有利於提高教學效果。設計組合應以 4 個 8 拍（32 拍）動作為宜，當教會一個動作或組合時，必須及時與前面的動作或組合相連，並重複幾遍。

● **連接法**：把單個動作按照一定的順序連接並發展成組合的一種方法。通常也稱「部分到整體法」。

例如：

學習 A　　　　　4Step touch
學習 B　　　　　1Easy walk+V step
連接 A+B　　　　4Step touch
　　　　　　　　1Easy walk+V step
學習 C　　　　　2Grapevine
學習 D　　　　　4Pony
連接 C+D　　　　2Grapevine
　　　　　　　　4Pony

最後連接 A+B 動作和 C+D 動作。

連接法可以發展成一個很長的組合套路，但開始連接時

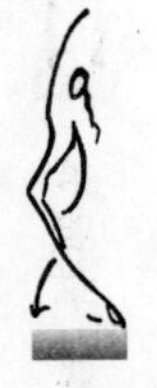

組合動作切忌過長，以免影響學生對動作的記憶。

● **過渡動作法**：在教新動作之前或組合與組合之間加入一個或一段簡單的過渡動作，待動作和組合基本掌握後再去掉過渡動作的方法。

例如：過渡動作＝N＝Step touch

學習 A	4Leg curl
學習 N	4Step touch
連接 A+N	4Leg corl
	4Step touch
學習 B	2Grapevine
連接 B+N	2Grapevine
	4Step touch
連接 A+B+N	4Leg curl
	2Grapevine
	8Step touch
學習 C	2Knee up
連接 A+B+C+N	4Leg curl
	2Grapevine
	2Knee up
	4Step touch
學習 D	3Mambo+P. V. turn360°
連接 A+B+C+D	4Leg curl
	2Grapevine
	2Knee up
	3Mambo+P. V. turn360°

加入的過渡動作應相對固定，可選擇 March、Step touch、V step、Jog 等，過渡動作不宜過多，應根據組合動作的難易程度而定；在完成整套動作組合前必須去掉過渡動

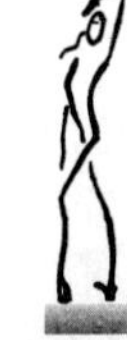

作。運用過渡動作可使學員保持練習的強度，放鬆大腦。

● **層層變化法**：從原有的組合中每次按順序只改變一個動作，使之逐漸過渡到另一個動作組合的方法。

例如：4×8 拍的動作組合

動作 A　8March
動作 B　4Step touch
動作 C　4Leg curl
動作 D　2Mambo

改變動作 A 後

動作 A　2Easy walk
動作 B　4Step touch
動作 D　4Leg curl
動作 D　2Mambo

改變動作 B

動作 A　2Easy walk
動作 B　2V Step
動作 C　4Leg curl
動作 D　2Mambo

改變動作 C

動作 A　2Easy walk
動作 B　2V step
動作 C　2Grapevine curl
動作 D　2Mambo

改變動作 D

動作 A　2Easy walk
動作 B　2V step
動作 C　2Grapevinecurl
動作 D　4Jumpingjack

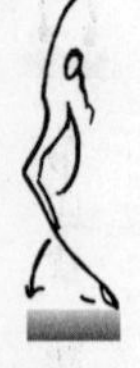

層層變換法是逐步進行的，改變一個動作後，必須重複這個組合。這種方法可以使學員較容易地從簡單組合過渡到新的或複雜的動作組合。

二、健美操教學手段

(一)健美操教學手段的作用

健美操教學手段是指健美操教學傳遞信息和情感的媒介物，以及發展體能和運動技能的操作物。

健美操教學手段與教學方法既有聯繫又有區別。它們都是為實現健美操教學目標服務的，但它們又有所不同。教學手段是指為了提高教學效果而採用的實物或設備。例如，在教授健美操難度動作「高銳角支撐」時，可用圖片上的標準動作向學生們講解支撐時軀幹與腿和手臂的相對位置，在這裡，圖片就是直觀法所採用的直觀教具。又如為了提高體能，採用重複法練習時，可在腿部繫上沙袋，這樣可以提高練習負荷，有助於提高體能，這時，沙袋就成為練習法所採用的器具。

健美操教學手段在健美操教學中所起的作用主要有以下幾方面：

1. 溝通信息，調控教學過程。在教學中，師生往往透過視覺、聽覺接收信息，而這些信息由使用各種教學手段才能傳出。例如，教師用一幅掛圖、一張圖表，可以向學生展示教學內容，學生觀看後獲得信息，就可以進行下一步學習了。

2. 提高信息的接收效果和教學質量。信息發出後，被對方接收並經轉化儲存起來的數量，是決定信息效益的重要條件。信息被接收的條件，一方面是信息本身的可接受性；另一方面是接收者的狀態，主要指動機、態度、情緒、興趣、神經系統的興奮性等。使用多種教學手段，對這兩方面都能產生積極的影響。例如，在教授健美操成套動作中，採用電視、錄影等教學手段，會對學生產生新異刺激，容易引起學生的興趣，提高興奮性，最大限度地增加信息的接收量，提高教學效果。

3. 有利於突出動作技術的重點和關鍵。例如，在學習較複雜的健美操技術動作時，可利用電視、錄影，放慢速度多次重複動作技術的關鍵環節。由多次演示、強化，加速學生掌握技術的重點和關鍵。

4. 有利於進一步提高和改進動作。由現代化教學手段顯示的圖像，或由對學生的動作進行錄影，可以讓學生進行對比、分析，發現問題，及時改進和提高。

(二) 健美操教學中常用的教學手段

在健美操教學中常用的教學手段有：視聽類和練習類兩種。

1. 視聽類：有圖解、看課、電視、錄影、磁帶、光碟、電腦、多媒體等。

2. 練習類：輕器械、固定器械、地板、場館等。

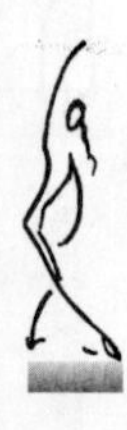

(三) 選擇健美操教學手段應注意的問題

1. 要有助於提高教學質量。選用哪種教學手段，必須要明確目的，教學手段應有助於激發學生的學習動機，有助於檢查學習效果。

2. 選擇教學手段要從具體條件出發。從實際出發，一方面要考慮現有的場地、器材、設備等情況，另一方面要因人而異，選擇有效的教學手段，提高教學效果。

3. 要協調好人與操作物之間的關係。教學手段的選擇要有利於師生雙邊活動的進行，因此，既要調整好師生之間的關係，又要發揮師生的積極主動性，協調好人與操作物之間的關係，使器材、設備、電化教學手段為人服務。

第三節　健美操教學內容

健美操教學內容，是實現健美操教學任務的重要條件，也是教師和學生開展健美操教學活動的依據。它是指為實現健美操教學任務而選用的健美操基本知識和各種身體練習，集中反映在各級學校的健美操教學大綱和健美操教材裡。

一、健美操教學大綱

健美操教學大綱是以綱要的形式，根據學校教學計劃中規定的本學科的任務、要求和時數編寫的關於學科內容的範圍、深度和順序的指導性文件，是選編教材和教師進行教學的主要依據，對教師的教學工作有直接的指導意義。

(一)制定健美操教學大綱的基本原則

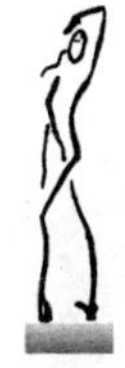

1.要符合本院校課程計劃的要求，體現本學科的培養目標

制定健美操教學大綱，首先要考慮本學科在學校整個課程計劃中的地位與任務，以及本學科在實現培養人才目標上的作用，透過本學科的學習所能達到的目的等問題。

2.具有科學性

健美操教學大綱的制定要體現科學性，教學內容的層次和系統應與學生的身心發展規律、身體素質、運動能力等相適應。

3.理論聯繫實際

健美操教學大綱必須重視理論在實踐中的應用，對實踐教學環節應有相應的要求。

4.統一性與靈活性相結合

健美操教學大綱要有統一的基本要求，也允許在基本要求的基礎上適當增加一些內容。例如，在32學時的健美操教學大綱中規定了學習兩套健美操，其基本要求是：成套中每個八拍都要求講解清楚，動作規範，並最終要求學生能夠獨立、熟練地完成成套動作。

在此基礎上，還可以提出一些其他要求，如：了解成套動作運動負荷的變化規律等。

5.要體現改革精神

健美操教學大綱應體現改革精神，大綱的制定要有助於培養學生學習積極性、主動性、創造性及不斷追求新知識的精神。

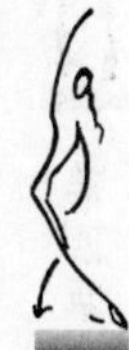

(二)健美操教學大綱的內容組成

健美操教學大綱由課程性質、課程教育目標、教學內容及基本要求、學時分配、考核安排、大綱的說明等內容組成。

1.課程性質

在這一部分中，要說明授課對象、授課性質、授課時數、學分等內容。

2.課程教育目標

指由本課程的學習，學生最後所能達到的目標要求。

3.教學內容及基本要求

本部分是大綱的主體部分，它以系統的和連貫的形式按章節、題目和條目規定學科的內容，並提出應掌握哪些知識、技術、技能、能力，培養哪些品質，指明應進行哪些作業等。

4.學時分配

指每項教學內容在整個健美操教學中所占的學時總數及學時分配數。

5.考核安排

考核安排主要包括：考核的依據與要求、考核的內容與比例、考核的方式與要求。

6.大綱的說明

主要是針對教師執行大綱時提出的各項要求。

(三)健美操教學大綱例案

例1：普通高等院校健美操專項課教學大綱

課程性質

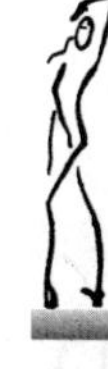

本大綱根據1999年我校體育教學計劃，並結合近年來健美操專項課教學實踐經驗而制定，適用於我校二年級初選健美操專項的學生。共32學時，1.5學分。

課程教育目標

1. 提高學生身體素質、協調性及韻律感。

2. 培養學生欣賞和表現形體美、姿態美的能力。

3. 使學生對健美操有初步了解，激發其鍛鍊熱情，為樹立終身體育意識服務。

教學內容及基本要求

章節名稱	教學內容	基本要求
理論 健美操概述	簡介現代健美操發展簡況、分類、特點、作用等。結合錄影資料觀摩	以概述形式對本項目作常識性介紹，使學生對競技、健身兩大類健美操有直觀了解
技術部分 1. 節奏及基本動作	認識節奏，介紹基本步法及身體各部位基本動作	認識七種步法及常用動作的名稱、術語，能夠明確區別節奏的變化，如一拍一動、一拍兩動、兩拍一動
2. 熱身操	包括身體各部位、各種步法、跳步、拉伸等練習	主要由教師領操，增加學生對健美操練習素材及形式的了解
3. 健身健美操兩套	形體姿態健美操、大眾健美操三級規定動作	這是教學的主要部分，也是技術考核內容。成套中每個8拍都要求講解清楚，動作規範，並最終要求學生能夠獨立、熟練地完成成套動作

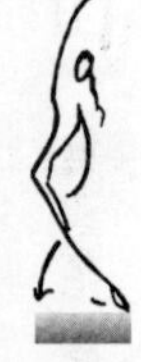

學時分配

內　　容	教學時數	授課形式	時　　數
健美操概述	2	講　　授 錄　　影	1 1
節奏及基本動作	2	實踐教學	2
健美操成套(一)	14	實踐教學 考　　核	12 2
健美操成套(二)	14	實踐教學 考　　核	12 2

考核安排

1. 考核依據：以本課程教育目標為依據。不進行理論考試，每學期技術考核時間由教研組決定，並安排非本班任課教師進行評分。

2. 考核內容及比例

技術考核：採取個人獨立完成的方式對兩套操進行考核。每套操占總成績的 45%。

平時成績：教師根據學生的課堂紀律、出勤情況、學習態度等給予評定。占總成績 10%。

3. 技術考試評分方法及規定

健美操成套動作考試，均以百分制評分。根據成套動作具體情況確定每節操的分值，從完成質量（準確、力度、幅度）、熟練性（有無停頓、與音樂配合）、表現力等方面酌情減分。

必要的說明

1. 對學生嚴格要求，嚴格管理，同時注意調動學生學習興趣和學習熱情。

2. 教師以身作則，認真備課。

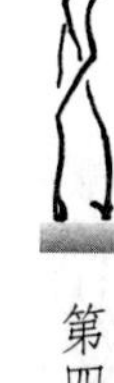

3. 教學組對大綱執行情況進行監督，不定期召開教學小組工作會議，及時發現並糾正出現的問題，保證大綱順利執行。

4. 選編成套動作時必須由教學組進行討論後決定。

主要參考書目

1.《健美操》高等學校普通體育教材／高等教育出版社／1991年4月

2. 健美操指導員培訓教材／國家體育總局體操運動管理中心審定／1999年4月

3. 大眾健美操等級圖解／國家體育總局體操運動管理中心審定／2000年4月

例2：某體育院校健美操專項教學訓練理論與方法教學大綱

課程性質

本課程是給體育教育專業健美操專項本科學生開設的必修課程。該課程共計192學時，三學年完成。學完本課程並通過考核可獲得8學分。

課程教育目標

1. 使學生了解和掌握健美操的理論知識，及時了解健美操的發展動向。

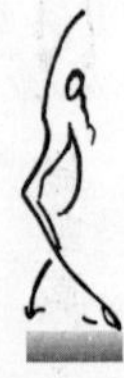

2. 系統地掌握健美操教學與訓練的基本理論和方法，重點培養學生的健美操教學訓練能力，使學生具有從事中等以上普通院校以及健身房的健美操教學訓練課的能力。

3. 具有設計、編排成套健美操動作的能力。

4. 提高學生健美操裁判水平，使學生達到健美操二級裁判員標準，力爭達到一級裁判員水平，並具有組織中小型健美操比賽的能力。

5. 掌握健美操運動中科學研究的基本方法和基本程序，

提高學生科研能力。

6.培養學生的組織紀律性和勇於拼搏、克服困難的意志品質。

教學內容基本要求

章節名稱	教學內容	基本要求
第一章 健美操概述	一、健美操的定義 什麼是健美操，幾種不同的認識觀點 二、健美操的分類 按不同目的和任務，健美操可分為健身性健美操、表演性健美操和競技性健美操 三、健美操的特點 了解健美操具有高度的藝術性、強烈的節奏感、廣泛的適應性等特點 四、健美操運動的意義和作用 介紹健美操運動在全民健身、競技體育中的重要意義和作用 五、健美操發展簡況 了解世界和我國健美操運動的歷史、現狀及發展趨勢	明確健美操的分類；了解健美操運動在全民健身、競技體育中的重要意義及健身、健心和健美的功效；及時了解健美操發展動態和健美操發展趨勢
第二章 健美操術語	一、健美操術語概念 二、健美操術語內容 健美操基本術語、健美操專門術語 三、健美操術語的構成和記寫方法 四、健美操術語的運用及運用時應注意的問題	掌握健美操術語的構成規律，並能正確熟練地運用術語；學會成套動作的記寫方法

第三章 健美操基本動作	一、健美操基本動作特點 二、健美操基本動作作用 三、健美操基本動作主要內容 健美操基本步法、健美操基本徒手動作 四、健美操基本動作練習應注意的問題 五、健美操教學過程中應注意的問題 科學合理性；全面系統性；趣味多樣性	掌握健美操基本動作的要領、規格，使學生能較高質量地完成健美操基本動作
第四章 健美操動作繪圖技法	一、健美操動作繪圖的意義和作用 二、健美操動作繪圖的種類和表現形式 健美操動作單線條圖的繪畫方法；單線條圖的特點；單線條圖的人體比例；繪圖的步驟；輔助線條及符號；健美操動作的完整記寫方法	了解健美操動作繪圖的種類；透過講授、實踐和作業，使學生能初步掌握健美操動作單線條圖的繪圖方法
第五章 健美操課的設計與實施	一、健美操課的設計 健美操課的特點；健美操課的結構；設計一堂健美課的步驟 二、健美操課的實施 健美操課的組織；健美操課常用的教學方法；健美操課實施過程中應注意的幾個問題 三、上好健美操課應具備的基本條件 要有較高的責任感和事業心；儘可能詳細地了解學生的情況；要精通業務；要有求新意識和獨創精神；要有健美的形體和充沛的體力	使學生熟知健美操課的特點和結構，能科學地設計一堂健美操課；在實踐中提高教學組織能力。注意講授、觀摩、實踐相結合

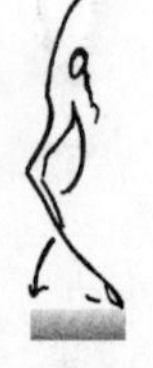

學時分配

本大綱共分六學期完成，每學期 32 學時，其中規定了理論教學的內容和要求，各內容的時數和教學形式以及考核方式等（見下表）。

健美操體育教育專業理論必修課程教學時數分配表

時間	序號	教學內容	教學時數	教學形式	時數分配
第一學期	1	健美操概述	4	講授 討論	2 2
	2	健美操術語	6	講授 實踐	4 2
	3	健美操基本動作	12	講授 實踐 錄影	6 4 2
	4	健美操動作繪圖技法(一)	8	講授	8
		考核	2		2
第二學期	1	音樂知識	8	講授與欣賞	8
	2	健美操教學法	16	講授 實踐	10 6
	3	健美操動作繪圖技法(二)	6	講授與實踐	6
		考核	2		2
第三學期	1	音樂知識與欣賞	6	講授與欣賞	6
	2	健美操訓練法	24	講授 討論 實踐	10 4 10
		考核	2		2

第四學期	1	健美操的科學理論基礎	8	講授	8
	2	《大眾鍛鍊標準》教學與訓練	12	講授 實踐 錄影	4 4 4
	3	健美操的創編（一）	10	講授 實踐 錄影	4 4 2
		考核	2		2
第五學期	1	運動員等級規定動作教學與訓練	10	講授 實踐 錄影	4 4 2
	2	健美操科研方法（一）	10	講授 實踐	6 4
	3	健美操競賽裁判法	10	講授 實踐 錄影	6 2 2
		考核	2		2
第六學期	1	健美操的創編（二）	10	講授 實踐 錄影	2 4 4
	2	健美操比賽的組織	6	講授 實踐	4 2
	3	健美操課的設計與實施	8	講授 實踐 錄影及觀摩	4 2 2
	4	健美操科研方法（二）	6	講授	6
		考核	2		2

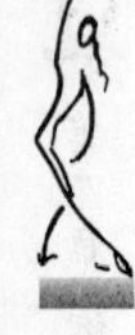

考核安排

1. 考核依據和要求

健美操課程的考核依據是本大綱所規定的教學內容。在學習過程中，如果學生缺課次數超過學校的規定，不得參加考試，應按學校的有關規定辦理。

2. 考核內容與比例

理論占 60%，實踐與作業占 30%，平時表現占 10%。

3. 考核的方式與要求

理論考試：對所講各章節的內容進行筆試。

實踐與作業：根據課堂上的實踐與作業情況予以評定。

平時成績：根據學生上課出勤率、學習態度、平時考查成績等進行綜合評定。

執行健美操教學大綱的注意事項

1. 教師要嚴格遵守學校對教學管理的各項規定，嚴教、嚴管。

2. 教師要重視課堂上的思想教育，貫徹教書育人的主體思想，激發學生的學習積極性和自覺性，充分發揮學生的創造性，使學生成為學習活動的主體。

3. 加強教師自身業務進修，認真鑽研教法，備好、上好每一堂課，不斷提高教學質量。

4. 安排好校內、外的觀摩和實習課，做到有組織、有計劃地進行，使學生切實做到理論聯繫實際。

5. 使用北京體育大學的健美操教材及有關健美操的參考書目，注意及時補充新的信息和內容。

6. 個人不得擅自修改、補充內容。

主要參考書目

1. 北京體育大學教學大綱／北京體育大學教務處／1996 年 6 月

2. 《健美操》高等學校普通體育教材／高等教育出版社／1991 年 4 月

3. 《健美操》／北京體育大學出版社／1993 年 4 月

4. 健美操指導員培訓教材／國家體育總局體操運動管理中心審定／1999 年 4 月

二、健美操教材

健美操教材是健美操教學大綱的系統化和具體化，反映了健美操學科的基礎知識、基本技能和基本方法，是學生從事學習活動的直接對象或材料，是學生獲取知識、認識世界的主要媒介物之一，是教師備課、上課、布置作業、檢查學生知識掌握情況的重要依據，是順利完成教學任務的基本條件。

(一)選編健美操教材的原則

1.科學性與教育思想相結合

選編的健美操教材知識應該正確無誤，符合科學，具有一定的教育思想。同時，所選擇的教材內容應符合健美操教學的特點，符合學生的身心發展規律。

2.傳授知識與培養能力相結合

選編健美操教材時，一方面要注意健美操基本概念、基本原理和身體練習內容的選擇，同時教材內容的選擇要有助於培養學生的學習能力和實際應用能力。

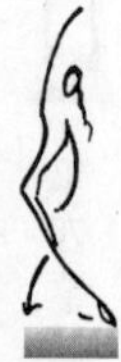

3.理論與實踐相結合

健美操教材的選編要有基本知識、基本原理、基本技術的理論部分，同時還要有基本的教學法、創編、裁判評分等實踐教材。學生透過實踐教材的學習，更好地理解理論知識，逐步把所學的知識用於實際。

4.前沿性和穩定性相結合

在健美操教材中，占有很大比重的基本知識、基本原理、基本技術要保持相對穩定；同時教材的選編還應具有前沿性。

由於健美操這一運動項目近年來發展較快，因此，選編的教材應及時吸收健美操最新的研究成果，使健美操教學符合時代的發展。

5.針對性和實用性

選編健美操教材要根據各級、各類學校健美操教學大綱的教學目標有的放矢地進行。

教學內容要符合學生的實際，並對學生從事健美操實踐活動具有指導意義。

(二)目前健美操教學常用的教材

1.健美操教科書

健美操教科書是供教師和學生共同使用的。主要有：體育院校健美操專門用書、普通高等院校健美操專門用書、中等職業學校健美操專門用書等。

2.健美操參考資料

為進一步學習和理解健美操知識而選用的一些相關材料。如：大眾健美操等級動作、圖解、錄影帶；健美操競技等級動作、圖解、錄影帶；健美操指導員培訓教材等。

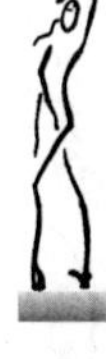

第四節　健美操教學能力的培養

健美操教學主要是以傳授健美操的科學原理、基本知識、基本方法為核心，以健美操動作為教學主要內容，以培養能力作為最終目的。

一、能力的概念和構成

(一) 能力的概念

能力，通常是指完成一定活動的身體和心理的本領。包括完成一定活動的具體方法及所必需的心理特徵。教學的本質是教師把人類已知的科學真理轉化為學生的真知，同時引導學生把所學知識轉化為能力的一種特殊的教育形式。

(二) 健美操教學能力的構成

健美操的教學能力是多方面的，主要包括：示範、講解、觀察分析、糾正錯誤、運用教法、創編動作、組織比賽、裁判方法的掌握與綜合運用等。

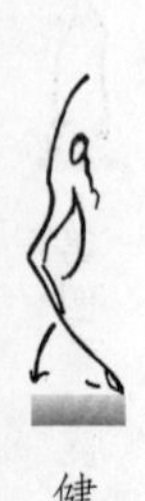

二、能力的培養途徑與方法

(一) 培養示範能力

正確優美的動作示範是教師進行健美操教學時最能調動和激發學生自覺投入學習的積極因素。培養動作示範能力，最主要的是培養學生正確、優美、獨立地展示動作及準確、靈活運用示範點、示範面的能力。培養示範能力的方法有：

1. 教師對不同動作所採用的示範面、示範點進行演示後，學生開始實踐。

2. 組織學生觀看健美操教學、表演及比賽的錄影帶。通過觀看使學生對規範、優美的動作有進一步的理解，以提高動作的規格和表現力。

3. 透過採用固定姿態、改變動作節奏等方法學習並強化健美操基本動作，形成正確、穩定的肌肉感覺，達到示範的標準。

4. 讓一個或幾個同學在隊前帶領練習，可提高對自己的要求，更規範地完成動作。

5. 採用兩人一組互相示範的練習方法，培養學生正確示範及示範面的轉換能力。

(二) 培養講解能力

健美操教學中的講解是在深刻理解和體會動作正確技術要領、表現方式、鍛鍊價值等基礎上，所具備的一種語言表述能力。這種能力不僅要求準確無誤地表述完成動作時身體各部位的方向、路線、幅度、速度、節奏、肌肉用力順序並抓住重點及難點，還應將動作的表現方式、對身體的影響等用語言清晰地表述出來。

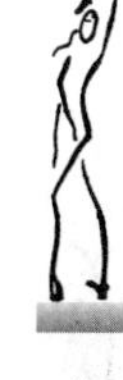

培養講解能力的方法有：

1. 在教師講解動作之前，讓學生將教師示範動作的名稱、術語、動作過程等講解一遍，之後，教師按講解要求為學生講解，透過教師與學生講解的比較，使學生明確簡明扼要、條理清晰的講解在學習中的重要性和必要性。

2. 教師提出問題，讓學生在示範中講述完成動作的要領、要求和注意事項。講解後教師給予評定，指出應改進的問題，並讓學生總結後重新講解。

3. 根據教學進度和教學任務，讓學生評議本次課教學完成情況，並對評價提出要求：先進行總體評價，然後指出優缺點，提出改進意見和希望。用此方法來提高學生的語言組織能力和講解能力。

(三) 培養運用教法的能力

健美操課中的教法是指傳授知識、學習動作技能、組織教學等方法。健美操課教學效果的好壞，在很大程度上取決於教法的運用。因此，培養學生運用教法的能力是非常重要的。培養運用教法能力的方法有：

1. 讓學生了解和掌握健美操教學中常用教學方法，即：傳授健美操知識的方法、組織教學的方法等。不僅要了解教法的種類、名稱，還要了解各種教法的作用。只有全面地了解和掌握各種不同的教學方法，才能根據教學的不同需要靈活地運用。

2. 在課上，教師要求學生注意觀察教師的教法運用情況，課結束前讓學生複述課上採用了哪幾種教法，這些教法運用的時機如何，使學生加深對教法運用的認識。

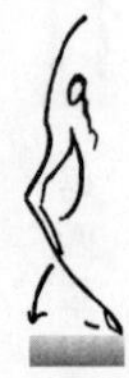

3. 在課上或在課外，讓學生將自己創編的健美操教給其他同學，由本人或被教者寫出教學過程中採用了哪些教法、採用的時機、教學效果等情況，以提高學生實際運用教法的能力。

(四) 培養觀察分析和糾正錯誤動作的能力

觀察分析和糾正錯誤能力的培養，關鍵在於培養學生善於發現課堂教學和完成動作時的問題，並分析其產生的原因和找出解決問題的方法。教師要有計劃、有步驟地在課上為學生創造和提供實踐機會。培養觀察、分析和糾正錯誤動作能力的方法有：

1. 觀看比賽錄影，讓學生觀察和分析每個運動員完成動作的特點，並集中對一套動作進行分析，指出其優缺點。

2. 組織學生互相觀察並分析和糾正錯誤動作。可以採用分組輪換形式進行觀察，也可一幫一地練習和觀察。

3. 由完成動作較好或完成動作較差的同學同時做練習，教師組織學生觀察，之後進行比較與分析，指出優點和錯誤所在，提出改進動作的方法。

4. 以優帶差。教師可採用定人、定任務、定要求的三定方法，讓學生在課上或課下進行幫助。

(五) 培養創編能力

創編健美操能力是能力構成的重要內容，是學生學習和運用技術動作、音樂、健美操知識和審美能力的綜合體現，也是健美操教學的一項重要任務。創編健美操是在掌握健美操基本動作和創編原則與方法的基礎上進行的。培養創編能力的方法有：

1. 先創編單個動作，在單個動作的基礎上創編組合動作，在單個和組合動作的基礎上創編健美操成套動作。

2. 對學生提出創編健美操動作的具體要求和組織實施方法，組成小組，邊研究邊創編。也可分給每個學生不同的任務進行創編。

3. 以小組為單位，表演所創編的動作，由同學進行評定。

4. 在小組創編動作的基礎上，按要求寫出每節動作的名稱、節拍和動作說明，並繪出單線條圖。

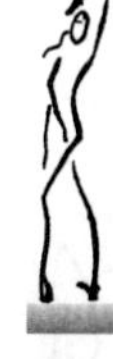

5. 在各組創編成套動作完成後，組織全班交流，並進行評比和考核。

(六) 培養組織與裁判能力

健美操的組織能力主要表現為教法的組織與運用能力、組織學生學習的能力、整隊調隊能力、組織學生進行比賽和表演的能力等；裁判能力是指以裁判規則為準繩，對學生完成動作進行正確評價的能力。

培養組織與裁判能力的方法主要有：

1. 讓學生輪流負責每次課的集合、整隊、調隊、報告學生出勤情況等工作，培養學生的組織調動能力。

2. 把全班分成幾個小組進行練習，由小組成員輪流組織學生進行練習，教師對各小組的組織情況進行評價，提高學生組織教學的積極性。

3. 在健美操課上結合裁判規則進行教學，既能使學生學習動作有更高的標準，同時也對深入理解和運用規則具有重要的作用。

4. 組織各班進行小型比賽，學生互為表演者和裁判者。

5. 組織年級、各系及全校的教學比賽。同一年級的比賽，一部分同學為參賽者，另一部分學生為裁判員；全系的比賽可由高年級同學作為裁判員；全校比賽可由教師指揮，選出健美操骨幹進行裁判。

（張曉瑩　王立紅）

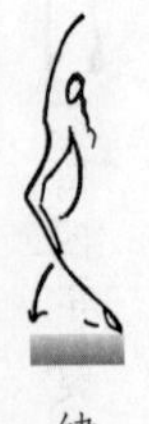

第五章
健美操教學課

健美操課是有計劃、有組織、有目的的教師和學生教與學的過程，是教學的基本組織形式。透過課堂教學，可以使學生獲得健美操的基本知識、技術、技能；提高身體機能、身體素質，改善身體形態；培養審美意識和綜合能力；進行思想品德教育。

第一節　健美操課的類型

一、學校健美操課

學校健美操課根據其內容、性質分為健美操理論課和健美操實踐課。

(一) 理論課

健美操理論課主要是由講授、課堂討論、電化教學等方式，使學生掌握健美操的基本知識、原理、方法、競賽組織及裁判等方面的系統理論。其教學內容可以根據各院校教學計劃、教學大綱來確定。

健美操理論課內容一般包括：

1. 健美操概述。健美操的定義、健美操的分類、健美操

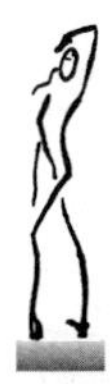

的特點、健美操運動的意義和功能、健美操發展簡況。

2. 健美操術語。術語的概念、術語的內容、術語的構成和記寫方法、術語的運用及運用時應注意的問題。

3. 健美操基本動作。基本動作概念、基本動作特點與作用、基本動作的主要內容。

4. 健美操動作繪圖技法。繪圖的意義和作用、繪圖的種類和表現形式、單線條圖的繪畫方法、動作的完整記寫方法。

5. 音樂知識及欣賞。音樂知識簡述、音樂的基本表現手段、常用的音樂種類、音樂的選擇與剪接、音樂欣賞。

6. 健美操教學法。教學的任務、特點、常用的教學方法、手段及運用。

7. 健美操訓練法。訓練原則、訓練內容、訓練方法、訓練過程、訓練安排及注意事項。

8. 健美操的科學理論基礎。生理學基礎、心理學基礎、美學基礎。

9. 健美操的創編。創編健美操的因素、創編的目的，健身健美操的創編、競技健美操的創編、表演性健美操的創編。

10. 健美操的裁判方法。裁判總則、評分內容、標準與方法、裁判員的組成與職責。

11. 健美操競賽的組織。競賽的意義及特點、競賽的種類及內容、競賽的組織、比賽的進行。

12. 健美操運動的科學研究方法。科學研究的基本方法、科學研究的程序、科研論文的寫作方法。

13. 健美操教學課。健美操課的類型、結構、準備、組織及注意事項。

(二)實踐課

健美操實踐課是透過身體練習，使學生掌握健美操動作的方法、要領及教學方法；培養正確的身體姿勢、塑造健美形體；增強各種身體素質等。在實踐課教學中，貫穿理論知識的講解，並將理論與實踐結合，加快動作技術、技能的掌握，教法的掌握；採用各種方法培養學生的多種能力。

根據健美操課所要解決的具體任務，可將課分為：引導課、新授課、綜合課、復習課和考核課。

1.引導課

一般指開課的第一堂課。主要任務是講授健美操的特點、鍛鍊價值及有關的基本知識，健美操的教學任務、內容、要求、考核標準及有關規章制度等。還可適當安排一些健美操練習內容。

在進行引導課教學時應注意以下幾點：

（1）引導課中教師對講授的不同內容應預先進行歸納，講解時層次清楚、突出重點，使學生對健美操項目形成正確的、完整的認識，明確學習目的和要求，端正學習態度，積極投入到健美操學習中去。

（2）講課形式要活潑多樣，最好結合電視、錄像等進行直觀教學，提高學生學習的興趣。

2.新授課

以學習新教材為主的課。主要任務是使學生學習和初步掌握健美操的新授內容。

在新授課教學時應注意以下幾點。

（1）教師要遵循教學規律，善於正確運用講解、示範以

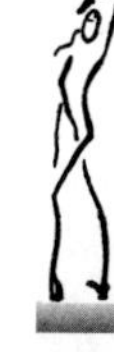

及練習過程中的各種教法措施等，使學生正確地感知動作，建立正確的肌肉感覺，形成正確的概念。

（2）對於多關節、多部位的復合性動作，通常採用分解法和帶領法，使學生更加清楚地了解和掌握身體部位、動作方向、動作路線、身體姿勢等變化。

（3）教授新動作後，應進行反覆練習，使學生承受一定的負荷，但負荷量不宜過大，應側重於動作技能的掌握。

（4）教授新動作時，一般先採用口令節拍指揮練習，由慢速到正常速度，待動作基本掌握後，再配合音樂進行練習。

（5）教師應對新授動作可能出現的錯誤制定預防措施，一旦出現錯誤，要有針對性地進行糾正。

3.綜合課

指既要復習已學過的內容，又要學習新內容的課。它是健美操教學中常用的一種課的形式。

在綜合課教學時應注意以下幾點：

（1）應科學合理地安排新舊教材的教學順序。一般先復習舊教材，再學習新教材。

（2）在復習舊教材時，教師應通過提問、討論、默想默練等手段引導學生對上次課所學內容，如完成動作的方法、動作的規格、技術要點、動作之間的連接等進行回憶和復習，使教師了解學生對上次課所學內容的掌握情況，為進一步教學做好準備。

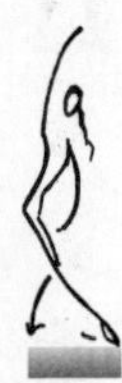

（3）在復習舊教材時，應進一步強化動作的技術要點及規格，對復習中出現的動作方向、路線或姿勢等錯誤，教師應採用慢動作領做或固定姿勢等方法加以糾正。

（4）根據新舊內容的教學任務、特點和難易程度，合理分配教學時間、確定運動負荷。一般新授內容的時間多於復習時間，復習時的運動負荷大於學習時的運動負荷。

4.復習課

指以復習已經學習過的教材某些內容為主的課。主要任務是在教師的安排和指導下，復習並逐步提高動作的規格和質量。

在復習課教學時應注意以下幾點：

（1）教師應根據新授課學生掌握動作的情況提出復習課的目標要求，採取相應措施，達到要求。

（2）在集體指導的基礎上加強區別對待。在進行練習時，對於基礎差的同學要加強指導，幫助他們改進動作，樹立信心；對基礎好的同學要注意適當提高要求。

（3）可採用分組教學的形式進行練習，可分組輪換也可「一助一」地進行練習，這樣易調動學生的練習積極性，提高學生分析動作和糾正錯誤的能力，同時還有利於教師實施個別指導，檢查學生掌握動作的情況。

（4）復習課上要注意精講多練，增大練習的密度，以強化動作的熟練程度，提高動作規格和提高機體的有氧代謝功能。

（5）在課中可採用一個同學或一組同學進行表演、相互觀摩、評比，以激發學生的練習積極性，進一步提高和改進動作技能。

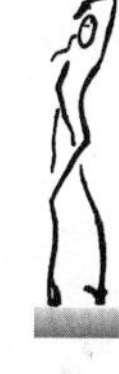

5.考核課

考核課是以檢查學生成績為主的課。主要任務是檢查學生健美操學習情況和教學成果。

在進行考核時應注意以下幾點：

（1）教師要使學生明確考核的目的、考核時的要求和評分標準。

（2）考核前要對考核的內容進行復習，做好準備活動，使學生充分發揮水平。

（3）為提高考核的準確性和提高考核效率，一個教師可以同時考核兩個學生。

二、健身房健美操課

(一)一般課型

健身房健美操課通常根據學員的能力和水平來劃分。

1.初級課

初級課適用於初學者。鍛鍊內容以基本動作和基本技術為主，動作簡單，重複次數多，速度較慢，對身體協調性要求較低，並以低衝擊力動作為主。

在初級課教學時應注意以下幾點：

（1）要讓學員了解每個動作的名稱及指導員提示的方式。

（2）指導員的示範要準確，每個示範環節都應使學員清楚地看到。

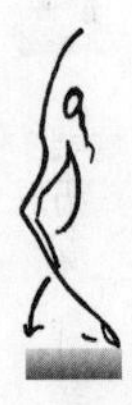

（3）指導員應教給學員有關健身與健康、運動與安全、飲食與營養等方面的知識。

（4）設計的動作應以基本動作為主，一個動作組合（32拍組成）最多不超過四個動作。

（5）可適當加入前、後、左、右的移動路線和 90°的方向變化。

（6）音樂的速度以 130～140 拍／分為宜。

（7）教學方法多採用線性漸進法、金字塔法和遞加循環法等。

2.中級課

中級課適用於有一定鍛鍊基礎和技術基礎的學員，在初級課鍛鍊內容的基礎上進行。動作變化較多、速度較快，對身體協調性的要求有所提高，並以低衝擊力和高衝擊力相結合的動作為主。

在中級課教學時應注意以下幾點：

（1）動作的設計要富有變化，可感受一些個性化的動作風格，增加課的趣味性，但不能過於複雜，不能使學員感到有壓力。

（2）低衝擊力與高衝擊力動作組合時，高衝擊力動作不宜過多。

（3）可適當加入「L」型、「之」字型、轉體等較複雜的路線變化，還可在前、後、左、右的移動路線中加入面的變化。

（4）音樂的速度以134～148拍／分為宜。

（5）教學方法多採用金字塔法、遞加循環法和固定動作法。

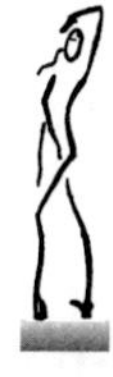

3.高級課

高級課適用於鍛鍊水平和技術水平較高的學員，其鍛鍊內容較為複雜，變化較多，速度也較快，對身體協調性要求較高，並以高衝擊力和低衝擊力相結合動作或以高衝擊力動作為主。

在高級課教學時應注意以下幾點：

（1）設計的動作應多樣化，方向路線更複雜，並具有挑戰性。

（2）動作複雜、變化多，因此可將動作先分解教學，然後組合在一起進行練習。

（3）由於高衝擊力動作的不斷加入，易造成下肢關節的損傷，因此要特別注意安全。

（4）音樂速度以134～154拍／分為宜。

（5）教學方法多採用遞加循環法、層層變換法、固定動作法等。

(二)特殊課型

目前國內外健身房健美操課程有根據動作風格、器械和設備、特殊人群等來設置的。此種課程仍需按照學員的能力和水平分為初級課、中級課和高級課。

1.根據動作的風格劃分：搏擊操課、爵士操課、拉西操課、肌肉伸拉課、街舞課等。

2.根據所使用的器械和設備劃分：踏板課、啞鈴課、槓鈴課、皮筋課、健身球課、自行車課、水中課等。

3.根據特殊人群的需求劃分：兒童課、母子課、孕婦課、產後課、老年人課等。

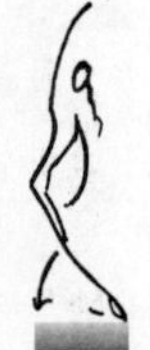

第二節　健美操課的結構

一、學校健美操課的結構

健美操課的結構是指構成教學活動的相對穩定而又有區別的基本組成部分及各部分的活動順序與時間分配。簡單地說，就是一節健美操課由哪幾部分構成，各部分的內容安排順序、組織教法及時間分配等。

健美操課的結構一般是以三部分的課為主體，也有多段教學的課。無論何種課的結構，其實質都必須遵循人體生理機能能力變化的規律和健美操課教學活動的特點，同時也考慮到學生心理活動的變化規律。目前，學校健美操課多採用準備部分、基本部分和結束部分的結構。

(一)準備部分

1. 準備部分時間：一般為 20 分鐘左右（以 90 或 100 分鐘的課為例）。

2. 準備部分任務：迅速地組織學生，集中他們的注意力，明確上課的內容和要求，調動學生學習的積極性，使學生精神振奮、情緒飽滿地開始一堂課的學習。做好準備活動，使身體各器官系統功能迅速地進入工作狀態，一方面為基本部分的學習做好充分的準備，另一方面發展學生的體能，培養正確的身體姿勢等。

3. 準備活動內容：在健美操課中的準備活動一般以熱身操的形式出現，內容主要有以基本步法配合手臂動作為主的單個動作和組合動作。

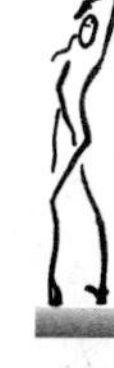

(二)基本部分

1. 基本部分時間：一般為 60 分鐘左右（以 90 或 100 分鐘的課為例）。

2. 基本部分任務：學習新內容，復習已學過的內容，使學生掌握健美操知識、技術、技能，發展身體素質，培養綜合能力。

3. 教學內容：徒手練習、手持輕器械練習及借助於固定器械的練習。

（1）徒手練習：單個動作、組合動作、成套動作。

單個動作：身體各部位基本動作、基本步法及各種跳步動作。

組合動作：姿態組合、低衝擊力組合、高低衝擊力組合、高衝擊力組合等。

成套動作：大眾健美操1～6級等級動作、姿態健美操、青年健美操等。

（2）手持輕器械練習：手持槓鈴、啞鈴、環等輕器械進行的單個、組合及成套健美操動作練習。

（3）借助各種器械練習：利用墊子、踏板、健身球等器械進行的各種練習。

(三)結束部分

1.結束部分時間：一般為10～15分鐘（以90或100分鐘課為例）。

2.結束部分任務：有組織地結束教學活動。由整理練習，使學生逐漸恢復到相對安靜狀態；簡要地進行課的小結，布置課外作業。

3.整理練習內容：伸拉性放鬆練習；配合呼吸進行的放鬆練習；以彈動和抖動為核心的動作組編成輕鬆、活潑的放鬆操；局部按摩放鬆肌肉；借用氣功、瑜伽的理論，用意念放鬆身體等。

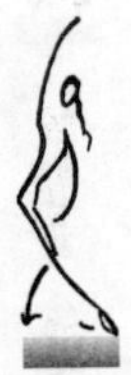

在健美操課的結構問題上，不能將這三個部分作為固定不變的模式加以運用。一堂健美操課總有開始、結束和中間過程，總要有準備活動和整理活動，所以稱這三個部分為基本結構。

在實踐中，課的結構形式多樣，無論採用三個部分結構，還是多段結構，都必須符合人體生理功能變化規律。各部分或階段之間要緊密銜接，有機聯繫，而且必須根據課的任務、練習的內容和學生的特點靈活應用，不能千篇一律，更不能認為健美操課無結構、無合理順序而言，因而隨心所欲，而應從實際出發，講求實效，採用適當的課的結構。

二、健身房健美操課的結構

健身房健美操課的結構與學校健美操課的結構基本相同，每次課都應包括熱身及整理，主要變化在於中間練習部分。根據中間部分的練習內容可將課劃分為多段式結構。

(一) 三段式結構

三段式結構主要分為熱身、有氧操和整理。有氧操部分可包括不同類型、不同風格的健美操，如搏擊操、街舞、拉丁操等。

(二) 四段式結構

四段式是健身房常用的結構形式，主要分為熱身、有氧操、肌肉調理及整理。

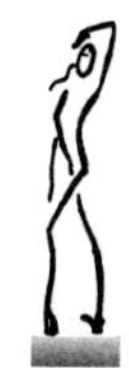

(三) 五段式結構

五段式結構包括熱身、有氧操、肌肉調理、柔韌、整理。中間三段內容一般包括有氧操、肌肉調理和其他形式的練習。

第三節　健美操課的組織

課的組織是為了完成健美操課的任務而採用的教學組織方式。也就是說，根據練習內容、學生特點和教學條件等，進行合理安排所採取的措施。

課的組織工作是否嚴密、合理，直接影響教學效果。井然有序的組織不僅有利於學生掌握動作，而且也能保證課中的安全，避免傷害事故。

健美操課的組織工作內容包括：課堂常規、組織練習隊形、場地器材的布置、練習的組織形式、隊伍的調動以及骨幹的培養與使用。

一、健美操課堂常規

課堂常規是為了保證健美操教學的正常進行而對師生提出的一系列要求和必須遵守的規章制度。制定課堂常規不僅有利於建立正常的教學秩序、嚴密教學組織，而且對加強學生的思想教育、培養文明素質都有十分重要的作用。課堂常規一般包括下列內容：

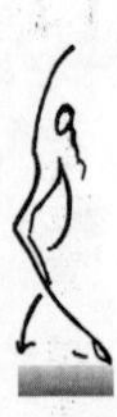

（一）教師應做好上課前的準備工作。課前教師應認真備課，制定計劃，編寫教案，了解學生、場地等情況。

（二）上課時應利用幾分鐘的時間向學生說明本次課的主要內容、特點和目的，使學生做到心中有數。

（三）學生因病、傷以及女生例假不能正常上課時，應由體育委員或自己主動向教師說明，教師根據不同情況安排他們的學習。

（四）學生上課時應穿運動服（最好是健身服）、運動鞋和運動襪，不帶有礙運動的物品。

（五）學生應按教師的要求，有秩序地拿放器材，養成愛護器材設備的好習慣。

（六）教師不能隨意更改教學內容，應根據教學大綱和教學進度進行教學。

（七）加強安全教育與措施，做好準備活動與整理練習。

（八）課結束時，進行小結和講評，提出新的希望和要求，並布置課後練習任務。

（九）在課結束後，教師應主動與學生進行交流，及時了解他們對課的感受和要求，根據學生的反饋信息及時進行總結，不斷提高授課質量。

二、組織練習隊形

合理組織練習的隊形是順利進行練習的保證。科學而熟練地運用隊形，能夠活躍課堂氣氛，調動學生學習積極性，並能合理地調節課的密度和運動負荷。

要做好以下幾點：

（一）依據條件定隊形。練習隊形的選擇應根據人數的多少、場地的大小等具體情況來確定。

（二）便於觀摩與指揮。選擇的隊形既要便於學生看清教師的示範動作，又要有利於教師的觀察和指揮。

（三）間隔距離要適宜。練習的間隔與距離以不妨礙完成動作為宜。徒手練習時一般左右為兩臂間隔，前後為兩步距離；器械練習時應根據器械特點和練習涉及的範圍適當增加。

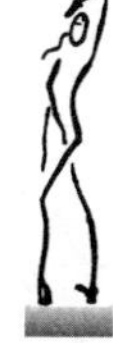

三、場地器材的布置

健美操課不僅需要一定的場地，而且還經常需要器械。場地和器械的布置要易於教學過程的進行，也就是說，要有利於教師講解、示範，便於學生練習和教師觀察學生練習，以便隨時做出教學指示。器械的布置要相對集中，留有足夠的空間，器械的方向要一致。

四、練習的組織形式

根據練習的內容及任務，一般可採用如下形式：

(一) 集體練習

指全體學生同時進行練習。在健美操課上，大多採用這種形式。這種形式便於教師集中講解、示範，節省教學組織時間，有利於加快教學的進程。

(二) 分組練習

把學生分成兩個或兩個以上的組，可以做相同的動作，也可以做不同的動作。可把學生分成幾個組，每組布置不同的內容，然後進行依次輪換；也可把學生分成兩個組，安排同樣的內容，兩組輪換進行練習。採用何種分組形式，主要根據教學任務、練習內容、學生人數及場地器材設備等情況而定，不能千篇一律。

在分組教學時，教師要有目的、有計劃地進行巡迴指導，同時要注意自己的站位，既要便於指導所在的小組，又要便於觀察其他小組學生的活動。

五、隊伍的調動

健美操課組織得好壞，有賴於課上隊伍的調動，即教師能否按任務的需要，及時、合理地將隊伍調動成必要的形式。調動隊伍時要注意口令的運用，口令應響亮有力，預令和動令分清，具有號召力。

第四節　健美操課的準備

一、課前準備的意義和形式

(一) 課前準備的意義

做好課前準備工作是上好健美操課的先決條件，也是提高教師教學水平和工作能力的一項重要措施。儘管教師的教學年限、教學水平及體能有所不同，但要上好課，都必須做好課前的準備工作，這樣才能保證實現健美操的教學目標。

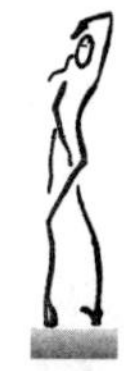

(二) 課前準備的形式

課前準備可以個人單獨備課，也可以組織集體備課。集體備課應在個人備課的基礎上進行。

集體備課可以集思廣益，取長補短，統一要求，規範教學，同時還可以全面、合理地安排和使用場地、設備等，提高教學的效率。在此基礎上，確定採用何種教法和手段。這是教師課前準備工作的基本環節。

二、課前準備的內容與要求

健美操課前準備哪些內容，提出什麼樣的要求，要根據學生、教材和教師的具體情況來定。

通常從以下幾個方面進行。

(一) 了解學生情況

學生是教學的對象，只有了解學生，才能有的放矢地確定課的目標，選擇適宜的教學方法和手段。必須從學生的身體條件、健美操的基礎、對健美操的認識、學生的興趣、愛好、紀律等方面對學生進行深入的了解，根據了解的情況採取相應的措施，保證教學的順利進行。

(二) 鑽研教材和教法

教師應認真學習和分析健美操教學大綱和教材，準備好大綱教材的補充材料，如：健美操動作圖解、音樂、錄影等；明確各項教材在健美操教學中的意義、任務、分布及要求等。鑽研每次課教材時，首先要明確教材的目的性，比如是培養學生基本姿態的，還是培養學生能力的；要分析教材的特點，包括教材本身的難易程度，運動負荷的大小，並結合學生的實際情況，認真考慮教材的重點、難點及關鍵。在此基礎上，確定採用何種教法和手段。這是教師課前準備工作的基本環節。

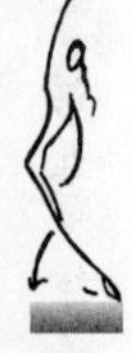

在深入研究教材的基礎上，還要根據每次課的任務、內容和學生實際等，進一步考慮和安排內容的先後順序、教學步驟等。如以創編健美操動作為主的教學課，其內容應先安排講授編操的原則、創編的方法和創編動作的要素等理論知

識，然後進行創編實踐。教學步驟的安排應保證能順利完成這些教學內容。

(三)準備音樂

課前要反覆篩選音樂，選擇節奏感強、速度合適、旋律優美、具有感召力的音樂，並要反覆熟悉音樂，做到心中有數。應避免長時間使用同一首樂曲，用過一段時間後可進行更換。

(四)編寫教案

教案是根據教學進度和單元教學計劃編寫的，必須在了解學生情況和認真鑽研教材和教法的基礎上進行編寫，這是教師課前準備的一項重要工作。

1.教案的格式和寫法

在實踐中，教案的格式和寫法有多種多樣，概括起來有表格式和文字敘述式。這兩種格式各有其優缺點。表格式一般按表格規定的內容填寫，比較清楚，既便於自己看，又便於別人檢查，但書寫較複雜（見下表）；文字敘述式一般按上課的先後順序寫，書寫較容易，但不如表格一目了然。無論採用何種格式，都應以簡明、清楚、扼要為原則。

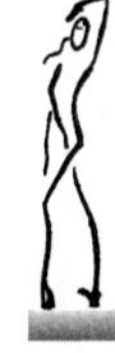

2.編寫教案的步驟和要求

在分析研究教學進度中所規定的本課的主要教材的基礎上，要做到以下幾點：

（1）確定每次課的教學任務

認真研究教材，確定學生所學的健美操動作和知識點，並根據學生的情況制定本次課應達到的目標，即制定課的任

課次＿＿＿＿＿＿　　　　　　　　　　　　　　　　日期＿＿＿＿＿＿

<table>
<tr><td>課的任務</td><td colspan="5">1.
2.
3.</td></tr>
<tr><td rowspan="2">課的順序</td><td rowspan="2">課的內容</td><td colspan="3">生理負荷</td><td rowspan="2">組織教法</td></tr>
<tr><td>練習次數</td><td>練習時間</td><td>練習強度</td></tr>
<tr><td>準備部分</td><td></td><td></td><td></td><td></td><td></td></tr>
<tr><td>基本部分</td><td></td><td></td><td></td><td></td><td></td></tr>
<tr><td>結束部分</td><td></td><td></td><td></td><td></td><td></td></tr>
<tr><td>場地器材</td><td></td><td></td><td></td><td></td><td></td></tr>
<tr><td>小　　結</td><td></td><td></td><td></td><td></td><td></td></tr>
</table>

務。

（2）安排好本次課的內容和組織教法

在編寫健美操教案時，既要注意確定好所教的動作，還要注意確定每個教材重點應掌握的內容，如動作要點、練習方法、鍛鍊價值等；在安排課的組織教法時，應首先確定基本部分的組織教法，然後再安排課的準備、結束部分的組織教法，要根據本次課的教材特點、學生情況、場地情況來確定，但在寫教案時，則可按照課的部分順序寫。

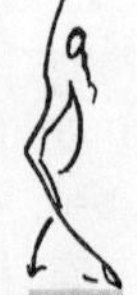

（3）安排好課的時間

指課的各部分的時間和每項教學內容的時間。每項教學內容的時間要根據學生應掌握知識點的多少、教材的難易程度來確定。例如，只要求學生學習和掌握教材規定的內容的課，難度較大的教材內容時間的安排要多些，較為簡單的教材內容時間可安排少些；又如，有些教材內容既要求學生學會動作，還要求學生學會原理及方法等，這樣的教材知識點較多，分配的時間也要多一些。

（4）安排好課的密度及運動負荷

如果是以學習健美操動作、原理、練習方法等為主的課，其運動密度和負荷要小一些；以復習為主，特別是以復習成套動作為主的課，其運動密度與負荷都要大些。

（5）根據課的內容確定好本次課所選用的音樂、器材、場地等。

（五）準備器材和設備

教師至少要提前 10 分鐘到場，檢查音響設備和場地狀況是否正常，準備上課所需的器材。

第五節　健美操課中應注意的問題

一、課前準備與課堂教學的一致性和靈活性

在健美操教學中，授課方案一旦制定，就應該嚴格執行，按課的各個部分有組織、有步驟地進行，一般不能隨意更改。如果發現學生的實際學習情況和預計的有較大的出入，則可根據當時的情況對教學作一些局部的調整。

例如，本次課目標要求是初步掌握成套動作，而實際上學生已能熟練地完成成套動作，教師可對學生提出新的要求，如提高動作的質量，增強動作的表現力等；又如在實際練習時，發現學生對課前安排的負荷量不適應，應及時調整

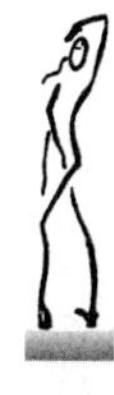

負荷等等。

總之，既要保證課堂教學與課前準備的一致性，又要注意靈活調整不當之處，保證教學的正常進行。

二、要善於寓教於樂

在課上做連續的、有一定強度的健美操成套動作和局部力量練習容易使學生產生疲勞和消極情緒。在教學中，教師要善於寓教於樂。

首先，教師應在講解、示範、提示時融入情緒色彩，以激發學生的練習熱情，活躍課堂氣氛，達到增力、緩解疲勞的目的。

第二，應採用多種多樣的教學方法和手段，激發學生的學習興趣。

第三，對學生的練習情況要及時給予肯定和表揚，以激勵他們學得更快、更好。

第四，在課中應和學生保持溝通。溝通可以透過語言、語調、面部表情等方式進行，這樣可以提高學生學習的積極性、主動性和創造性，幫助學生克服因疲勞和困難所帶來的消極情緒，使其興趣盎然地進行學習。

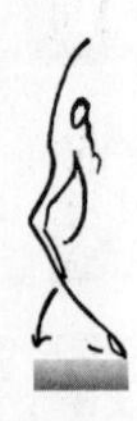

三、音樂的選擇與運用

音樂是構成健美操教學體系的重要因素，是健美操的靈魂。音樂不僅能激發學生的練習熱情，給學生帶來愉快和美的享受，而且還能有效地控制運動強度。

因此，教師在選擇音樂時必須注意音樂的風格和旋律要與動作的性質、風格相一致；動作的節奏要與音樂的節奏相一致；音樂速度的快慢要與動作幅度、活動範圍的大小、練習的性質相呼應；音樂的節奏應強勁有力，旋律優美動聽，節拍清晰，具有感染力；音樂要符合時代潮流，富於變換，符合學生的心理特點。

四、合理安排課的運動負荷

(一) 運動負荷的概念

健美操課運動負荷是指學生在進行健美操練習中所承受的生理負荷，其負荷的大小取決於量和強度。它反映練習過程中學生身體生理機能的一系列變化。

在健美操教學過程中，隨著學生機能能力的提高，應適當地增加運動負荷，逐步達到健美操所要求的負荷強度範圍。以健美操的負荷強度進行練習，對於提高和改善心血管系統、呼吸系統的功能，掌握與提高技術、技能，都具有重要的意義。

(二) 安排運動負荷的要求

無論在整個教學周期中，還是在一節課中，都應根據課的任務、教學內容、組織教法、課的類型、學生個人狀況及環境氣候等安排健美操的運動負荷，使其符合人體生理機能活動變化的規律。

安排課的負荷時應注意以下幾點：

1. 要根據教學任務安排運動負荷。課的任務不同，安排的負荷也不同。一般以復習健美操成套動作為主的課，要比教授單個動作的負荷量大。

2. 安排課的負荷時，應從學生的實際情況出發。應以絕

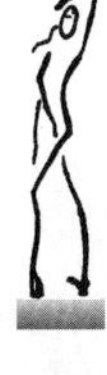

大多數學生的承受能力為標準。對於個別體弱的學生，以減少動作衝擊力、降低速度（比如，一拍一動變成兩拍一動）、簡化動作環節等方法來減少負荷強度；對於體質較好的學生，可以由增加動作的速度（比如，兩拍一動變成一拍一動等）、增大幅度等方法來加大負荷強度。

3. 要控制好練習時的運動負荷。健美操屬於有氧運動項目，練習時的負荷強度適中，心率一般最高為 150 次／分左右。在課上進行健美操練習時，運動負荷的安排應以上述要求為準，既不應過低，過低達不到練習效果，也不能過高，過高增加心臟負擔，要使運動負荷強度控制在有效健身閾值以內。

4. 運動負荷的安排要符合人體運動合理的生理曲線。即心率變化由低到高，波浪形地逐漸上升，保持一段時間後，又隨之慢慢下降，逐步恢復到平靜狀態。

5. 根據課上情況調整運動負荷。透過合理的組織教學、採用適宜的教法手段來調節一節課的運動負荷；教師還可由改變動作幅度、動作的衝擊力、動作速度、局部運動、練習時間、動作的重複次數等方法進行運動負荷的調節。

五、預防與糾正錯誤動作

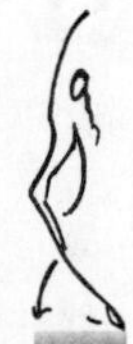

健美操的教學過程是不斷糾正錯誤動作、逐步形成正確動作技術的過程。有效地預防並及時、準確地糾正學生練習中出現的錯誤，可以縮短教學進程，提高教學效率。教師要做到以下幾點：

1. 教師應具有過硬的技術，熟悉健美操各個環節的技術原理，只有這樣，才能及時發現和糾正練習中出現的錯誤動作。

2. 要善於抓主要錯誤。在學習健美操動作過程中，有時錯誤不只是一個，教師應確定糾正的順序，先糾正主要錯誤，然後逐一克服。當發現學生有共同錯誤時，要進行集體糾正。

3. 教師在糾正錯誤動作時，要耐心分析原因，啟發學生改正錯誤動作的意願和信心。糾正錯誤時，應少用「不要如何如何」，而多用「應當怎樣做」等一類的語言。

4. 掌握好糾正動作錯誤的時機和頻率。在學習健美操的開始階段，不要急於糾正動作中的細小錯誤，而應更多地強調動作的要領。隨著學生不斷熟練地掌握動作，身體素質不斷的提高，糾正錯誤要逐步細緻、具體。

5. 教師應多採用誘導式練習，如反覆領做單個動作、組合動作和成套動作；在學生獨立完成動作過程中，教師要用簡短的語言提示動作的錯誤所在，及時評價完成動作的情況。

6. 教學中要採用「一幫一」的方法進行輔導和練習。對練習中出現的錯誤，同伴要及時地給予糾正，防止錯誤動作形成動力定型。

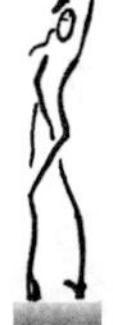

第六節　上好健美操課的條件

健美操課是由多種要素構成的系統，缺一不可。在這一系統中，起主要作用的是教師和學生，此外，教學的物質裝備也是上好健美操課的重要條件。

一、教師應具備的條件

(一)教師要具有高度的責任感和事業心

教師要認真履行自己的職責，對教學工作要精益求精，要把健美操教學與培養社會主義建設人才緊密地結合起來。要站在歷史的高度，審視自己所從事的工作，苦練基本功、認真對待教學工作的各個環節，認真備課，精心設計，全身心投入傳授健美操知識、技術和技能中去。

(二)教師要熱愛和了解學生

在教學中，教師要把自己全部的心血灌注到學生身上，既要關心、信任、尊重學生，又要向學生提出嚴格的要求，循循善誘地引導學生不斷進步。熱愛學生就必須要了解學生，比如了解學生的興趣愛好、對健美操課的認識、學習能力、個性心理特點、對健美操課的要求和建議等，有利於教師在設計和實施健美操課的過程中進行調節與控制。

(三)教師要精通業務

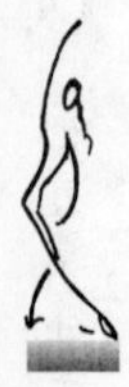

教師要不斷學習，要具有紮實的健美操理論知識，較高的運動技術水平，了解本專業最前沿的研究成果和相關知識，並能及時將這些新的思想、新的成果引入到教學中去，使健美操教學既符合時代發展，又具有科學的依據，從而不斷提高健美操課的教學質量。

(四)要有求新意識和獨創精神

不斷創新是健美操課取得良好效果的條件。教師不能滿足已有的成績和經驗，不能墨守成規，要敢於在實踐中提出新的觀點、新的技術、新的動作、新的方法和手段。

要善於吸取不同意見，不斷完善和優化教學內容、教學方法和教學手段，探索新的教學途徑。

(五)教師要有健美的體形和充沛的體力

健美操是一項藝術性較強的運動項目，教師的體態、體力、儀表等在教學中具有重要的作用，因為教師是學生心目中的楷模，教師的一舉一動都會對學生產生吸引力，因此，教師不僅示範動作要美，而且體形也應保持健美。

健美操課的教學特點是教師的示範量大，許多練習需要教師的帶領，體力消耗較多。不僅如此，教師還要以表情、情緒來感染學生，如果沒有好的體力，將不能勝任健美操的教學工作。

由此看出，健美的體形、充沛的體力是順利進行健美操教學、吸引學生積極參加健美操鍛鍊的一種無形力量，是完成好教學任務的重要條件。

二、對學生的基本要求

(一)學生應把所學習的健美操內容作為自己的知識和能力儲備，為從事健美操教學工作和以健美操為手段進行鍛鍊打下堅實的基礎。

在學習中要有明確的學習目的和態度，自覺、積極地學習健美操的知識、技術、技能，培養自己的能力。

(二)由於學生的身體素質基礎不同，在學習健美操技術動作時會產生差異。

因此，基礎較差的學生應積極主動地學習，刻苦進行練

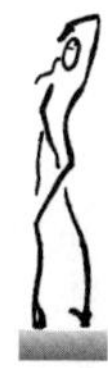

習，使自己跟上教師的進度，保證課的整體質量。

（三）學習能力上的差異是造成學習成績出現差距的原因，對待能力差的學生，一方面教師應採取適當的策略，另一方面學生要對自己的思維方式、學習方法等進行分析，找出不足，提出改進方案。無論在學習健美操的技術動作中，還是在學習理論知識中，都要求自己多看、多想、多分析，並用文字將其記錄下來，結合實際加以運用，以此來培養自己分析問題和解決問題的能力。

在學習方法上，可以變換方式進行學習，最終找出適合於自己學習的方法，使自己的學習能力不斷提高。

（四）教學中學生要互幫互學，取長補短。

健美操基礎較差的學生應主動地向基礎好的學生學習和請教，基礎好的學生應耐心地輔導這些學生，使他們和自己一同進步；課堂上學生要積極思考，敢於提問，並對教師提出的問題積極討論，發表自己的意見，活躍課堂氣氛，提高學生的學習熱情，更好地上好健美操課。

三、場地、裝備是上好健美操課的保證

「工欲善其事，必先利其器」。健美操教學目的、任務的實現和教學內容的實施，必然要求具備最基本的物質設備條件。為了更好地從事身體練習，學生也應做好自身的物質準備。

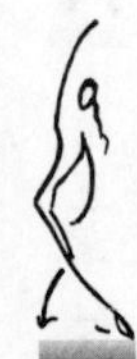

（一）健美操課最好在木質地板或地毯上進行，盡量不要直接在水泥地面上進行，否則長期的練習可能對身體的關節、軟組織等造成衝擊，導致損傷。

（二）練習健美操應在光線明亮的場地進行，以利於調動學生的情緒。

（三）健美操通常都是伴隨著節奏感很強的音樂進行，所以良好的音響設備是必要的。一般要求聲音純正、效果好，並應配備便攜式無線麥克風。

（四）有條件的學校和健身場所最好配備錄、放像設備，供播放健美操教學影碟或閉路電視節目，也可在鍛鍊者練習時同步播放教師和學生的練習動作。

（五）進行健美操練習時，應具有良好的通風和採暖條件，並保持一定的濕度和溫度。濕度應保持在 50%～60%，溫度要保持在 18～25℃之間。要保持室內環境的清潔衛生。

（六）健美操課可以根據需要配備墊子、啞鈴、橡皮筋、實心球、踏板及聯合練習器，並保證一定的數量，便於組織教學。

（七）健美操課上學生要穿運動服，最好穿健美操服；同時要穿適宜的運動鞋、運動襪。

（八）健美操練習場所應配備領操臺。領操臺的面積和高度應根據場地的大小和形狀來確定。一般來說，領操臺的面積應以教師自如完成動作為原則；領操臺的高度應以教師能清楚地觀察到練習區域內每一位學生的動作，以及不同位置的每一位學生能清楚地看到教師所做的每一個動作為原則。

（九）鏡子是健美操練習場所必須具備的基本設備，主要用於教師觀察學生練習情況和學生自己觀察動作。一般來講，壁鏡的高度應在 2 公尺以上，寬度最好能貼滿一面牆。鏡像要清晰、不變形。

總之，教師、學生、場地裝備是上好健美操課的不可缺少的三個基本條件。

（張曉瑩　王立紅）

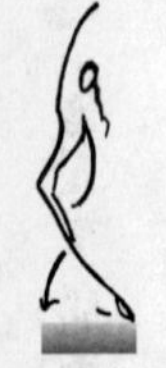

第六章

健美操運動的科學理論基礎

第一節　健美操運動的生理學基礎

參加健美操運動的主體是人，人體內進行的物質代謝是生命活動的基本特徵。物質代謝是合成代謝和分解代謝兩個相互聯繫的過程。人體攝取的糖、脂肪、蛋白質等營養物質經合成代謝構築人體的組成成分和更新衰老的組織，經分解代謝釋放出其中蘊藏的化學能，這些化學能經過轉化成為人體活動所需的能源。因此，我們把在物質代謝過程中所伴隨著的能量釋放、轉移和利用的現象稱為能量代謝。

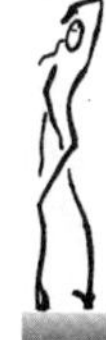

一、健美操運動的物質代謝

人體不能直接利用太陽的光能，也不能利用外部供給的電能、機械能等能量，人體惟一能夠利用的是攝入體內的糖、脂肪、蛋白質等營養物質中所蘊藏的化學能。

(一) 健美操運動的糖代謝

1.運動與糖代謝的情況

為了讓健美操工作者更好地了解健美操運動的糖代謝，

首先要了解糖對人體的作用。

糖是人體組織細胞的重要組成成分，是健美操運動者所需能量的重要來源，一般情況下，人體每天所需能量的70%以上是由食物中的糖提供的，並且糖在氧化時所需的氧較脂肪和蛋白質少，因此，成為肌肉和大腦組織細胞活動所需能源的首選，是人體最經濟的供能物質。

由於健美操運動的負荷不同，糖在體內的代謝也不同。在通常情況下，糖在體內除供應能量外，還可以轉變成蛋白質和脂肪。

當進行健美操運動時，首先動用肌糖元，肌糖元貯備最多，約為350～400克。隨著運動時間的延長，當肌糖元耗盡且血糖下降時，肝糖元才被動員分解進入血液。肝糖元貯備與血糖關係密切，約為75～90克。

2.健美操運動對血糖的影響

正常人安靜狀態下血糖濃度的變化範圍在3.9～5.9mmol／L，經常進行健美操訓練的人與正常人無區別。長時間的健美操訓練可引起血糖水平下降，訓練者會出現運動能力下降的現象。

筆者對從事不同類別的健美操訓練時血糖濃度的變化進行了研究，結果表明，在不同類別的訓練中，血糖濃度的變化趨勢是不一樣的。

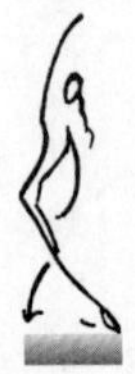

在一套健身性健美操和競技性健美操練習後，血糖水平呈現出上升的趨勢，而在一堂健身性健美操課和競技性健美操訓練課後，血糖濃度呈現出下降的趨勢，且競技健美操訓練課後下降得更為明顯。（表6-1）

產生上述不同血糖濃度變化的原因主要是由於訓練內容、訓練強度的不同，以及由此而引起的神經系統興奮性的

表 6-1　不同類別的健美操訓練前後血糖濃度的變化

類　　別	血糖濃度 mmol／L	
	訓練前	訓練後
一套健身性健美操	5.15	5.20
一套競技性健美操	5.10	5.25
一堂健身性健美操課	5.15	4.85
一堂競技性健美操課	5.10	4.25

不同而造成的。從一套操來看，競技性健美操所引起的神經系統興奮性高，強度大，內容豐富，促進了肝糖元分解進入血液。但做一套競技健美操的時間較短，消耗的葡萄糖量少於從肝糖元動員的量，因此，血糖水平比運動前有所升高，並且高於一套健身性健美操。

由於競技性健美操的強度大，在完成一堂訓練課後，所消耗的糖量大於健身性健美操所消耗的量，同時也大於糖元轉化為葡萄糖的量，其結果表現為血糖下降。

3.補糖對健美操訓練的影響

由於競技性健美操的運動強度和量都較大，能量消耗較多，訓練前和訓練過程中科學合理地補充糖，可以大大提高競技性健美操的訓練效果。

研究結果表明，血糖水平的變化與訓練前服糖時間的關係較為密切。訓練前兩小時服糖的效果較好，因為這種服糖方式，在訓練開始前補充進入人體內的糖已完成肌、肝糖元的合成過程，在訓練開始後，肌、肝糖元被動員進入血糖供給需要，可以保持較高的血糖水平。

在訓練前 1 小時之內，不要大量補糖，因為此時補糖所引起的血糖升高，可導致胰島素的大量分泌，而後者有很強的降血糖的作用，反而使血糖濃度下降，從而降低運動能力，產生不良的訓練效果。

在訓練過程中，最好飲用低濃度的含糖飲料，因為低濃度的飲料可促進滲透吸收，並且，胃在短時間內只能排空少量的液體，而高濃度的糖水會延長胃排空的時間，對訓練不利，也對糖的吸收不利。

(二)健美操運動的蛋白質代謝

1.運動與蛋白質代謝情況

首先了解蛋白質的作用。蛋白質主要是由氨基酸構成的，氨基酸主要用於建造、修補和重新合成細胞成分以實現自我更新，也用於合成酶、激素等生物活性物質，並可作為機體的能源物質。與健美操訓練聯繫最為密切的肌肉組織的主要成分是由蛋白質組成的。

蛋白質在代謝過程中，不像糖和脂肪那樣能在體內貯存，一般情況下正常成人每日攝取蛋白質的量與他每天消耗的量幾乎是相等的。

不論是健身性健美操還是競技性健美操訓練，都會促進蛋白質分解和合成代謝。由健美操訓練，消耗掉了部分的蛋白質，也必將破壞許多組織細胞，從而加強了蛋白質的修補和再生過程。因此，健美操訓練必須要有針對性地增加一些蛋白質的補充，如谷氨酰胺、α－酮戊二酸以及由多種氨基酸共同組成的蛋白粉等，以保證健美操訓練的效果和健美操練習者的肌肉質量。

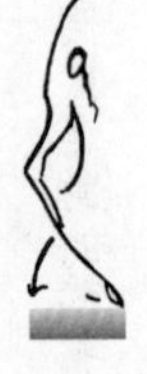

蛋白質是骨骼肌纖維的主要成分，是由結構較為簡單的氨基酸組成的，各種不同的氨基酸組成不同種類和營養價值各異的蛋白質。

2.補充蛋白質對健美操運動的影響

健美操的練習者在補充蛋白質的過程中，一定要考慮補充的蛋白質的成分。大量實驗研究表明，比例為 2：1：1 的亮氨酸、異亮氨酸和纈氨酸三種氨基酸的混合物，在促進肌肉力量的增長方面是最基本和最關鍵的物質，尤其可以滿足大強度負荷後機體對蛋白質的需求，因此，它們常被作為大強度運動後較為理想的營養補劑。

其中的亮氨酸不僅是肌蛋白的結構分子，而且能升高體內三大關鍵物質，促進合成激素的釋放，同時還能抑制分解效應，其次，它還可誘發生長激素、胰島素的分泌，創造良好的激素環境，能抑制由於健美操訓練誘發的不利於肌細胞的破壞因素。它還能非激素式地促進肌纖維內主要蛋白的新陳代謝。因此，它的使用可最大限度地減少蛋白質在體內的分解和破壞，其結果可以大幅度增長健美操運動員肌肉力量。由於它促進蛋白合成的作用，造就了它不是健美操訓練前服用的營養補劑，其最佳的服用時間是在健美操訓練後的恢復期。（圖 6-1）

健美操運動員的肌肉力量與質量十分重要，肌肉力量和質量的關鍵是谷氨酰胺充足與否，因此，可以在健美操訓練過程中補充谷氨酰胺，以提高訓練的強度和質量。幾乎所有

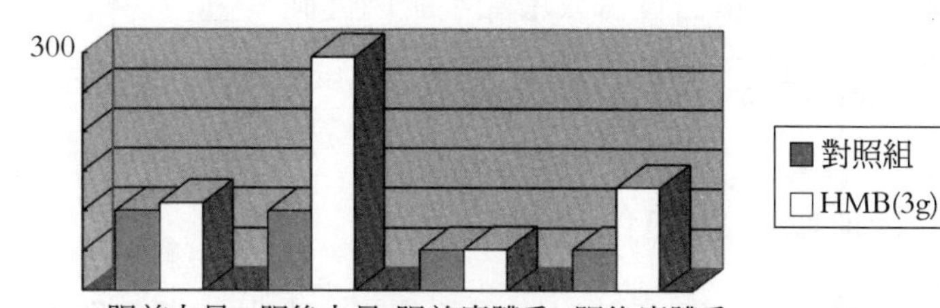

圖 6-1　口服 HMB 對力量和瘦體重的影響（美國運動醫學年會，1995）

的其他氨基酸都僅含有一個氮原子，而谷氨酰胺含有兩個氮原子，所以它具有最高的生物價。

在健美操大強度訓練後，肌肉內的谷氨酰胺含量會失掉40%以上，所以，在超負荷訓練後補充谷氨酰胺是使肌肉疲勞快速恢復的重要手段之一。總之，不論在訓練前還是訓練後，補充谷氨酰胺均可收到良好的效果。

教練員最關心補充的量的問題。要根據健美操不同項目、不同性別、不同訓練內容以及不同健美操練習者的吸收情況，與科研人員密切配合，加強生理指標的檢測，有針對性地尋找到不同健美操練習者補充營養補劑的數量和服用時間，以及與健美操訓練強度的關係。

值得注意的是：部分健美操教練員和運動員錯誤地認為，增加蛋白質營養會促進肌肉組織的增長。

大量實驗證明，必須在進行漸進性的力量訓練前提下，合理地補充蛋白質營養，才能使肌肉力量增長。而只在比賽前或賽前調整期才大量補充氨基酸，甚至靜脈輸入大量氨基酸，均會導致體內酸鹼平衡失調，反而引起健美操練習者身體機能水平下降。

蛋白質的代謝過程受幾種激素的調節，甲狀腺素和腎上腺素能促進蛋白質的分解，表現為甲亢時，甲狀腺素分泌增加，人體蛋白質分解增加，人體逐漸消瘦，而生長激素分泌增加時，人體蛋白質合成增加，肌肉健壯。

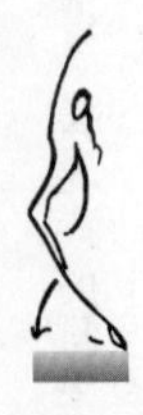

(三)健美操運動的脂肪代謝

1.運動與脂肪代謝的情況

首先了解一下脂肪對人體的作用。脂肪大部分貯存在皮下結締組織、內臟器官周圍和腸系膜等處。身體內貯存的脂肪不是恆定不變的，它不斷地進行更新。一般脂肪約占體重的10%～20%，肥胖的人可達到40%～50%。脂肪除能由食物中獲得外，還可以在體內由糖或蛋白質轉變而成。脂肪除了是含能量最多的物質外，還可以起到保護器官、減少摩擦和防止體溫散失等作用。

人體內的脂類分真脂和類脂兩大類，食物中常用的動、植物脂肪都是真脂。

真脂是甘油及脂肪酸組成的甘油脂，其主要生理功能為供給機體熱能和機體必需的不飽和脂肪酸。如目前國內外比較流行的一種脂肪酸CLA可由大幅度降低人體內激素的分解、破壞，來提高人體內的激素水平，達到肌肉促長的目的，肌肉增長緩慢和肌肉力量不足的健美操練習者訓練後服用有較明顯的促進作用。

類脂是組織和細胞的組成成分，在運動員營養中有特殊的作用，有提高機體抗缺氧的能力。

在健美操運動實踐中，關於脂肪代謝研究的總的趨勢是：只有長時間運動時才能動員脂肪供能，隨運動時間延長，脂肪供能比例增加；運動訓練可提高機體氧化利用脂肪酸供能的能力；長期運動可改善血脂升高，降低血漿中低密度脂蛋白LDL，增加血漿中高密度脂蛋白HDL含量；長期運動可減少體脂的積累，改善身體成分。

二、健美操的能量代謝

物質代謝和能量代謝是兩個緊密聯繫的過程，能量代謝過程可使糖、脂肪、蛋白質等能量物質中蘊藏的化學能釋放出來，供人們在健美操運動時利用。

測量能量代謝率，可以真正了解健美操運動的能量消耗

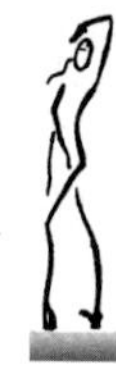

程度；對健美操能量代謝的研究，可以為健美操的訓練進一步科學化提供一些有價值的參考資料。

(一)氧熱價和食物熱價

食物在體內氧化過程中，每消耗1升氧所產生的熱量，稱為氧熱價。而每1克食物完全氧化時所產生的熱量，稱為該食物的熱價。

在各種食物中，碳、氫、氧三種元素的含量不同，因此各種食物在氧化時所消耗的氧量和產生的二氧化碳量也不相同。在人體內，糖、脂肪、蛋白質是同時進行氧化的，如果在氧化的物質中，糖含量多，氧熱價就高。如果氧化的脂肪多，氧熱價就較低。（表6-2）

表6-2　三大營養物質氧熱價和產熱量表

	糖	脂肪	蛋白質
氧熱價／升	5.050千卡	4.686千卡	4.801千卡
產熱量／克	4.100千卡	9.450千卡	4.350千卡

(二)呼吸商

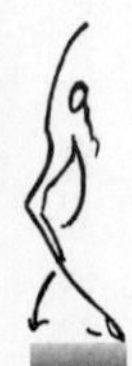

三大營養物質糖、脂肪、蛋白質在體內氧化時產生的二氧化碳與消耗的氧的容積之比，稱為呼吸商。

由於三大營養物質的碳、氫、氧含量不同，所以，在體內氧化時需要的氧容積和產生的二氧化碳的容積不同，因此，呼吸商也不一樣。（表6-3）

馬鴻韜、孟憲君兩人在北京體育大學競技健美操運動員備戰2002年全國健美操錦標賽的賽前訓練過程中，對運動員

表 6–3　三大營養物質氧化時指標變化

	糖	脂肪	蛋白質
耗氧量（L／G）	0.83	2.03	0.95
產量（L／G）	0.83	1.43	0.76
呼吸商（R／Q）	1	0.71	0.80

在完成比賽套路動作後呼出氣中氧和二氧化碳含量進行了分析，結果見圖 6-2、圖 6-3。

從圖中可以清晰地看出運動員完成一套準備參加比賽時採用的競技健美操套路後，呼出氣中氧和二氧化碳的含量除六人操外，均表現為產生的二氧化碳的量超過了所消耗的氧量，呼吸商均大於 1，說明競技健美操已從剛起步時的有氧代謝為主的運動過渡到無氧代謝為主的運動。

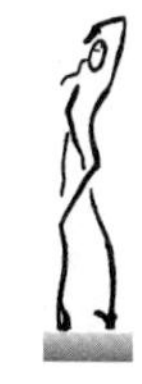

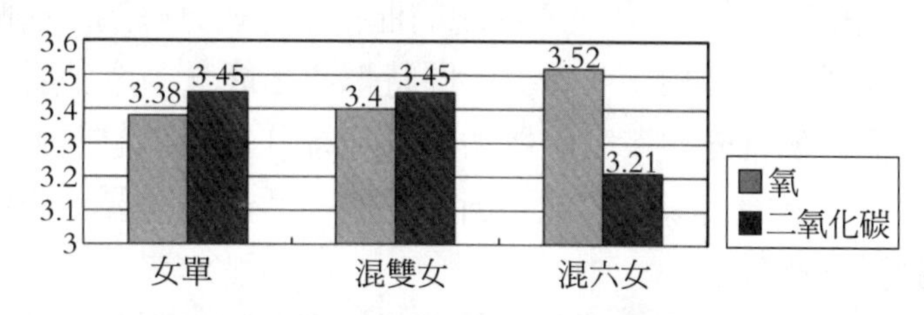

圖 6–2　女運動員完成一套操後呼出氣中氧和二氧化碳的含量

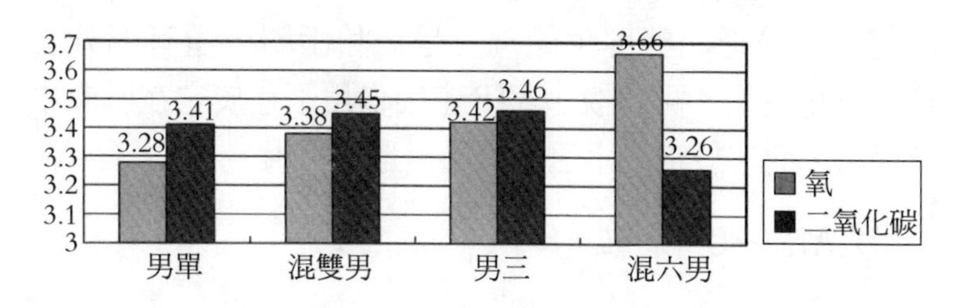

圖 6–3　男運動員完成一套操後呼出氣中氧和二氧化碳的含量

競技健美操運動二氧化碳的產量大於氧的消耗量表明，在競技健美操訓練過程中，以無氧代謝為主，產生了大量的乳酸，而在消除乳酸的過程中，由碳酸氫鈉與乳酸結合，生成碳酸，進一步分解為二氧化碳，從而增加了二氧化碳的產量。

(三)健美操運動過程中的能量代謝

健美操訓練時，能量消耗明顯增加，增加的幅度取決於健美操訓練時的強度和持續時間，以及健美操練習者的訓練水平和對新動作的掌握程度。

健美操訓練的直接能量來源於三磷酸腺苷（ATP），它是人體其他任何細胞活動（如腺細胞的分泌、神經細胞的興奮過程中的離子運轉）的直接能源，ATP 貯存在細胞中，其中以肌細胞為最多。

健美操訓練主要由肌肉活動來完成，在訓練過程中，貯存在肌纖維中的 ATP 在 ATP酶的催化下迅速分解為二磷酸腺苷（ADP）和無機磷（PI），同時釋放出能量，牽動肌絲滑動，使肌纖維縮短，完成做功。但肌肉中 ATP 的儲量較少，必須邊分解邊合成，才能不斷滿足肌肉活動的需要，使肌肉活動得以持久。

事實上，ATP 一被分解就立刻被再合成。再合成所需的能量，根據運動的具體情況，來源有三：一是磷酸肌酸分解放能；二是糖元酵解生能；三是糖和脂肪（還有部分蛋白質）氧化生能。可以說，ATP 主要作用不在於它在肌肉中的貯存量，而在於它的迅速合成過程是否順暢。

1.ATP—CP 系統

磷酸肌酸（簡稱 CP）是貯存在肌細胞中與 ATP 緊密相

關的另一種高能磷化物，分解時能放出能量。當肌肉收縮且強度很大時，隨著 ATP 的迅速分解，CP 隨之迅速分解放能。肌肉在安靜狀態下，高能磷化物以 CP 的形式積累，故肌細胞中 CP 的含量約為 ATP 的 3～5 倍。儘管如此，其含量也是有限的，隨著運動時間的延長，必須有其他能源完成供應 ATP 再合成，才能使肌肉活動持續下去。

CP 供能使 ATP 再合成的重要意義，不在其含量，而在其快速可動用性，又不需氧，且不產生乳酸。CP 和 ATP 不能直接用作營養補充，因為其分子過大，不能被人體吸收。前面提到過的肌酸能被人體直接吸收，肌酸吸收進入肌細胞後能合成 CP，進而為合成 ATP 所用。

2.糖無氧酵解供能

競技健美操一般有一定的運動時間且強度很大，運動者機體所需的能量已遠遠超出磷酸原系統所能供給的，同時運動者的供氧量也遠遠滿足不了需要。這時，運動所需 ATP 再合成的能量就主要靠糖元無氧酵解來提供了，因此，它是機體處於缺氧情況下的主要能量來源。糖無氧酵解以肌糖元為原料，在把葡萄糖分解成乳酸的過程中生成 ATP。

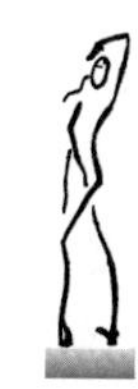

無氧酵解所產生的乳酸在氧供應充足時，一部分在線粒體中被氧化生能，一部分合成為肝糖元等。乳酸是一種強酸，在體內積聚過多會破壞內環境的酸鹼平衡，使肌肉工作能力下降，造成肌肉暫時性疲勞。

無氧酵解供能的特點是不需要氧但產生乳酸，因此，競技健美操在缺氧情況下仍能產生能量，以供體內急需用。那麼，了解競技健美操的糖無氧酵解能力的影響因素，可以更好地為提高競技健美操水平服務。

糖無氧酵解能力受以下幾個方面的因素影響：

（1）體內糖元的含量：

當肌糖元的消耗超過一定限度時，糖酵解速度迅速下降，可以說，糖酵解潛力的大小在很大程度上取決於肌糖元含量的多少，因此，要想提高健美操訓練者的糖酵解能力，增加體內肌糖元的含量是一個快速有效的方法。

（2）人體對酸性產物的緩衝能力：

在競技健美操運動中，由於體內酸性產物過多而引起 pH 值（酸鹼度）下降幅度過大時，可導致糖酵解的關鍵酶的活性降低，從而使糖酵解能力下降。維持 pH 值穩定的主要物質是體內的 $NaHCO_3$，當無氧酵解產生的酸性物質進入血液，與血漿中的 $NaHCO_3$ 發生作用，形成碳酸（弱酸），碳酸又解離為二氧化碳由呼吸器官排出，從而減低了酸度，維持了血液的酸鹼度。在健美操訓練過程中，可以通過在訓練過程中補充鹼性飲料、增強機體對酸性產物的緩衝能力來提高無氧酵解的能力。

（3）腦細胞對酸的耐受能力：

在健美操訓練中，當體內 pH 值下降超過一定限度時，可導致神經細胞的興奮性降低，運動能力下降。經過系統的健美操訓練，可使人體腦細胞對酸的耐受能力大大提高，表

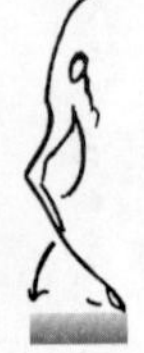

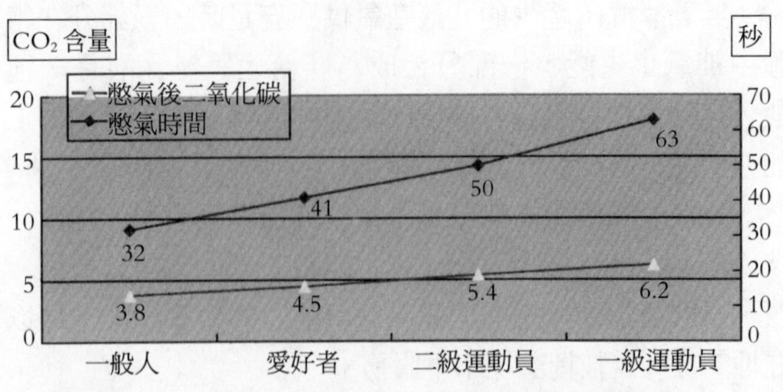

圖 6–4　不同水平人憋氣時間和呼出二氧化碳含量

現為隨意停止呼吸時間延長，而隨意停止呼吸時間的長短是評定呼吸中樞對缺氧和二氧化碳增多的耐受性的重要指標。筆者對不同健美操訓練水平者隨意停止呼吸時間長短以及隨意停止呼吸結束時呼出氣中二氧化碳含量的測試後發現，系統的健美操訓練可使隨意停止呼吸時間延長、呼出氣中二氧化碳含量升高，說明訓練可使腦細胞對酸的耐受能力提高。

3.糖和脂肪的有氧氧化供能

在有氧健美操運動中氧的供應能滿足機體對氧的需求時，運動所需的ATP主要由糖、脂肪的有氧氧化來供能。有氧氧化能提供大量的能量，從而能維持肌肉較長的工作時間。例如，由葡萄糖有氧氧化所產生的ATP為無氧糖酵解供能的19倍。

雖然磷酸原系統和乳酸能系統在運動過程中都供應一定的能量，但ATP和CP的最終再合成以及糖酵解產物乳酸的消除卻都要由有氧氧化來實現。高水平的健美操訓練有氧能力可更快速、有效地消除無氧代謝過程積累的乳酸。可以說，有氧健美操的訓練能力是競技健美操訓練能力的基礎。

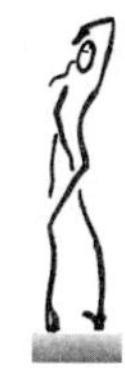

總而言之，肌肉活動的直接能量來源是ATP，而肌肉活動所需能量的最終來源是糖和脂肪的有氧氧化。因此，有氧健美操的訓練非常重要。

下面我們了解一下有氧健美操訓練的基礎知識。

有氧健美操訓練的最基本條件是充足的氧供應。空氣中的氧首先經過呼吸器官而彌散入血液，紅細胞內含的血紅蛋白隨即與氧結合，而後再經循環系統使血液沿血管流到肌肉組織附近。這時紅細胞釋放出氧，氧又經過一次彌散進入肌肉組織，肌肉中的糖元、脂肪在酶的作用下利用這些氧進行有氧代謝，因此，氧從空氣到肌肉的過程中，所經過的每一系統都可以成為對它的影響因素：

（1）呼吸系統：

肺通氣量越大，吸入體內的氧量也就越多，這與呼吸頻率和呼吸深度有關。由於解剖無效腔的存在，在健美操訓練過程中主要以加大呼吸深度來消除解剖無效腔的影響，提高氧進入體內的效率。

（2）血液系統：

血紅蛋白執行氧運輸任務。血紅蛋白的數量是影響有氧耐力的很重要因素。正常人血紅蛋白的含量為12克％～15克％（男）、11克％～14克％（女），如果低於這一限度，必將會影響到健美操練習者的有氧代謝能力。因此，在訓練過程中進行定期的測量，了解血紅蛋白的含量是必要的，能及時發現、解決，做到防微杜漸。

（3）循環系統：

心臟泵血功能的好壞是影響有氧健美操訓練的一個十分重要的因素，有研究表明，在訓練的初期有氧氧化能力的增加主要依賴心輸出量的增加。

（4）肌肉組織利用氧的能力：

經過系統的健美操訓練，肌肉組織利用氧的能力會明顯增加，表現為動靜脈氧差的增加。經過一段時間的健美操的訓練，反應指標明顯，由此可以判斷健美操練習者的肌肉組織利用氧能力的高低。

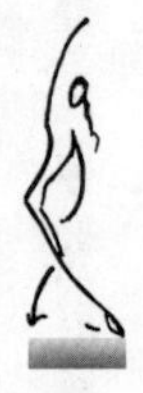

(四)健美操訓練對能量代謝的影響

由系統的健美操訓練，可以提高人體的供能能力，表現為在完成同樣強度的健美操套路時，需氧量減少，能量消耗量也減少，也就是說，在完成同樣的運動負荷時，有訓練者消耗的能量較少。

健美操運動供能：ATP

◀ATP–CP 系統：競技健美操開始的力量性造型
高難度動作的完成
特點：強度大、時間短

◀糖無氧酵解：競技健美操訓練
準備活動不充分的前提下的強度訓練
特點：強度大、時間短

糖有氧氧化：健身健美操活動

◀脂肪有氧氧化：　特點：強度小、時間長

系統的健美操訓練，可使練習者進一步熟練掌握健美操的動作技巧，動作完成得更協調、自如，減少了多餘動作，從而使能量的利用更加經濟了。同時，系統的健美操訓練也提高了呼吸、循環等系統的機能水平，工作效率的提高減少了消耗於供能器官本身的能量，節省下來的能量可以更好地發揮在強度的保證和難度動作的開發上。

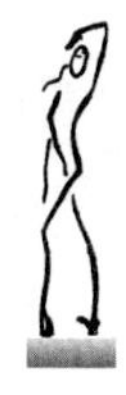

第二節　健美操運動的心理學基礎

一、健美操運動的心理學特點

(一)健美操運動對心理過程的影響

參加健美操運動的心理過程是指人參與健美操的心理活動從產生、發展變化到完善的過程。這個過程比較複雜，我們可以把這個複雜的心理過程分為確定的領域，即認識過程、情感過程和意志過程三個方面，健美操運動是如何對這三個方面起到影響作用的呢？

1.認識過程

（1）運動表象成熟：

健美操運動是以身體鍛鍊為基本手段，在音樂伴奏下的一種增進健康、娛樂身心的體育運動項目。人們在參加健美操運動時，對健美操運動的音樂、練習的環境、指導員的指導水平（語言、表情等）等均表現出一種好奇，這種好奇在一定意義上使人們主動、積極地參加鍛鍊，使鍛鍊者產生正效應。經過長時間鍛鍊，鍛鍊者在鍛鍊時肌肉有了動力感、速度感、加速度感、方位感和節奏感，這就是運動表象成熟的體現。

（2）想像力豐富：

人們在認識健美操和參與健美操運動的過程中，不僅能感知到直接作用於感覺器官的動作、音樂和指導員給予的肌肉、神經等因素的刺激，而且在思維和指導員指導動作的共同參與下，還能在頭腦中創造出某些沒有經歷過的動作形象來，重新創造出新穎的動作技術。還可以根據一定的目的、任務創造出新的動作形象。這種在運動中產生的創造想像能力為人們工作中的發明創造提供幫助。這種豐富的想像力可以使參與者產生對健美操運動的理解，推動他們進行長期的健美操鍛鍊，激發他們在健美操練習中的積極性，成為健美操練習甚至終身體育的執行者和受益者。

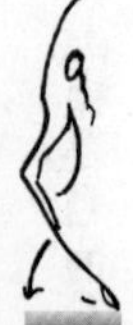

（3）動作思維敏捷和形象思維豐富：

這種動作思維過程是憑借實際動作才能進行的一種思維。健美操運動的主體是人，在整個活動過程中，身體四肢、軀幹、頭等部位不停地進行著活動，進行一種組合式的動作思維，這種借助動作進行的思維形式構成了豐富的動作思維。這種動作思維能解決健美操中的許多實際問題。

形象思維的結果是具體的，並以此來反映健美操的科學健身的本質和規律。在健美操運動中，運動的環境、音樂、場地、指導員等運動的場面都是以形象為特徵的，這些形象是通過練習者的形象思維而產生的，而形象思維又是運用直觀形象去解決問題的。

2.情感過程

情感是人對事物是否符合自己的需要而產生的體驗。在此過程中我們主要介紹健美操運動對情緒的影響。情緒一般歸類為心境、激情和應激。

心境是具有感染的、比較微弱而持久的情緒狀態。激情是迅速的、猛烈的、爆發的、短時的情緒狀態。

激情往往伴隨明顯的外部表現。如人們在參加健美操運動時，可以很高興地發揮自己，表現為各式各樣的狀態。

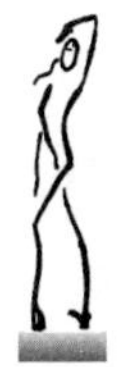

應激是出乎意料的緊張情況所引起的情緒狀態。在突如其來的十分危險的條件下，在必須迅速地、幾乎沒有選擇餘地地採取決定的時刻，容易出現應激狀態。經常參加健美操鍛鍊者就能在應激的狀態下，進行非常迅速的反應，利用過去做動作的經驗，集中意志力，果斷地作出判斷和決定。應激情緒狀態驚動了整個有機體，它能很快地改變有機體的激活水平，心率、血壓、肌肉緊張度發生顯著變化，引起行動的積極化。

健美操鍛鍊是情緒的調節劑。耶魯大學醫學院門診部的報告中指出，因情緒緊張而致病的占 70%，該院心臟病專家透過科學研究得出的結論是：心理緊張、壓抑和煩惱的生活方式是引起人們心臟病的首要危險因素。另有資料報導，

90%以上頭痛的人得的是一種叫「緊張性頭痛」病，可見人的情緒和精神狀態對人的健康影響非常大。

每個人體內都有一種最有助於健康的力量，這就是良好的情緒力量。美國心理學家德里斯考發現，有氧運動能成功地減輕大學生們在考試期間的憂慮情緒。有人還發現，有緊張情緒的人，只要散步15分鐘後，緊張情緒就會鬆弛下來。在整個有氧運動中，有成功的喜悅，有進步的滿足，還有勝利的歡樂；改變環境，精神束縛感消除；大自然優美環境的刺激，可以使人產生心曠神怡的愉快心境。這些對人的心理和整個機體的健康都是非常重要的。

研究表明，女性的性格與運動能力有關，一般來看，運動能力高的女性比運動能力低的女性有「活動性」「從容不迫」「支配性大」「社會外向性」等特點。健美操鍛鍊影響人的情緒，進而影響人的性格。

研究人的行為的心理學家認為，如果一個人相信獨立自主、最有高度自尊的良好自我形象是男子化的話，那麼，鍛鍊確實會使女子「男子化」，也就是說，鍛鍊可以使你增強自信，可以使你意志頑強，可以使你自尊、自立、自強，可以使你有一個好的形象。

下面我們來看對焦慮和抑鬱的影響。焦慮和抑鬱是普通人的兩種最常見的情緒困擾。國外諾瑟等人進行的研究表明，一次性運動和長期的體育鍛鍊均能有效地降低抑鬱，這種作用在需要得到特殊心理照顧的被試者身上體現得最為明顯，即他們的抑鬱透過鍛鍊得到了最大程度的改善。鍛鍊即可降低特質性抑鬱（長期的、穩定的），也可降低狀態性抑鬱（短期的、波動的）；還可降低精神病患者的抑鬱；有氧健美操（低強度、長時間）和競技健美操等（高強度、短時間）均可降低抑鬱；鍛鍊的持續時間（多少週）和頻率（每

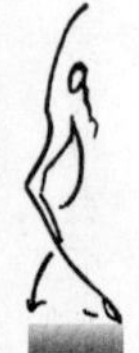

週多少次）與抑鬱降低程度有關；鍛鍊比放鬆練習和其他愉快活動能更有效地降低抑鬱；鍛鍊與心理治療相結合比單純進行鍛鍊能更有效地降低抑鬱。

1991 年，彼特魯茨羅等人（Petruzzello et al, 1991）對 1960～1989 年進行的 104 項有關體育鍛鍊對焦慮的控制作用的研究進行了多元回歸分析，結果表明：運動活動量必須長於 20 分鐘，才能有效地降低狀態焦慮；漸進性放鬆練習同鍛鍊一樣可以有效地降低狀態焦慮（波動的、暫時的焦慮狀態）；鍛鍊比漸進性放鬆能更有效地降低特質焦慮（長期的、穩定的焦慮傾向）；無氧練習不能降低焦慮；長期的和一次性的有氧練習均可有效地降低狀態焦慮；鍛鍊必須堅持 10 週以上，才可能有效地降低特質焦慮。

鍛鍊對焦慮的控制作用一般是與對抑鬱的控制作用同時產生的，但可能存在一點不同，這就是無氧練習可有效地降低抑鬱，卻不能有效地降低焦慮，這提示：如果希望改善整體的情緒狀態，最好採用有氧練習。

由以上分析和資料研究，我們建議最好採用有氧健美操練習，它不僅可以改善整體的情緒狀態，而且從全方位的角度來調整人的心態。

1992 年，拉方丹等人（LaFontaine et al, 1992）對 1985～1990 年間涉及有氧練習和焦慮、抑鬱之間的關係且實驗控制十分嚴格的研究進行了總結分析，其結果同諾瑟等人 1990 年的研究和彼特魯茨羅等人 1991 年的研究結果相似：有氧練習可降低焦慮、抑鬱；有氧練習對長期性的輕微到中度的焦慮症和抑鬱症有治療作用；鍛鍊者參加鍛鍊前的焦慮、抑鬱程度越高，受益於鍛鍊的程度也越大；鍛鍊後，即使心血管功能沒有提高，焦慮、抑鬱程度也可能下降。

總的來說，系統的健美操鍛鍊不但對生理功能有明顯的

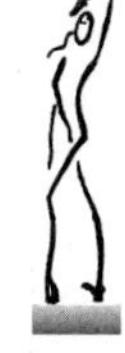

促進作用，對心理健康也具有至少是同樣的作用。

3.意志過程

健美操運動對人意志品質的影響表現為堅強的意志品質。堅強的意志品質是克服困難、完成各種實踐活動的重要條件。堅強意志的基本品質是：自覺性、果斷性、堅持性。

（1）意志的自覺性是對行動目的有明確而深刻的認識，並使自己的行動符合於行動目的。

自覺性這種品質反映著一個人的信念和世界觀，它貫穿於意志行動的始終，也是產生堅強意志的源泉。有自覺性的人，具有行動目標的明確性，不僅對行動目的產生動機的合理性有清楚的了解，而且對行動目的達成時所具有的社會意義也有明確認識。因此，他相信自己的目的是正確的，行動的前途是光明的。

健美操運動是在音樂伴奏下進行的一種自覺行為的運動方式。因為健美操運動能增強運動系統的功能，經常進行健美操鍛鍊可以提高關節的靈活性，使肌肉的力量增強、體積大，使韌帶、肌腱等結締組織富有彈性。

對青少年來說，由於做健美操對肌肉、骨骼、關節、韌帶均有良好的刺激，持之以恆地鍛鍊可促進骺軟骨的生長，有助於青少年身體增高，骨質更為致密、結實，促進心血管系統機能的提高。長期參加健美操鍛鍊，可以使心肌纖維增粗、心肌收縮力增強，心輸出量增加，提高供血能力；有助於向腦細胞供氧、供能，提高大腦的思維能力。同時，由循環系統向全身細胞提供更多的氧和養料，可改善新陳代謝，減少脂肪，延緩血管硬化，有益於健康，提高呼吸系統機能水平。

人在進行健美操運動時，肺通氣量成倍增長，肺泡的張

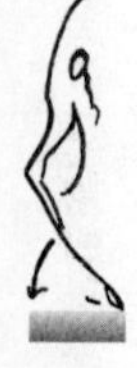

開率提高，從而增大了肺部的容積和吸氧量。經常參加健美鍛鍊會使呼吸肌變得有力，安靜時呼吸加深、次數減少，運動時吸氧量大，從而使機體具有較強的有氧代謝能力；改善消化系統的機能能力，加強了腸胃蠕動，增強了消化機能，有助於營養的吸收和利用。參加鍛鍊者由活動使身體受益，產生良性循環，產生自覺行為。

（2）意志的果斷性是善於明辨是非，並能迅速而合理地採取決定和執行決定。

深思熟慮和當機立斷是果斷性這種品質的特徵，它以自覺性為前提，與思維的敏捷性有密切聯繫。具有果斷性的人，能夠清醒地、全面而又深刻地考慮行動的目的及其達到的方法和所決定的重要性及其實現的可能性。

健美操運動能塑造健美形體，培養端莊體態。健美操是動態的健美鍛鍊，動作頻率較快，有一定的運動負荷，因而消耗一定的身體能量，消除體內多餘的脂肪，在減少多餘脂肪的同時發展某些部位的肌肉，使人的形體按健美的標準得以塑造。

此外，透過經常性正確的形體動作訓練，能矯正不正確的身體姿勢，培養正確端莊的體態，使鍛鍊者的形體和舉止風度都會發生良好的變化，發展身體素質，提高藝術素養。

健美操是一項要求力度和幅度的身體練習，經常參加健美操運動可使肌肉的力量得到增強，肌腱、韌帶、肌肉的彈性得以提高，從而發展人體的力量和柔韌素質。

健身性健美操持續時間長，競技性健美操強度大，因此，要求練習者具有良好的耐力素質。同時，健美操是由不同動作類型組成並在方向、路線、幅度、力度、速度等因素上有一定的變化。學習健美操能提高人的動作記憶和再現能力，提高神經系統的靈活性、均衡性，從而發展了人的協調能力，並能迅速採取行動，培養意志的果斷性。

（3）意志的堅持性是善於控制或支配自己的行動。堅持性這種品質表現在兩個方面：

第一方面是善於迫使自己去執行已經採取的決定，即積極克服在實現決定中的一切困難。第二方面是意志的堅持性是在行動中堅持決定，百折不撓地克服一切困難去達到行動目的。

堅持性這種品質的特徵是在行動中不顧任何挫折與失敗，不怕任何困難與障礙，總能以充沛的精力和堅韌的毅力頑強地堅持達到行動的最終目的。

健美操運動能煥發精神面貌，陶冶高尚情操，同時，音樂給健美操帶來了生機，使動作充滿青春活力，人們在歡樂的氣氛中進行鍛鍊心情愉快，不易疲勞，還可排除精神緊張。在這種使人的心靈和情操得到陶冶和淨化、身體得到全面協調的發展、健康的娛樂消遣活動中，人的精神面貌和氣質修養都會有所改善和提高，特別是集體配合練習還有助於增進友誼，增強群體意識，使人能嚴格要求自己百折不撓地鍛鍊。這種鍛鍊身心的雙重功效又催化人們以堅韌的毅力達到健美的目的。

(二)健美操運動對個性心理的影響

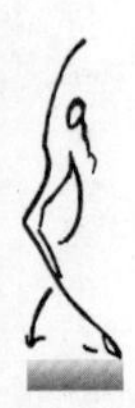

1.經常參加健美操運動影響著下一代的體育態度與行爲的形成

家庭是社會的基本單位，既是社會的經濟單位，又是社會中各種道德的集中點。家庭是兒童的性格形成起重要作用的最初環境，父母的態度和行為習慣等影響兒童性格的形成。父母經常參加健美操運動，對兒童體育運動的興趣和體

表 6–4 雙親的態度與兒童的性格

雙親的態度	兒童性格
支配	服從、無主動性、消極的、依賴的、溫和的
照管過細	神經質的、被動的、膽怯的
保護的	深思的、親切的、情緒安定、缺乏社會性
溺愛的	任性的、反抗的、幼稚的、神經質的
順應的	無責任心的、不服從的、攻擊的、粗暴的
忽視的	冷酷的、攻擊的、情緒不安的、創造力強、社會的
拒絕的	神經質的、反抗的、粗暴的、企圖引人注意的
殘酷的	冷酷的、神經質的、逃避的、社交的
民主的	獨立的、爽直的、協作的、親切的、社交的
專制的	依賴的、反抗的、情緒不安、自我中心、大膽的

育行為習慣的養成起到非常重要的作用。我們可以從表 6-4 中看出雙親與兒童性格形成的影響。

雙親體育性格的影響是巨大的，這種影響可能是終生的，這樣也給兒童帶來終生體育的觀念。比如，父母民主的態度能促使兒童產生獨立的、爽直的、協作的、親切的和社交的性格，這對今後兒童的成長起到很大的作用。

另外，在學校，傳授健美操理論與實踐知識的過程也是性格形成與發展的重要階段。

2.健美操運動能使人性格開朗、大方、樂觀向上

性格是個人對現實的穩定的態度和習慣化了的行為方式。參加鍛鍊者在健美操活動的過程中，音樂、場地、動作等因素的種種影響，由認識、情緒和意志活動在鍛鍊者的身體中保存下來，構成一定的穩定態度，並以一定的形式表現在鍛鍊者的行為之中，從而構成了鍛鍊者所特有的健美操參

與方式。

性格是人的獨特心理特徵的總和。經常參加健美操鍛鍊的人群一般比較勇敢，比較大方，具有開朗、熱情、堅定、意志堅強和情感深刻、豐富等優良的性格特徵。由長期的實踐鍛鍊、陶冶，人的性格特徵是可以發生變化的。

如對北京體育大學體育系健美操專選的學生進行的四年跟蹤調查發現，膽小或是比較內向的人經過長時間的健美操訓練和比賽，其性格發生了較大的變化，由原來的不愛說話到能流暢地表達自己的觀點、主動地評述一堂課的人數比例增加了 26%。

一般情況下，健美操鍛鍊人群的特性與氣質主要表現在：

（1）興奮型（膽汁質）：具體表現形式是精力充沛，情緒發生快而強，言語、動作急速而難以自制，內心外露，率直，熱情，易躁，果斷。

（2）靈活活潑型（多血質）：具體表現形式是活潑愛動，富於生氣，情緒發生快而多變，表情豐富，思維、言語、動作敏捷，樂觀，親切，浮躁，輕率。

實驗也證明了女性健美操鍛鍊能促使個性的形成與發展。（表 6-5）

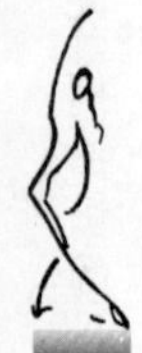

表 6-5　婦女參加鍛鍊前後對體育活動態度的比較（X±SD）

	身心健康	社　交	刺　激	審　美	精神解脫
鍛鍊前	58.43±3.30	25.39±4.07	37.52±3.30	42.26±4.17	27.87±2.60
鍛鍊後	62.00±4.45*	34.56±5.85**	40.16±5.95*	51.75±5.65**	31.04±5.79*

（* 表示 P<0.05　　** 表示 P<0.01）

（資料來源：馬鴻韜，北京三所大學 30～40 歲女教師體育的現狀及有氧健美操鍛鍊方案的研究）

表 6-6 婦女鍛鍊前後對吸收力和身體評價的比較（X±SD）

	吸引力	身體評價
鍛鍊前	19.2±4.3	9.8±3.6
鍛鍊後	21.4±3.5*	12.5±3.2**

（資料來源：同上。* 表示 P<0.05　** 表示 P<0.01）

個性是一個人在其生理素質和個性心理特徵的基礎上，在一定的社會歷史條件下，由社會生活的實踐鍛鍊與陶冶，逐步形成的觀念、態度、習慣。

婦女參加健美操活動不僅有身體的參與，而且還有智力、情感的投入，其自我認識、自我意識、自我發現的過程恰恰是個性形成和發展的過程。經過三個月有氧健美操的鍛鍊，婦女對審美、社交的追求分值提高了，吸引力和身體評價的分值也有所提高。健康、長壽使人充滿活力是婦女乃至全人類共同的願望，婦女的身心健康意味著社會的文明程度進入一個較高的境界，是促進社會發展良好運轉的「工具」，也是人與人交流的重要條件。

健美操本身是一種社會活動，必然會涉及人際交往的變化。行為科學理論認為：「人際交往是指個人與個人之間傳遞信息、溝通思想和交流感情的聯繫過程，是形成人際關係的手段，具有社會整合、行為調節、心理保健功能。」

3.性格測定的方法

下面介紹一種性格測定方法，可以測定參加健美操活動前後性格的變化情況：

此方法是由內曼（Neymann）和科爾施太特（Kohlstedt）編製的命題表，也稱內、外向人格調查表或稱為向性檢查表。有 50 題，如下：

能獨斷獨行 …………………………………………… 是 （否）
快樂主義的人生觀 ……………………………… （是） 否
喜靜安閒 ………………………………………… 是 （否）
對人十分信任 …………………………………… （是） 否
思考五年以後的事 ……………………………… 是 （否）
集體活動不願參加 ……………………………… 是 （否）
能在大庭廣眾中工作 …………………………… （是） 否
常做同樣的工作 ………………………………… 是 （否）
覺得集會樂趣與個別交際無異 ………………… （是） 否
三思而後決定 …………………………………… 是 （否）
不願別人提示而願自己做 ……………………… （是） 否
安靜而非熱烈地娛樂 …………………………… 是 （否）
工作時不願人在旁觀看 ………………………… 是 （否）
厭棄呆板的職業 ………………………………… （是） 否
寧願節省而不願耗費 …………………………… 是 （否）
不常分析自己的思想動機 ……………………… （是） 否
好做冥想幻想 …………………………………… 是 （否）
自己擅長的工作願意人在旁觀看 ……………… （是） 否
怒時不加抑制 …………………………………… 是 （否）
工作因人讚賞而改善 …………………………… （是） 否
喜歡興奮緊張的勞動 …………………………… （是） 否
常回想自己 ……………………………………… 是 （否）
願做群眾運動的領袖 …………………………… （是） 否
公開演說 ………………………………………… （是） 否
使夢想成為現實 ………………………………… 是 （否）
很講究寫應酬信 ………………………………… 是 （否）
做事粗糙 ………………………………………… （是） 否
深思熟慮 ………………………………………… 是 （否）
能將強烈的情緒（如喜、怒、悲）表現出來 ……… （是） 否
不拘小節 ………………………………………… （是） 否
對人十分小心 …………………………………… 是 （否）
與觀點不同的人自由聯絡 ……………………… （是） 否

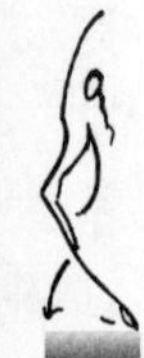

喜猜疑 ………………………………………………… 是 （否）
輕聽人言不假思索 ……………………………… （是） 否
願意讀書不願做實際工作 ………………………… 是 （否）
好讀書不求甚解 ………………………………… （是） 否
常寫日記 ………………………………………… 是 （否）
在群眾中肅靜無嘩 ……………………………… 是 （否）
不得已而動手 …………………………………… （是） 否
不願回想自己 …………………………………… （是） 否
工作有計劃 ……………………………………… 是 （否）
常變換工作 ……………………………………… （是） 否
對麻煩事情願避免而不願承擔 ………………… 是 （否）
重視謠言 ………………………………………… 是 （否）
信任別人 ………………………………………… （是） 否
非極熟悉的人不輕易信任 ……………………… 是 （否）
願研究別人而不研究自己 ……………………… （是） 否
放假期間願找一靜地而不喜歡熱鬧場所 ……… 是 （否）
意見常變化而不固定 …………………………… （是） 否
任何說話場合均願意參加 ……………………… （是） 否

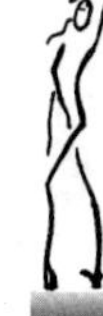

說明一：凡帶括號（　）的代表外向，無括號的代表內向。

說明二：如果被試者不能確定（是）和（否），可以不答。

說明三：上面 50 個題目，25 個屬於外向，25 個屬於內向。如果被試者認為自己的情況符合於提問內容，就在「是」上畫○；如果不符合就在「否」上畫○。

評分公式：

$$向性指數 = \frac{外向性反應總數+1/2\ 沒有回答的總數}{25}$$

所得向性指數如果大於 115，定為外向型；所得向性指數如果小於 95，定為內向型；所得向性指數在 95～115 之間，定為中間型。

二、健美操運動對人的美感的影響

美感是關於客觀事物或人的言論、行動、思想、意圖是否符合人的美的需要而產生的情感。健美操的優美、富有表現力的動作與強勁、富有節奏的音樂能使人產生美的情感。健美操運動能給人帶來大方、自然、協調與健康的美。美感的成分非常複雜，從體驗上看，它有兩個明顯特點：

1. 美感是一種愉快的體驗。
2. 美感是一種傾向性的體驗。

美感表現為對於美好事物的肯定，促使人一而再、再而三地去欣賞它，對它感到親切、迷戀。美感是在人的社會性需要的基礎上產生的，是為人所獨有的。這種情感在人的整個情緒生活中占主要地位，對人類生活起著十分重要的作用。健美操是一項藝術性較強的項目，長期從事健美操運動可以增強韻律感、節奏感，提高音樂素養，從而提高認識美、表現美和創造美的能力。

三、健美操運動對人際交往的影響

當代社會分工越來越細，人們之間相互依賴越來越緊密，人與人之間聯繫和交往越來越密切。但是與此同時，隨著現代化的發展，人與人的隔離和孤獨也在發展。

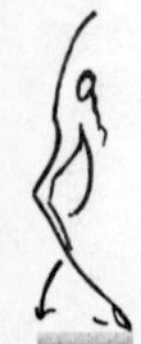

實踐證明，健美操運動在解決這些現代人類社會的特殊矛盾中有著獨特的作用，健美操運動魅力能使人們衝破隔離和孤獨，相聚在運動場，建立平等、親密、和諧的關係，也可以建立起朋友、伙伴的關係。

它不分地位、膚色、貧富、職業、年齡，任何人都可能參加，而且常超越世俗的界限，讓人們平等而真誠地為一個共同的目標而運動、吶喊、興奮、激動，使人們相聚在一起，重建新型的人際關係，並打開了人際交往的界限。在體育中，每個人所進行的都是生命本質自由發揮的身體創造活動，是生命活動和創造力的盡情展示。

健美操運動能使人重新認識自己，成為有個性的人，進而調節人際關係。

第三節　健美操運動的損傷與預防

一、健美操運動的損傷

健美操運動損傷是指健身者在進行健美操練習中所發生的各種損傷。在健美操的練習中，傷害事故的發生往往與運動訓練安排不當、技術動作錯誤、運動訓練水平較低、運動環境不適以及自身所存在的某些生理解剖弱點等息息相關。

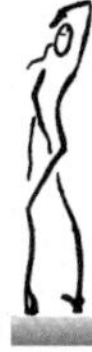

二、健美操運動損傷的分類

（一）按損傷後皮膚和黏膜的完整性分，有開放性損傷和閉合性損傷兩種，有氧健美操的損傷多以閉合性軟組織損傷為主，如肌肉與肌腱損傷、關節扭傷、腱鞘炎和骨膜炎等。

（二）按損傷病程分，有急性損傷和慢性損傷兩種。急性損傷指在健美操運動中瞬間遭受直接衝力或間接衝力造成的損傷。慢性損傷指局部過度負荷、多次微細損傷和積累而造成的損傷，或由於急性損傷處理不當轉化而來的的陳舊性損傷。

據資料統計，健美操運動的損傷，急性的占 55%以上，慢性的占 25%，其餘 20%是急性和慢性損傷並存。

三、健美操運動損傷的原因

健美操對人體的力量、柔韌、耐力和協調等身體素質要求較高，其運動損傷的原因有以下幾點：

（一）練習活動結構內容銜接不流暢。

1. 準備活動不充分，在神經系統及其他器官的功能尚未達到適宜水平時就進入運動狀態。

2. 運動量過大，持續練習時間過長，超過身體的負荷能力。

3. 背面與鏡面示範所造成的理解錯誤。

4. 練習方法不正確，沒有針對性的力量練習，造成個體損傷。

（二）身體素質跟不上動作技術的要求，如肌肉力量和彈性不足。

（三）缺乏必要的運動知識，參加運動時生理和心理狀態不良。

（四）場地、器材、保護用具、服裝、鞋等不符合常規要求。

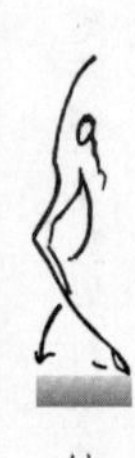

四、導致健美操運動損傷的常見因素

(一) 極端動作

指在長度和方向上超出安全運動範圍的動作。許多涉及過度彎曲和過度伸展的動作屬於極端動作，它們具有潛在的危險性，負重練習時更是如此。例如體前屈，上體前屈手指觸地，會使腰部處於極端伸展的位置。

此外，鍛鍊本身是安全的，但快速進行時就不安全了。例如，快速擺動雙肩，會使肩關節的結締組織承受壓力，卻無法提高運動能力或靈活性。

(二) 過度負重

健美操訓練中，負荷過重也是導致受傷的常見原因。例如屈膝蹲，當膝關節角度小於安全角度 90°時，膝部就會承受過度的負荷。

(三) 持續運動

過多重複會導致疼痛、不適和受傷。例如連續踢腿動作不要超過 32 次，單腿連續踢腿不得多過 8 次。

(四) 持續受壓

使肌群或關節持續受壓的動作或位置。例如，背部沒有支撐的仰臥起坐，使骶骨持續受到較大壓力。

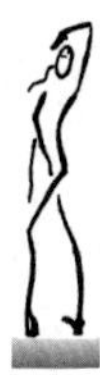

五、常見的不適宜動作

(一) 頭部和頸部

1. 有控制地做左右或上下運動，避免快速或猛烈的動作。

2. 負重和極度側屈會對頸椎過度壓迫。

3. 雙手交叉在頭後用力牽拉頭部前屈，來伸展背部和頸部。

(二)肩　部

1. 手臂側提的小幅度動作。伸展、迅速擺動會使肩關節受壓。

2. 手臂動作在同一方向多次重複（一般為 50 次以上），尤其是過頭頂向前或向側的不安全動作。

(三)軀　幹

1. 仰臥抬起上體，腰背離開地面，採取這種姿勢支撐上體重量會使脊柱和腰部承受很大的壓力。

2. 仰臥雙腿舉起，支持腿部長杠杆會壓迫腰部而導致腰背痛。也應避免如剪刀腿和抖動踢腿的動作。

3. 雙腳定位快速轉動上體，這樣的動作會使腰部受到過度的旋轉力矩。

(四)膝　部

1. 膝蓋深度彎曲和其他極度屈膝姿勢，會使膝關節受到很大的壓力。

2. 從窄蹲改為寬蹲，腳尖由向前改為向外，膝蓋要順著腳尖的方向蹲。

3. 下蹲的動作不要太快，上身過分前傾或重新站起之間放鬆了身體，都會對膝蓋和腰造成不好的影響。

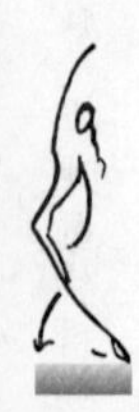

(五)小腿和踝關節

1. 連續踢腿超過 32 次。

2. 用單腿方式做原地跑步姿勢。

六、預防健美操運動損傷的方法

（一）加強身體的全面訓練，提高機體對運動的適應能力。

（二）提高教練員的知識水平，積極開展預防健美操運動損傷的宣傳工作。

（三）合理安排一節課的運動負荷，合理安排內容。

（四）加強醫務監督，建立和健全自我監督意識，使健美操愛好者學會運動損傷的治療方法和預防措施，學會自我保護。

（五）改善場地設備條件及周圍環境，調整健身者的心理狀態。

這些動作和練習內容對初學者是不適合的，但在競技健美操中，許多訓練內容和方法與上述動作相同，當然也是引起損傷的隱患。當身體素質達到一定水平以後，他們適應了這些動作，教練員或指導員也要根據運動員或學員的實際情況有針對性地進行訓練，以全面提高身體素質，把任何損傷的發生降到最小的程度。

下面是一些正誤動作的對比，在練習和訓練中應加以注意。（圖 6-5）

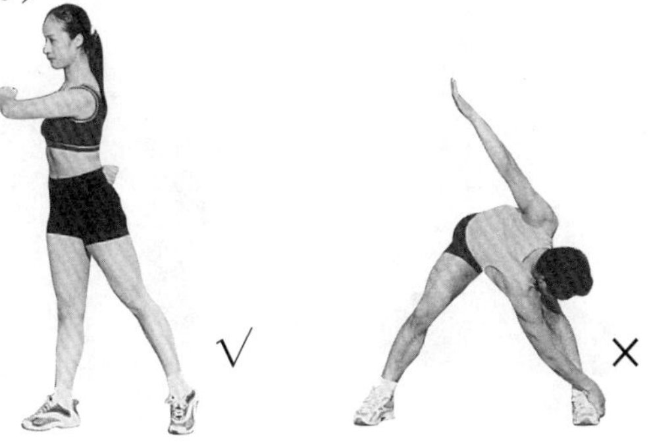

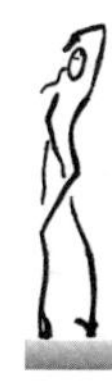

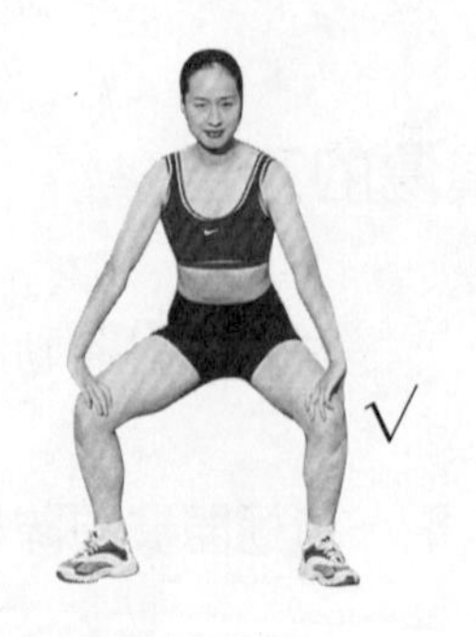

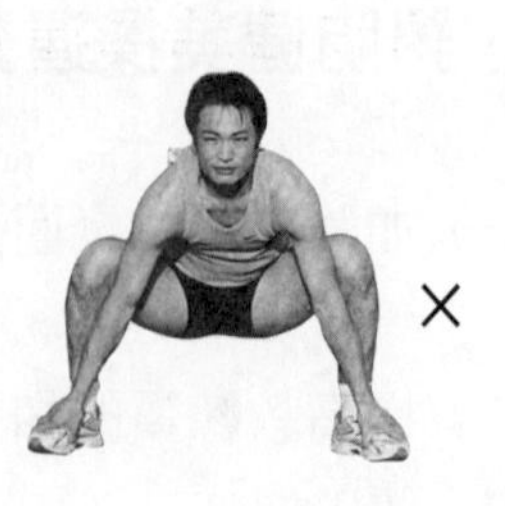

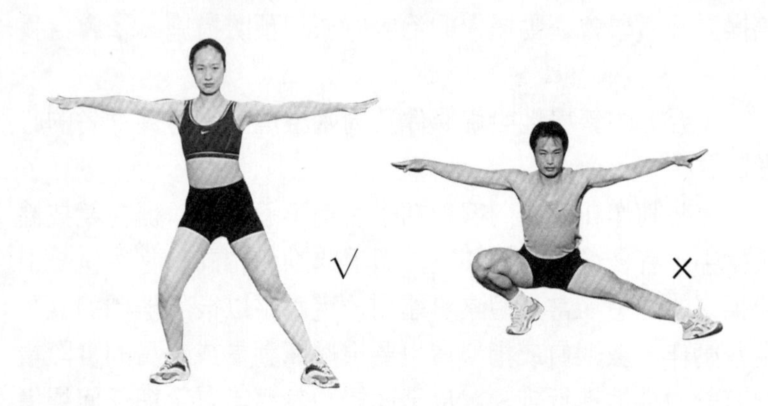

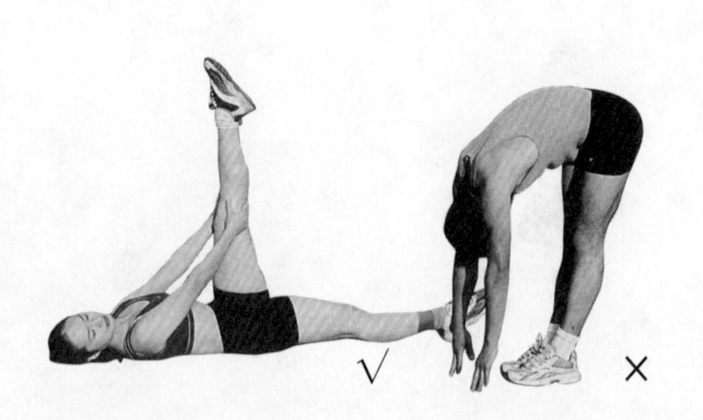

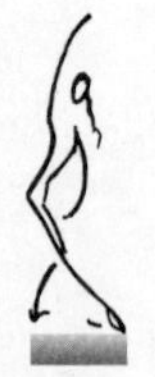

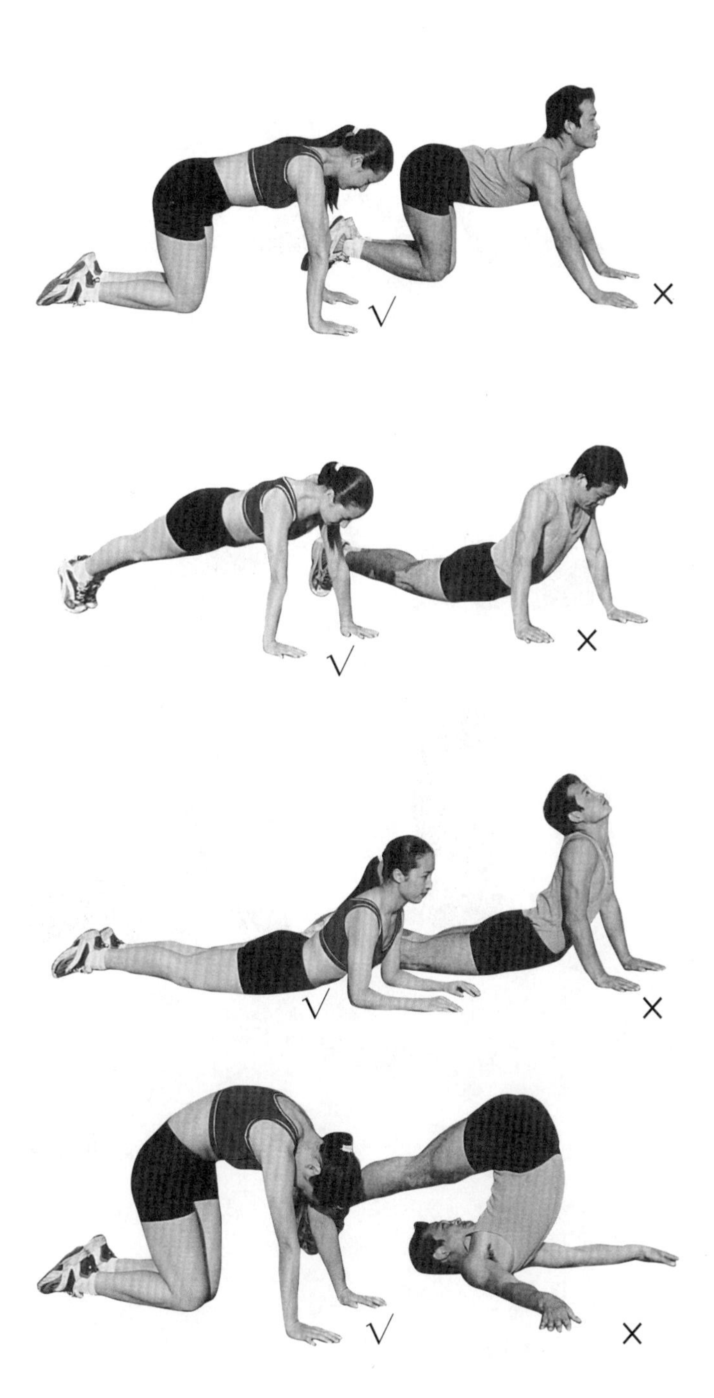

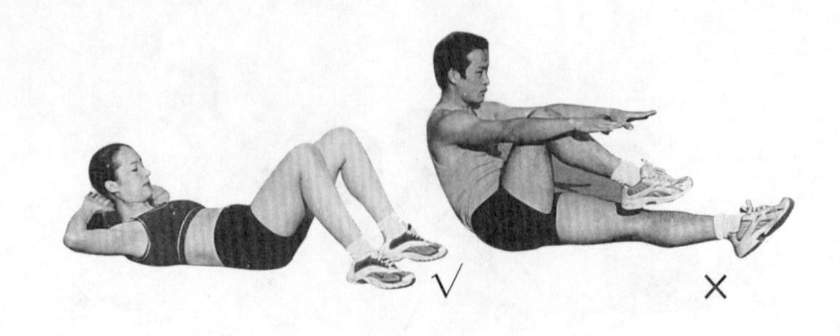

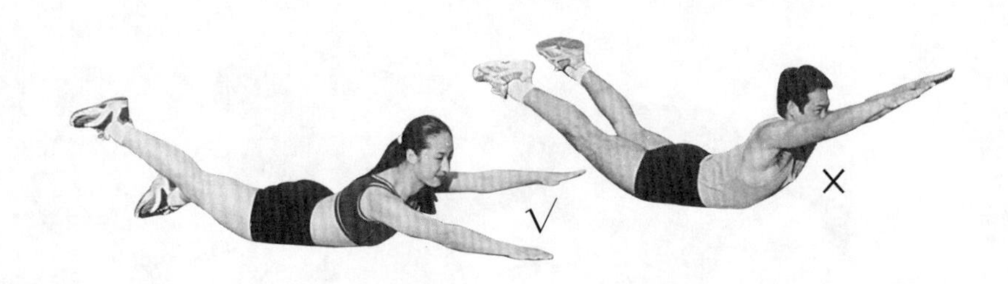

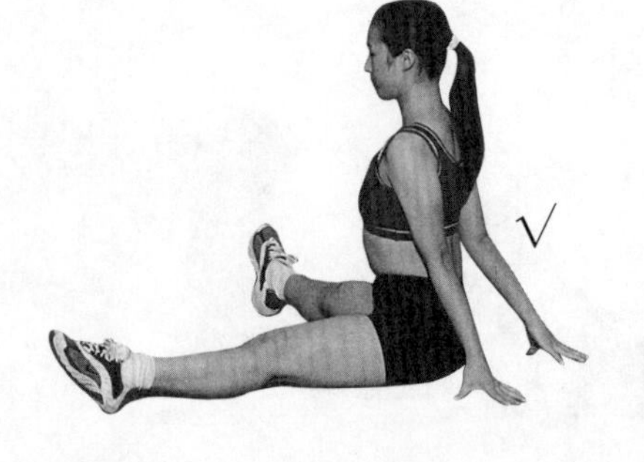

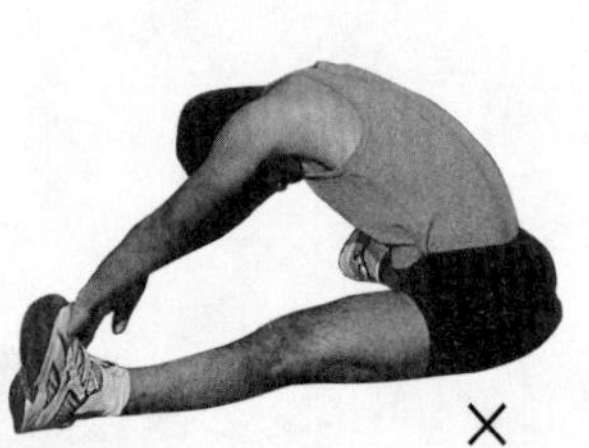

圖6-5

（馬鴻韜）

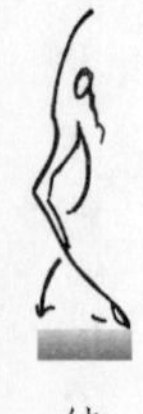

第七章

健美操創編

《顏師古注中》的「創，始造之也」，是講事物的誕生過程。人類的藝術與體育活動中的創編則是按事物的特點、規律與條件，在主觀意識的指導之下的創造過程。

健美操的創編是依照健美操的特點、規律，據其目的、原則並在自身知識的依托下，將單個動作組織串聯成為健美操鍛鍊與競賽套路的過程。

健美操是一項綜合性很強的體育運動項目，要有效地達到鍛鍊與競賽的目的，簡單地把動作串聯起來是遠遠不夠的，還要注重健美操的本質、特點以及健美操的套路結構、時間、空間運用的方式、風格特點、音樂等諸多因素的有機結合。

第一節　健美操創編中的重要因素

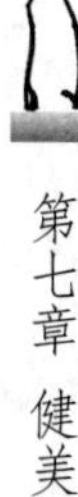

一、主體與客體（創編者與教學對象）

任何一個掌握健美操知識的人都可以進行健美操創編，但質量與效果卻有很大差別。健美操的實踐活動往往是以群體參與性為主要特徵的，在整個創編與實踐過程中，主客體是緊密相連的，體現了主客體的互補性、集體性、智慧性、創造性的交流過程，是在具有創造性主題的主導原則要求下，傳遞給教學對象豐富信息的一種磨合過程。因此，創編對主體與客體就會有特定的要求，這種關係我們可以從下圖中了解清楚。（圖 7-1）

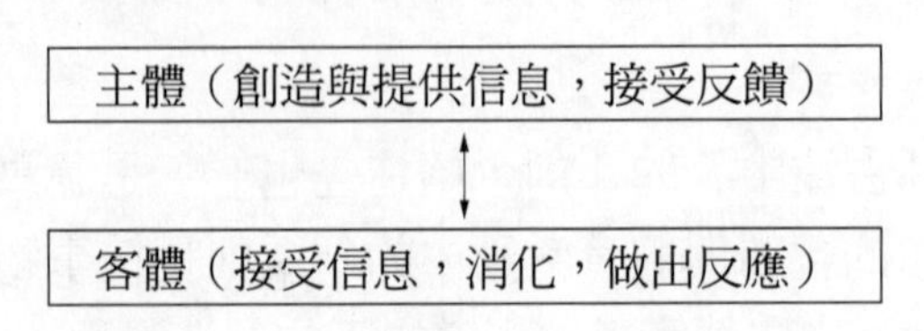

圖 7–1

(一) 主體（創編者）

主體是指在健美操創編過程之中的主導者，也就是主要的創編人。主創人員在整個創編的過程之中應處於主導位置，他不僅要具有精湛的健美操專業知識，同時對健美操的相關領域也應有所了解，如：相關的體育項目、藝術領域等等。

作為創編過程的主體，應該具有主動精神及飽滿的創作與參與熱情，能積極地投入與鑽研到這一領域當中，並具有堅強的毅力及百折不撓的精神。

主創者必須具有以下三方面的能力：

第一，敏銳的觀察能力。對事物的感知力，是了解事物的最初始階段。我們不僅僅對事物的外在表象有細緻入微的察覺，同時應該對其內在本質具有洞察能力。

第二，具有較好的分析與吸納能力。這是將外界事物轉化吸收成自我儲存為所需資料的重要環節。對事物的分析與思考主要依靠自身的知識基礎，根據需要所進行的進一步認知過程，是進行創造新事物的「序曲」。

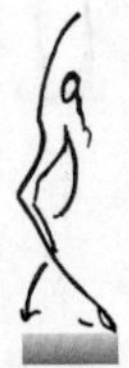

第三，準確的充滿激情的表達能力。在健美操創編與教學過程中的表達能力，是傳遞信息的至關重要的環節，再好的事物如果在信息傳輸中出現問題，都將導致偏離所要達到的目標。

對於創編者應具有的這三方面的能力，我們可以用下面的圖形（圖 7-2）表示：

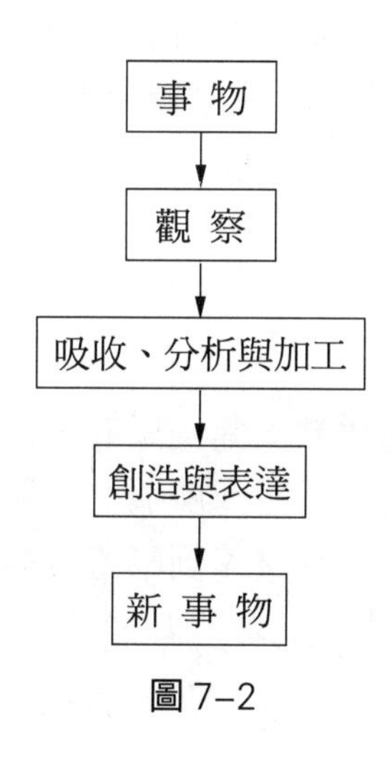

圖 7–2

(二) 客體（教學對象）

在這裡我們所講的客體是指在健美操創編與教學過程中的對象，作為創編活動的接受者，他們應具有如下的品質與能力：

第一，對健美操這一運動項目的喜好、願望是事物發展的前提，如果缺少這個前提，事物是無法向前發展的。

第二，積極主動的參與精神，這一精神是事物向前發展的催化劑。

第三，執行與操作能力，這是健美操活動的基礎，缺少它就沒有健美操的創編與活動。

二、動作與音樂

健美操是一項在音樂伴奏下，按特定規律、原則、載體，透由身體練習來達到其目的的體育運動項目，因此，動作與音樂是它的兩個最基本的組成部分，這兩個部分是相互獨立、相互依存的。既有各自獨特的表現形式，又相互聯繫。健美操的創編人員必須認清其基本表現形式與兩者之間是以什麼相通、相連的。

(一)動　作

動作是指物體的活動，健美操的動作是指人體在空間的活動。運動生理學中有「用進廢退」的原理，健美操是利用這一原理，由人體的活動來達到影響身體健康水平的。在一定意義上講，健美操是以身體各關節的靈活性、肌肉的彈性、韌帶的伸展性作為基礎，在身體各部位參與下的一種健身與競技運動項目。

從嚴格的意義上說，健美操是身體標準姿態控制基礎上的有節律的彈動和速度控制技術。

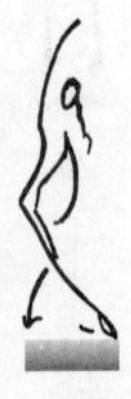

動作作為健美操當中的首要因素，良好、科學的符合健美操要求的動作會使我們更容易接近乃至達到目標，反之則會事與願違，甚至對人造成傷害。優美大方的動作可以使人賞心悅目，並給人們帶來歡樂，從而延緩疲勞現象的產生，反之，則使人退避三舍，產生厭惡心理。

人體的運動主要為：從解剖的角度看是圍繞著各個關節進行並由神經系統指揮肌肉收縮與伸張而產生運動，它的運動形式主要有屈、伸、舉、繞、彈、踢、擺。由軀幹、上肢活動與下肢活動配合而產生的各種姿態、步法、跳動、旋轉等。健美操的動作是以步法為基礎的，由步法練習，提高心血管系統的機能，培養靈活性、協調性、節奏感以及下肢的爆發力等。

動作本身有很多的要素，其中三點是非常重要的：

• 位置——包括人體相對空間的位置，四肢相對軀幹的位置等等。

• 節奏——主要指動作與動作串聯之後的彼此之間的時間關係。

• 過程——包括兩個方面，首先是路線與方向，指動作與動作連接過程中肢體的運動軌跡。其次是時間，在連接過程中所用的時間。

健美操當中採用的動作是那些有益於健康、遵循人體的自然發展規律、安全可靠的動作，而易造成損傷的動作是被禁止使用的，如：頭的360°轉、背弓等。健美操的形式多種多樣，但分主流與非主流。

科學地、有機地使用這些動作，會收到促進人體健康、變換無窮、優美絕倫的效果。掌握這些動作的規律、了解它們的功能是一個創編者所必需的，因為動作是健美操的核心。

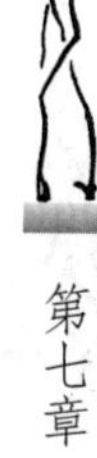

(二)音　樂

音樂是聲音的藝術。它作為完整的藝術形式，有著自己獨特、系統、完整的表達方法與方式。健美操動作在音樂的伴奏之下，具有生命力與藝術性，可以說為健美操插上兩隻翅膀，使健美操擴大了表現空間。

音樂的節奏與速度，嚴格地控制著動作的節奏與速度，因此，在很大程度上控制著運動的強度。僅就速度與節奏而言，時間一定，節奏與動作越複雜、越快，強度就越大，反之越弱。

音樂的風格引導、控制著動作的風格。音樂風格受時代、民族地域、環境、作者等因素影響，因此，我們應當尊重音樂的風格，惟有這樣，動作與音樂才能協調，音樂才能有力地支撐起動作。

音樂的強弱變化直接影響著動作的力度與起伏，曲調與節奏的變化加之動作起伏從而產生韻律感，增加了健美操的韻律美，提升了健美操的美學價值。

音樂有調控腦細胞興奮的作用，因此，在音樂伴奏下進行鍛鍊可以延緩疲勞現象的出現，同時音樂的節律同樣可以影響人的情緒，這也是健美操多選擇曲調歡快、節奏強勁的音樂作為伴奏音樂的重要原因之一。

歡愉明快的音樂可以更快地調動人的興奮性。正像前蘇聯健美操專家在《健美操》書中指出的那樣：「『音樂』能激發練習者的情緒，並使其在練習過程中獲得樂趣，在音樂的伴奏下做動作才能培養運動員的節奏感和韻律感。」

第二節　健美操創編的目的

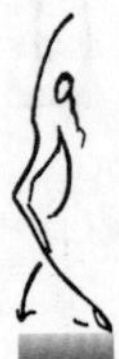

人類的活動是圍繞著自身生存與發展而進行的，健美操運動是為了提高人自身的健康水準與人體各種機能與能力而進行的，從而達到提升人們生活質量的目的。

創編是這一活動的開端。因此，惟有明確目的才能更好地完成整個活動過程。

一、提高並改善人體在生理上的健康水準

大量的研究表明，長期從事有氧運動可以使心肺功能得到改善，呼吸肌增強，肺活量增大，呼吸次數減少，並使肺功能加強，提高肺部的氧供應能力。從心血管循環系統來看，有氧鍛鍊可使心肌纖維增粗、收縮及擴張加強，從而增加每搏輸出量，使心血管系統處在一個良好的狀態下。

有氧運動可以增強胃腸蠕動，增加消化液的分泌量，從而加強消化與代謝功能，同時使腎臟供血充足，代謝加強。

有氧鍛鍊可增加淋巴液的分泌，從而加強了人體的免疫功能，提高人體抵抗疾病的能力。

人體運動系統能力的強與弱取決於人的神經、骨骼及骨骼肌的發達程度。健美操透過人體各關節及肌肉練習，促使骨骼肌與神經系統得到發展。

值得提出的是，青少年時期是骨增長期，到了成年，骨骼的增長會減緩並停止下來，但骨質變化卻沒有停止，因此，適當地科學地鍛鍊對骨的造血能力及骨密度的程度有著積極的影響，而肌肉在人的一生中都可以變化，由鍛鍊可使肌纖維增粗，從而加強肌力及改變肌肉形態。

此外，由簡單至複雜的身體練習，可以提高人的協調性及反應能力，增加韌帶的柔韌度，擴大人體的活動範圍及靈敏性。人體運動需要大量的能量供應，這就需要人體本身提供所需的能量。人體的「燃料庫」是血糖及皮下貯存的脂肪。如果皮下脂肪貯存過多，不僅影響體態，同時還會引發多種疾病。北京體育大學柏曉玲教授對 120 名 40 歲、平均每天每人進行 1～1.5 小時的健美操鍛鍊者的實驗中發現，有 20 人體脂百分數由原來的 29.3%下降為 25.6%，平均每人減少

體脂 0.7%。由此可見，健美操鍛鍊在改變肥胖體重中起著很大的作用。

由於健美操的練習手段與方法是由針對肌肉的練習內容及訓練時間所決定，因此，在發展肌肉的抗阻能力及提高人的耐力方面起著積極的作用。

綜上所述，健美操創編在影響人生理方面的目的有如下幾個方面：

（一）提高各循環系統的功能

（二）改變身體成分

（三）使骨骼與肌肉得到發展

（四）提高人的協調性

二、改善人體精神狀態

現代社會人類活動更多地由單純的體力變為腦力活動。高密度的人群與現代化的大工業生產模式給人們精神上帶來了越來越大的壓力與負擔，一方面是體能活動的減少，另一方面是腦力工作的加大與精神壓力的增加，這些是造成現代人很多疾病與心理障礙的重要原因之一。

現代的生活方式將人類從原來「大家庭」轉變成為「小家庭」，鋼筋水泥把人們禁錮在狹小的空間內，使人際交往減少，這是造成心理障礙的又一重要因素。

科學、適當的體育鍛鍊可以使人的機體疲勞得以緩解，優美動聽的音樂可以愉悅身心，健美操綜合了兩方面的特點，因此能夠使人的疲勞狀況得以緩解，身心得以愉悅。

健美操通過熱情奔放的動作與強烈的節奏、豐富的展現力使人們在鍛鍊的同時，釋放心中的壓抑與煩惱，從而使人們的心理壓力得以緩解，集體鍛鍊的形式為人際交往創造了

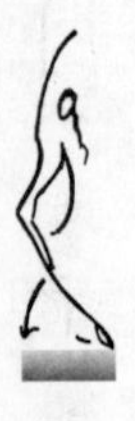

條件。單一機械的重複性勞動可以使肌肉僵硬、神經抑制，而健美操多方面的綜合練習，特別是伸展動作，可使僵硬的肌肉得以放鬆。

三、娛樂與表演

由於健美操綜合了音樂、舞蹈、體操等項目的特點，因此，它具有較強的藝術性及表現力，人們在從事這項活動的同時會感到身心娛悅，優美的動作、音樂的支持也會給旁觀者帶來美的感受。

把健美操的精華與藝術手段有機地結合，可以創編出藝術效果極佳的表演作品，同時把我們平時的鍛鍊套路加以提煉，也可以成為很好的表演內容，不但能給人們帶來賞心悅目的感受，同時對項目本身也起著提高、帶動的作用。

四、競　賽

健美操作為一項體育運動項目，它體現了人體在力量、柔韌、協調、節奏感、審美及表現力等諸多方面的綜合能力。根據它的不同特性，按動作的難易、運動強度的高低區別出不同的層次，可以作為評價運動能力、健康水平等方面的標準。我國現已公布了評價運動等級的《健美操等級運動員規定動作》及評價健康水準的《健美操大眾鍛鍊標準》，大部分為規定動作。我們也可以透過創編套路，達到或接近這些標準。

自 1984 年美國首創有氧操比賽至今，健美操已逐漸形成為競技性的體育運動項目，各種賽事眾多，影響日益擴大。競賽是藉由對各名運動員的健美操套路的藝術性、強度、難

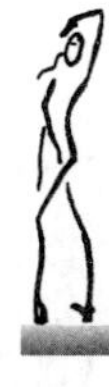

易度及完成情況的評價而進行的，套路的創編顯得尤為重要。

第三節　健美操創編的指導思想與原則

要使健美操創編活動沿著正確的軌跡進行，僅僅了解相關知識與目的是遠遠不夠的，任何活動都是按照自己的特定規律與原則進行的，不同類型的健美操在創編中有著不同的指導思想與原則。

一、健身性健美操創編的指導思想與技術性原則

(一)健身性健美操創編的指導思想

健身性健美操的宗旨是提高人體的健康水平，創編時除了把握住具體的操作外，首先要明確總體的指導思想。

健身是創編最重要的指導思想，我們的一切設計與動作都應該圍繞著這一思想進行。人生在世的基本願望之一是使人自身的健康得到保證與提高，健身性健美操的目的在於提高人的健康水平，發展人的運動基本素質，改善形體。

我們在創編中要使人的頭頸、軀幹、四肢都得到充分的鍛鍊。應當有意識地遵循各關節的不同運動形式（如：各種屈伸、擺動及繞環等），創編出各種類型的動作，從而促進肌力的增加、關節靈活性的提高以及由改變運動位置、方向、節奏、路線，影響不同的肌群，並由動作路線、節奏、位置、方向與單一動作、複合性動作的變化來培養人的協調性。同一動作重複越多對同一肌肉及關節影響越大，但並不

是越多越好。因此，恰如其分地運用這些原理才能達到促進健康的目的。

作為一名健身的指導者，應該知道每一個動作對哪些肌肉或肌群產生影響、肌肉做功的基本原理等。如：由手臂胸前屈肘來施加對二頭肌的影響，由提膝對腹直肌及股四頭肌施加影響等等。

安全性也是創編健身性健美操的重要指導思想之一，因為它是保證健康的前提條件。我們要堅持安全第一，避免採用那些容易對身體造成傷害的方法與手段，發展那些有益於身心健康的方法與手段。我們必須做到：

第一，確保有氧，避免無氧現象的出現；

第二，遵循人體自然運動規律，杜絕違反人體自然活動的動作出現；

第三，減少運動對關節的衝擊力，保護關節；

第四，避免肌肉的過度牽拉，防止對肌肉造成傷害；

第五，確保成套整體風格積極向上的精神，以帶給人們朝氣蓬勃、輕鬆愉快的精神狀態。

注重身體的全面發展是健美操創編活動中必須重視的，它同樣是保證人體健康，特別是均衡發展的重要條件之一。

娛樂與藝術性是創編活動中的另一個指導思想，健美操不同於其他運動項目的重要特性之一，在於它有很強的娛樂性與藝術性。人們在鍛鍊軀體的同時，僅僅獲得生理上的健康已遠遠不適合我們今天的社會，身心也要得到愉悅。

世界衛生組織（WHO）發表的健康定義為：「健康是一種在身體上、精神上的完滿狀態，以及良好的適應力，而不僅僅是沒有疾病和衰弱的狀態。」依據這一定義，我們把健康分為：第一生理健康，第二心理健康，第三良好的道德與適應能力。優美動聽的音樂可以陶冶人的情操，舒展大方的動作使人有美的享受，人們在音樂伴奏下舒展身體，釋放了壓抑的情緒，從而獲得良好的情緒與狀態。

在設計動作之前，要反覆地聆聽音樂，感受音樂的內涵，分析音樂的風格、節奏、樂句與樂段等等。

(二)健身性健美操創編的技術性原則

1.合理的成套結構

要創編出優質的健身性健美操動作與套路，僅僅具有正確的指導思想是遠遠不夠的。「沒有規矩，不成方圓」。在創編活動中遵循特定的規律與原則是保障動作與成套的科學性、時效性的必要條件，是通向設想目標的橋樑。

健美操的結構基本上分為三個部分，即準備部分、基本部分、結束部分。

準備部分的主要目的是為了使身體從相對靜止狀態開始，關節與肌肉得到一般性活動，加深呼吸，為進入應有的運動強度做準備，防止運動損傷，同時為下面的基本部分做好思想準備。這一部分可根據整套操的目的與結構而定，可以有呼吸、一般性伸拉與關節活動等內容，同時要注意培養動作與呼吸協調配合的良好習慣。

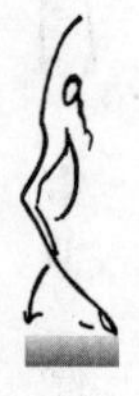

基本部分是鍛鍊的主要部分。主要練習有關節的活動、肌肉的練習、耗能，形式以操化動作、墊上練習、步法、跑跳等為主。這一部分的目的是加強運動負荷，透過耗能而減脂，提高人體運動的基本素質，使內臟器官得到鍛鍊。值得提出的是在創編肌肉練習動作時，應注意練習與伸拉交替進行，以防止肌肉變得僵硬。

結束部分主要以放鬆、伸拉為主，目的是放鬆機體，逐漸降低運動負荷，從而儘可能地恢復並達到鍛鍊前的狀態。

在每個部分運動強度之間的過渡不要忽然加大或減少，而要注意連接動作的設計，使運動強度逐漸變化。

我國健美操的形式多種多樣，在學校體育中，我們常常可以見到 5～10 分鐘的短小健美操套路練習，但它們在結構上依然包括準備、基本、結束三個基本部分；在內容上，它們更側重關節練習。由於目前各學校的訓練條件有限，所以一般沒有墊上練習。此外，還有一些特殊功能與形式的健美操練習，例如：手指操、太極健美操、中老年健身操、青少年健身操等等，這些操主要針對人們日常生活中的具體問題與具體對象而設計。不論它們的形式差異如何，結構上的三個部分是基本不變的。

2.鮮明的針對性

在健美操的創編中，創編者首先應該了解練習對象的具體情況。不同人群的具體情況與要求各不相同，所以，在創編健美操時要對接受者的具體情況進行分析，最基本的是身體情況有無嚴重的疾病，特別是不適合運動的疾病，如：嚴重的心血管疾病，運動功能上的疾病與缺陷等。身體素質（力量、耐力、速度、柔韌、靈敏）、運動經歷、心理狀態和周圍環境等因素都是我們應該考慮的。

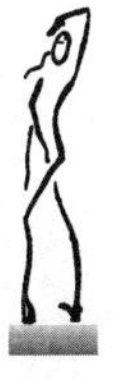

3.動作有序性及流暢性

健美操鍛鍊者往往流動性強，業餘練習者居多，教練員常常採用連續不斷的帶領法練習健美操。我們在創編這類操時應注意有順序地安排動作，使動作與動作之間不連接，有一定的規律並連貫，這樣便於鍛鍊者最快最順利地掌握動作。特別是步法的有序流暢，合乎規律的步法是鍛鍊順利、不間斷的有力保證，同時也可以減少運動損傷的出現，從而更好地達到鍛鍊的目的。

所謂有序流暢，是指活動部位的有序以及動作與動作前後連接的流暢。如按解剖的位置由上至下或由下至上，由外向內或由內向外，從一種步法連接至另一種步法，由局部至全部，由單一至綜合與複雜。為了有利於教學的順利進行，我們在創編中可以有意識地分解復合性動作，並對動作進行分析。

健美操的動作是由下肢——步法配以上肢、軀幹的運動而成，在學習一個復合性動作時，我們可以把這一動作分成若干個單一動作，然後逐步加以組合，如：先做下肢動作再做上肢動作，最後組合成一個完整的動作，或先做動作原形，再在原形動作上加以變化等等。

要使動作連貫合理，創編者應了解動作的基本類型：

第一，步法

步法流暢的主要保證在於運動中對身體重心的把握，如果能夠在運動中使身體重心平穩，做到步法流暢就不難了。步法的主要形式有以下幾種：雙腳同時運動、雙腳依次運動、同腳多次運動。不同形式步法的轉換為重心的變化所致。如重心在中間，雙腳同時運動，這樣的步法有雙腳彈動、開合跳等等。像這類的步法可任意連接下一個步法。又如重心偏離人體中心，倒向某一側，連接下一步法最常見的是，使用身體的另一邊（也就是使用另一隻腳）。除非你要有意多次使用同一側腳時可以不變化重心。

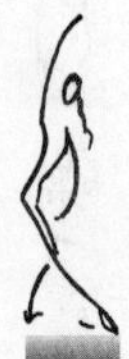

第二，手臂動作

手臂動作的運動形式與運動範圍比較複雜、多樣，但歸納起來有對稱運動、不對稱運動、單手運動（單手依次、單手單邊多次）、雙手運動，運動形式有伸、舉、擺、繞、振等等。對於一般人來講，對稱運動比不對稱運動容易接受，上下之間與左右之間在胸前停留一下更容易接受，我們要有規律有目的地使用這些形式。

當整套操編排就緒後，形成一定的規律，可以使鍛鍊者儘快地掌握動作，以加強鍛鍊的實效性。

4.運動負荷的合理性

創編一套操調控運動負荷是非常重要的。健身性健美操要嚴格地把運動負荷調控在中小強度，使之確保運動中的呼吸供氧。為了有效地達到最佳鍛鍊效果，應把負荷調控在能達到最佳效果的範圍之內。

日本神戶女子大學補園一仁教授在《關於長壽與健身，增強體質新理論》一文中，把心率作為衡量運動負荷的一種方法。他把同年齡組運動最高心率和實際運動心率進行比較，把運動強度劃分為3個區。

他認為，「當運動者的平均心率達到此運動者最高心率的60%～80%時，為健身區，此時心率越高對身體的影響越大，鍛鍊的效果越明顯。高於80%為強化訓練區，這表明不但運動強度大，且影響身體更劇烈。當低於60%，為消遣區，只起到一般性活動的作用」。

在健美操中常用最高心率公式為：

220－年齡＝最高心率

通常，運動負荷受下列因素影響：動作速度、重複次數、時間、動作幅度、肌肉用力。相同的時間內，動作速度越快，重複次數越多，幅度越大，肌肉用力越大，運動負荷就越強，反之則越弱。保持動作速度、幅度、肌肉用力時間越長、重複次數越多，運動負荷越強，反之越小。

在設計健美操運動負荷時應注意負荷逐漸上升與下降，並使之呈波浪式曲線上升與下降，總體上呈正向曲線。在一

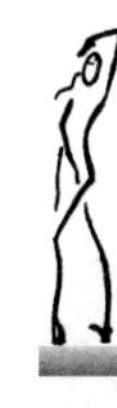

套健美操中，可出現 1～3 次高峰值，在出現多次峰值時每次的強度應有所區別，不應相同，可遞增或遞減。鍛鍊時間越長，出現多高峰的可能性越大，相反則越少。

通常，國際流行俱樂部鍛鍊時間控制在 45～60 分鐘。在我國有些俱樂部為 60～90 分鐘。學校體育教育中常用的操每套在 5～10 分鐘。

步法的強度受如下因素影響：主力腿的騰空高度、動力腿的動作幅度、肌肉的控制力度、動作的速度。影響手臂的動作強度的因素是動作幅度，以肩為軸由下至上強度逐漸增強，同時動作速度也是控制強度的主要因素。（表 7-1）

表 7–1　健美操運動強度的控制因素

	動作速度	動作幅度	動作速度	動作用力	持續時間
+	↑	↑	↑	↑	↑
–	↓	↓	↓	↓	↓

5.注重藝術性和創新性

健美操是一項結合了體操、舞蹈、音樂等項目特點的綜合性體育鍛鍊項目，它的重要特點之一是帶有強烈的娛樂性與表現力，因此，有目的地吸收舞蹈動作與其他運動項目的動作，以及一些獨特的動作，是創編中必不可少的環節。

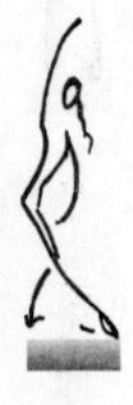

現代健美操起源於 20 世紀 60 年代末 70 年代初的美國，在 70 年代，迪斯可舞蹈盛行於美國，後風靡全球。健美操最初把迪斯可與體操動作融為一體，並運用有氧運動的鍛鍊原則獨樹一幟，贏得了眾多人群的鍾愛。

它之所以很快被人們接受，正是來源於它獨有的娛樂性與健身的實效性。而後，健美操吸納了越來越多的舞蹈動作，並加以創造，形成了風格各異、形式多樣的健美操，如：爵士健身操、拉丁健身操、搏擊健身操等等，健美操的鍛鍊者從中受益並感受到無比的樂趣。

健美操是一項包容性很強的體育運動項目，它能夠很快地吸收新的舞種與新動作。只要對身體鍛鍊有好處的動作都可以吸收。這和健身市場與人們的需要分不開，也是健美操向前發展的原動力。創編者採用哪些舞蹈素材和其他運動項目的動作，乃至獨創性的成功與否，是衡量一個創編者水平的重要標誌。

運用其他項目的動作素材，應注意以下幾個方面：

第一，在一套操中，舞蹈或運動項目的動作風格儘可能地統一，以便形成獨特的鮮明的風格。舞蹈是一種藝術形式，往往與時代、文化等有著密不可分的聯繫。一個時期往往有其代表性的文化特徵。我們在採用舞蹈素材時，應考慮接受對象的文化背景。只有儘可能被人們所接受，才能達到最佳效果與影響力。如果我們把過多的舞種混雜其中，會使人們感到雜亂無章。要把地域跨度過大的文化形式區別開來。如果有必要採用，一定要經過「吸收→消化→改變」的過程。借鑒其他的運動項目也是如此。

第二，採用舞蹈或其他的運動項目動作應與健美操的特點相結合。任何一個來自其他形式與舞蹈的動作，都不應該不加考慮與不加改造地使用。健美操的特點之一是節奏強烈、奔放與熱情，同時要求有一定的節奏及頻率，它應保持一定的律動性以及韻律性，其特點是步法保持彈性，動作清晰有力，動作與動作連接快。我們應依據這種特點進行選擇，避免使用那些易造成損傷及違反人體自然形體與運動規律的動作。

第三，音樂的風格與動作的風格應該統一。一個舞種往

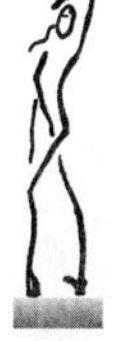

往都伴有相應風格的音樂，只有這樣才能使人們去接受和諧、完整的文化薰陶，從而達到身心的完美統一。

二、競技性健美操創編的指導思想及技術性原則

我國的競技性健美操作為獨立的體育競賽項目，正日趨成熟並與國際同步。創編作為競賽活動的先導環節，直接影響著競技水準、動作及套路創編的優劣，最終將直接關係到運動員的比賽成績。所以，明確創編的指導思想、研究並遵循競技性健美操的創編原則至關重要。

(一) 競技性健美操創編的指導思想

規則是競技比賽中的法規，是每一位參賽者都必須遵守的。規則是衡量動作編排及完成情況的標尺，它判斷成套動作的藝術、完成、難度等各個方面的好壞與高低。規則又是指南針，它為創編者與參賽者都指明了方向。研究並執行規則的條文不僅僅是運動員與教練員的天職，同時也是創編者創編動作的依據。

由於競技性健美操從誕生至今時間較短，因此，國內外各地區發展情況各異。我國自 1987 年舉行第一屆「長城」杯健美操邀請賽，至今國內制定的規則已有五六個版本之多。從最開始的只有規定動作，到今天直接採用國際規則，變化之快之大是驚人的。

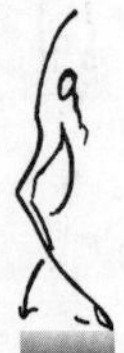

目前，國際上具有影響力的健美操國際組織有三個，制定的規則各異。1998 年 8 月國際體操聯合會成立了競技健美操委員會（FIG），並在法國舉行了第一屆「世界健美操錦標賽」之後，這一世界性比賽每兩年舉行一屆。

1994～1996 年，競技健美操規則要求創編套路的時間為

2分 50 秒～2 分 10 秒，並取消了其他國際組織當時通用的規定動作，即 4 次俯臥撐、4 次仰臥起坐、4 次大踢腿，取而代之的是兩個規定的兩個 8 拍組合動作與六大類難度動作。兩個規定組合是一組對稱動作，另一組由五個基本步法、三個連接步法的動作組合。六大類難度為靜力性力量、動力性力量、平衡、跳躍、踢腿、柔韌動作。

1997～2000 年規則取消了對稱及組合性動作，保留了六大類難度，發展為七個層次，並對難度數量加以限制。一個成套動作中最多出現 16 個難度，以 12 個最高難度計分。除此之外，對動作的連接、操化動作的運用、場地空間的運用、藝術性、創新與動作變化都有具體的規定。

2001～2008 年的規則，又把六類難度合並為四類難度，即俯臥撐類、支撐類、騰空跳躍類與柔韌類。難度動作數量限制為 12 個，只能出現兩次騰空成俯撐動作，地上動作不得超過 6 次，並取消藝術加分。在競賽過程中對成套動作的評判是依據規則進行的。因此，創編者在創編前，首先明確的是要遵循規則。

競技健美操作為一項競技體育運動，最終目的是要透過比賽區分優劣，運動員則是由比賽來檢驗自己訓練的水準，並在比賽中取得理想的成績。那麼，要提高競技能力，成套動作的創編非常重要。

國際體聯健美操委員會主席約翰・艾特肯森（JION. ATKESION）於國際體聯會議上指出：「我們要嚴格維護健美操特色。」什麼是競技性健美操主要特徵與競技性健美操在競賽中所特有的比賽內容呢？健美操的特色是在身體姿態的控制技術（ALIGNMENT）的基礎上的有節律的彈動控制技術（BOUNDS），它的競技特徵表現為動作的難度與配合、動作形式的多樣性與連貫性、運動負荷的高強度等。

這些都是圍繞著體現運動員的身體素質（力量、無氧耐力、速度柔韌、靈敏、協調、平衡能力）、獨特的吸引力（動作設計、動作表現、表情與氣質）、智慧（戰略戰術、成套動作的不同層次表現）、心理素質（情緒的穩定性）而進行比較的。

所有這些綜合能力的優劣，直接反映出競賽當中的競技能力，因此，體現競技性健美操的競技能力是我們創編中的另一個十分突出的指導思想。

(二)競技性健美操創編的技術性原則

1.多樣性原則

國際體聯競技健美操競賽規則中指出「成套動作必須表現出健美操動作類型、風格和難度動作的均衡性」，即成套動作必須表現不同的風格、節奏，成套動作的操化動作與難度動作的選擇必須均衡。關於多樣性，競賽規則從如下幾個方面作了明確的規定：

第一，「動作組合的多樣性的每次相同的動作將被扣分」。這就意味著在1分45秒的成套動作當中不能有任何的動作是相同的。

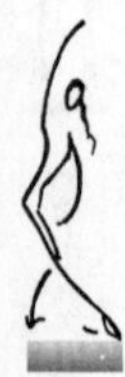

第二，「作為難度和支撐的準備的過渡動作的多樣性，只有作為難度的準備的過渡動作才允許重複相同的步法組合，但手臂動作組合必須不同」。

第三，「空中到地面及其相互轉換的過渡動作的多樣性。運動員每次從一個平面轉換到另一個平面時完全重複相同的動作，將被扣分」。

第四，移動路線的多樣性。連續使用相同的移動路線將被扣分。

第五，動作節奏的多樣性。在一套動作中至少出現一次節奏的變化。

從上述規定看出，對多樣性有那麼多的規定，其目的在於增強健美操的可視性與觀賞性，同時全面反映運動員在各方面的能力，並使成套動作的內容豐富全面。成套動作的多樣性是目前國際健美操比賽的潮流，在進行任何類別競技健美操套路的創編時，都應掌握其潮流以及發展趨勢。

應當注意成套動作的均衡。不論是操化動作的各個類別還是難度動作的規定動作，要注意兩個方面，一是類別數量的均衡，即在動作中儘可能地把動作的類別及數量做出適當的安排，根據目前動作的發展及運動員個人的特性而定，並不是難度動作越多、動作難度越高越好（參見《PIG 競技健美操競賽規則》中難度類別數量表及難度動作數量表）。

從各類比賽中也可以看到成績的好與壞並不與難度數量及級別成正比。均衡是指在成套動作中，各類難度能夠達到一種最佳組合狀態。二是指結構上的均衡，是對成套所有動作的前後安排的均衡，不能使某一類動作特別是難度動作過分地集中出現。

目前難度動作分為四個組類、十個級別，即 0.1～1 分，每上升 0.1 則升高一個級別。從 0.1 向後，難度價值越來越高。所謂高難度、高價值取決於兩方面，一方面是參與動作的身體部位越多，複雜程度越大，難度越高；另一方面是人體運動圍繞人體垂直軸進行，人體垂直軸又分為垂直地面轉動（TURN）與偏離垂直地面的人體的非垂直軸（TWIST），一個動作參與的垂直軸轉動越多，難度分值越高，但不是無止境的，規則目前準許的範圍是 720°以內的旋轉。

同樣值得注意的是創編中要強調高難度動作，但不是難度越高越好，而應充分考慮運動員所具有的運動能力及動作

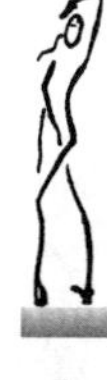

特點、風格等綜合因素。在運動員能夠優美地完成動作的前提下，對難度動作進行選擇與創編。

操化動作是指從傳統健身操中發展而來的健美操固有的動作。操化動作的難易與難度價值、難易程度分析基本相同，但在《FIG 競技健美操競賽規則》中每個操化動作沒有具體分值，對它的評價是依據運動員的完成情況及創編的多樣性及藝術性。

《FIG 競技健美操競賽規則》中指出：多樣性並不意味著不允許重複基本步法或其變化，而是運動員應避免做相同的動作組合。動作的變化應綜合考慮，上肢與下肢配合及前後連接上應儘可能多地進行變化。

我國的一些比賽，特別是行業或基層比賽，目前還沒有過高的難度，對難度動作數量也有所限制，有些對操化動作有具體的規定，並有相應的分值。在創編這類操時應考慮具體的原則與規定。我國不同級別的比賽很多，創編時除了要尊重規則要求外，還應儘可能地使動作產生變化。

2.流暢的連接與過渡性原則

連接與過渡動作是指重點動作與重點動作或重點段落與重點段落之間的動作。連接與過渡可能是空中及地面的轉換或是路線的變化，這些在比賽套路中運用得好壞是成套動作優劣的又一衡量標誌。

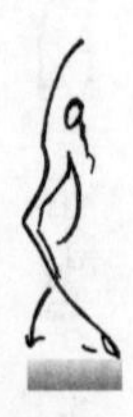

《FIG 競技健美操競賽規則》在第四章 1、2 過渡動作／連接動作中作了如下說明：「流暢地連接健美操的基本步法、動作組合、難度和托舉的能力；靈活和流暢的空中、地面相互轉換。」

另外，在規則的《裁判員指南》中關於過渡與連接動作流暢說明是：「不同的動作組成了一套動作的編排，健美操的動作組合、難度動作、托舉和支撐，過渡動作或用於從一個平面轉到另一個平面的動作。這些動作必須以動力性生動地連接在一起，而不能突然中斷動作的連續性，一個動作必須輕鬆和自然地引導另一個動作。成套中的每一拍都應清楚。」

動作的流暢性可以從幾個方面理解，首先是動作本身。創編組合動作時，要注意步法與步法的連接自然流暢，特別是各種移動與轉體，應當左右腿交替運用，連續使用一條腿時必須恰當巧妙，可以配合節奏變化。上肢的連接同樣要連貫自然。步法是健美操的基礎，要做到連貫流暢，步法的重心處理十分重要。

其次，難度動作與前後動作的連接必須自然順暢，通常採用的基本動作類型有一般性的跳躍、前倒、滑動、滾動、翻轉、小技巧等。當準備做一個難度時，應該先考慮它的難度類別與運動形式，所採用的前後連接應有利於難度動作的完成而又自然、完整。

在做集體項目的配合時應考慮人與人之間的相互關係，使他們從前至後連接自然順暢，可以使用各種姿態與步法進行連接，上一個動作應是下一個動作的準備，一個動作的結束應該是另一個動作的開始，從而達到一種最佳的連接過程。創編配合動作，除了表現出相互依托與映照外，還應具有健美操特色，可以利用各種健美操的難度動作及操化動作進行結合。配合動作分為靜力性配合與動力性配合兩種。靜力性配合需要為運動員保持足夠的靜止時間，而動力性配合要注意人與人之間的協調與運動感。

空間的利用與路線的變化是創造流暢性的另一個方面。空中、站立、半蹲與地面運動是運動員可運用的垂直空間，而同時由運動員身體方向的變化可以在水準方向創造流暢。

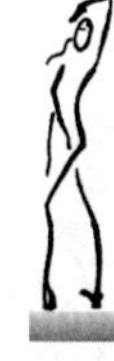

在做這些變化時，應避免生硬的死拉硬拽式的連接，而應利用健美操的特有的動作特性，如節奏快、變化多、步法變動快等，由一個動作或一個面變化成另一個動作或另一個面，充分運用人體的運動規律，儘可能地少出現中斷、停頓的現象。

成套的運動路線主要有：直線、斜線、曲線、波折線、鋸齒線、S 線等。單一的線實際只有兩種：一是直線，二是曲線，其他線條都由這兩種線條變化或組合而成，如斜線是直線變方向而形成，S 線由正反兩個曲線組成。有目的、巧妙地使用這些路線可以增強成套動作的流暢感，使成套動作顯得飽滿與飄逸。

不論比賽場地是什麼形狀，我們都可以把它劃分為基本的五個區域，即場地的四個角半徑 1 公尺的區域與場地中央。儘可能地利用步法移動至各個區域，避免區域的使用失衡，某一區域使用過多也會影響成套動作的均衡感。

在創編中，路線的使用應盡量避免多次使用一條路線，特別是連續使用同一路線。

3.獨特完美的藝術創造性原則

健美操是一項藝術性很強的難美項群類運動項目，它可以給人們帶來很強的藝術享受，但就健美操項目特點而言，它的主要藝術特點是朝氣蓬勃、歡樂向上。

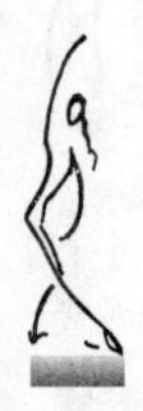

《FIG 競技健美操競賽規則》中第三章的藝術性為：「成套動作的藝術性要求是，充滿活力，有創造性，以健美操的方式表現動作設計和流暢的過渡動作」；在第四章創造性中指出：「成套動作必須是令人難忘的與眾不同的，它必須是展現及音樂、動作設計和配合的獨特的創造性的結合。」在規則的藝術裁判指南中指出「不欣賞表現悲傷、痛

苦、煩惱或不快樂的表演，因為健美操的特色之一是活力、動力、趣味和快樂的外在表現」，「成套的主題不得體現暴力、色情與性愛」。

健美操的藝術創造具有兩重性，首先是創編過程中的藝術創造，其次是運動員在完成成套動作過程中的第二次創造。創編中的藝術創造是基礎，而由運動員的第二次創造，昇華與提高其藝術創造性，從而達到完美的境界，因此，創編中的藝術創造是首要環節，它直接影響著第二次創造，是第二次創造能否展示理想空間的前提條件。

在創編一套動作前，要了解運動員的習性、表達能力等因素，只有這樣，在創編中才能有目的、有方向、有尺度，使成套動作的藝術性與藝術魅力展現得淋漓盡致。

健美操的藝術創造可以由以下幾方面進行。

主題：

在成套中可選擇一個表現的主要內容，如讀書、歡聚等等，在成套中恰當地加以描述，使成套動作產生戲劇性效果，但不能過多地展現，因為每個動作必須為體現競技能力服務。可透過短時間的兩三個動作，也可在成套中反覆出現同一主題（用不同的動作），但以不超過三次為宜，與此同時，要使主題與其他因素有機地結合，主題的出現要能夠突出藝術性。如果沒有具體的主題，則應該圍繞著成套的風格與氣氛來進行創編。成套動作的藝術氣氛來源於個人的修養，特別是音樂給予創編者的啟發與靈感。

音樂：

優美、完整及獨特的音樂風格是展現動作與藝術性的動力，音樂具有完美的表現形式，它可以為創編者提供創造的源泉，並使創編者產生靈感。恰如其分地運用這些表現手段，可以突出藝術效果，並給動作帶來生命。

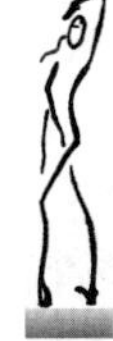

在創編中，應對音樂的結構、節奏、旋律、配器等諸多因素進行分析，找出動作與音樂的結合點，特殊的音響效果會給動作帶來意想不到的效果。音樂的選擇必須有利於體現競技健美操的競技能力。

動作設計：

在動作設計上，除了考慮那些傳統的健美操動作，還應善於創造新穎的動作。獨創新穎的動作使人們出乎意料，反應強烈，具有獨特的藝術性與創造性。

上述三個方面在創編中應有目的地綜合使用，特別在獨創方面應狠下工夫，以求不落俗套，與眾不同。

《FIG 競技健美操競賽規則》有關藝術創造性中指出：「表演是與眾不同的、獨特的和非凡的」，在論述完全新穎的音樂和獨特的動作時指出：「當所有的因素被編排和融合一起時（動作設計、表現力、音樂、配合），才能形成一套與眾不同的獨特的和令人難忘的成套動作。動作設計、健美操組合的編排、過渡動作、不同的隊形，這些都是新穎的、與眾不同的、不可預見的，並且由運動員的動作和表現與音樂風格完美地結合起來，再加入一些以前無人做過的具有特殊感覺的小動作細節。在一套動作中可體現一個主題」，「動作設計、音樂、表現和服裝都與主題密切聯繫。各種因素完善地結合在一起，使之具有獨特的個性」。

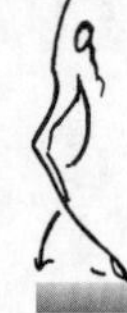

4.因人而異的創編性原則

運動員與運動員之間存在著各種差異，除了個性上的差異，還有運動能力、身體素質、技術、外形等方面的差異，在創編中應充分掌握運動員的個體特性及各方面的情況，並充分挖掘個人的特點，結合上述原則進行創編才能達到預期的目的。

三、表演性健美操的創編

表演性健美操是屬於展示性與觀賞性的健美操，它的主要作用是介紹、推廣、傳播以及帶動健美操的發展，豐富人民大眾的業餘文化體育生活。

由於其目的是展示與觀賞，因此，在創編的原則、方法、內容等方面除了抓住健美操的本質特點之外，還要豐富其內容，突出其功能。

(一)表演性健美操的幾種類型

1.展示健身功能類

這類表演性健美操主要以常見的健美操種類為主，如：健身健美操、踏板操、搏擊操等。這類操的創編要有意識地強調該類健美操本身特點的動作，儘可能地展示動作本身給身體帶來的作用，集中它的精華部分進行展示。

2.展示藝術美類

從人體美、健康美和運動的角度講，健美操展示的是韻律美、動感美，從精神上給人們帶來的是活力美、愉快美，從藝術的角度揭示了美好的生活與生命的力量美。這類健美操表現的空間相當大，不必約束太多，要儘可能地發揮想像力去表現健美操的這些美。

3.展示技巧類

以高難動作等技術作為支撐的健美操基本上是競技健美操，難度動作是體現競技性的主要特徵。這類健美操驚險複

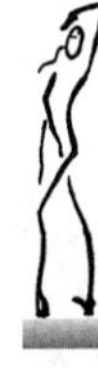

雜，觀賞性也很強，可以直接表演，也可以結合上述兩類的特點進行編排。它和上述兩類的主要區別在於含有高難動作，在編排時可以根據需要，採用難度動作或者其他技術性強的動作。

(二)表演性健美操的創編原則

1.展示健美操的項目特點

健美操的主要特點為動作的彈動性與特有的形態。彈動性在基本技術中已經作了詳細的闡述，它源於膝、踝的協調屈伸。健美操的姿態除了軀幹挺拔、有清晰的開始與結束外，動作有力度是它動作本質上的特點。

另外，動作流暢、銜接合理、具有強烈的律動感也是它的主要特徵。在編排表演性健美操時，主體部分要儘可能地保持這些主要特點，根據需要加入一些別的動作。

2.以音樂爲靈魂

音樂是健美操不可缺少的部分，可以為創編帶來廣闊天地與靈感。在創編中，要準確地表達音樂激情與內涵，在掌握音樂知識的前提下，在必要設備的支持下，也可以按自己的意願首先創作音樂，再進行動作創編，這樣就可以使動作與音樂結合得更加完美生動，充滿生機。

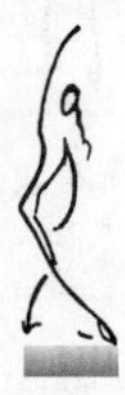

3.多樣性

表演性健美操的觀賞性是主要目標，很難想像人們會對平淡、沒有變化的東西感興趣。人們的注意力很容易被變化、衝突、優美、移動的事物所吸引。因此，應儘可能地減少動作的重複，只有需要呼應的情況下，才採用重複動作。

動作的多樣性不是沒有目的的動作累加，而是在風格統一的情況下，加大信息量與豐富動作，避免不必要的重複動作，以使動作變化多端。

多樣性不僅僅只限於動作，還包括空間利用、節奏變化、人員的組織與調動、路線等。

4.強烈的藝術性

藝術性是健美操的主要特點之一，健身性健美操與競技性健美操由於目的與條件等方面的限制，不可能把展示藝術性作為首先，而表演性健美操就不同了，在把握健美操特點的前提下，可以使表演性健美操充分展示健美操的藝術魅力。

創編者可以突出某一種風格，如：HIP HOP、拉丁等，也可以把其他項目融入表演之中，還可以把不同風格與不同的健身器械融入一套表演操中，但在編排這樣的操時一定要注意音樂的協調。

主題的表現是展示藝術性的另一種手段，可以很具體地利用某一生活中或想像中的事物作為描述的內容，無論是動作體現還是音樂體現，都是很好的藝術體現，但在這類操的編排中，健美操應該是主體。

當然，如果在編排之前就將服裝、燈光、舞臺美術等因素全面考慮，那麼藝術的美麗會更加完美地展現在觀眾面前。

5.因人而異

無論是哪類健美操的創編都不能忽視對各方面條件的考慮，要從如下幾個方面審視：（表 7-2）

- 身體條件
- 專業技能

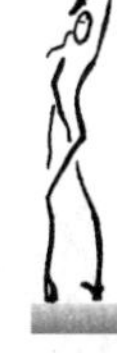

表 7–2

身體條件	專業技能	表演能力
柔韌、力量、靈活與協調性格	操化動作、轉體、跳躍、舞蹈	激情、吸引力、形體與面部的表達

• 表演能力

第四節　健美操的創編過程

創編的過程是指創編健美操時的先後步驟與流程。有序地進行這些步驟，可以提高創作的效率及質量，也有利於我們對其結構及形式進行分析，以便下一步的修改工作。

創編過程可以有多種，但主要有兩種：

第一種：制定目標

↓

音樂的選擇與剪輯

↓

素材的選擇與確定

↓

建立基本結構

↓

按創編原則組合動作與分段

↓

按成套順序完成成套動作的組合

↓

評價與修改

第二種：制定目標

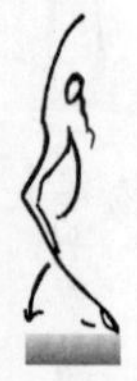

↓

構思成套的結構

↓

素材的選擇與確定

↓

按原則組合動作與分段

↓

按成套順序組合成套

↓

音樂的創作與剪輯

↓

評價與修改

一、制定目標與整體構思

創編的第一步應是制定目標，只有目標明確才能使創編具有目的性，才能儘可能地少走彎路或不走彎路。

制定目標時，首先要明確創編目的。思考這一問題，可先從健美操的分類開始。第一是為了比賽還是健身，第二是具體的目的，如：

健身→按功能選擇→對象及客觀條件等；

競賽→競賽類型→規則→對象→預期成績。

第三是套路的風格，它決定著成套動作的個性與藝術價值。

準備創編或接到一個表演的任務時，應該先考慮自己最熟悉健美操的哪些項目，自己對哪類音樂與動作最有把握，然後根據表演的要求，反覆思考操的開始——發展——結束，構造框架。有了比較清晰的想法後，就可以進行具體的

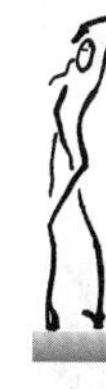

操作了。

例 1：

開始	發展	結束
造型——擴張	操化——表演	收縮——托舉——造型

二、音樂選擇與剪接

音樂應符合健美操的特點，節奏鮮明、熱烈、蓬勃向上。根據創編的目標，選擇音樂的風格，然後根據成套動作的結構或具體要求，確定音樂的長短、起伏，或根據音樂的長短、起伏，確定成套動作的結構與動作。

有了整體構思，便可以有目標地選擇音樂。當聽到一首樂曲時，應考慮它是否能夠使你感動，是否能夠激起你的想象與靈感。

選定音樂之後，要反覆地聆聽音樂，感受和體味、感悟樂曲的開始——發展——結束，不要放過音樂的過渡部分。

與此同時，著手劃分音樂的段落，並進行篩選，在確定所需要的音樂段落後，思考如何使這些段落銜接與過渡，如何銜接自然、流暢、有特點。特別是要有一個激動人心的新穎的開始與結束。

最後進行剪接與編輯音樂的工作。

例 2：

原創音樂：（假設時間 2 分 28 秒）

前奏 (4×8) ——A 段 (8×8) ——B 段 (4×8) ——間奏 (2×8) ——A 段 (8×8) ——B 段 (4×8) ——結束 (2.5×8)

共計 (32.5×8)

剪接後音樂成品：

前奏 (2×8) —— A 段 (8×8) —— 動效音 0.5×8—— B

段（4×8）——間奏（2×4）——結束（2×8）——動效音（0.5×8）

共計（19×8）

三、動作素材的選擇與確定

動作素材收集工作主要靠平時的學習與積累。當目標確定後、創編者在素材庫中選擇那些適合目標的動作。如創編健身操，看哪些動作具有鍛鍊價值，同時又容易被接受；競技性健美操選用哪些難度動作與過渡動作，哪些動作為個性動作，特別是哪些動作是獨創動作等。選擇往往不是一次性的。與此同時，如果有條件，應把素材拿到組合中先進行檢驗，看看是否可行、有效。

透過這兩個步驟，可以初步確定創編中所要採用的素材動作，例如：當獲得了愛不釋手的音樂，並且經過反覆分析，對該音樂已經了如指掌後，首先應該考慮那些有代表性的、風格明顯的動作。

其後是選擇主體動作，把這些動作組成一個一個的動作組合，而這些組合應該是和音樂的段落相對應的。

例3：我們選用示例2的音樂

前奏（2×8）——A段（8×8）——動效音0.5×8——B段（4×8）——間奏（2×4）——結束（2×8）——動效音0.5×8

前後除去兩處動效音外（動效音我們要特殊地處理），我們把成套音樂共分成五段，即：前奏段+A段+B段+間奏+結束

我們先選擇其中任何一段，如：

間奏段：

音樂：4/4 ＊ ＊ 0 ＊ | ＊ ＊ 0 ＊ | # # ＊ # # ＊ | ＊ 0 ＊ — |

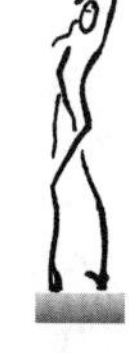

動作：踏步——弓步——踏步——弓步——恰恰步——恰恰步——提膝——開合跳

經過上面的步驟我們獲得了一個動作組合，其他段落以此類推。

四、建立基本結構

結構好比骨骼，它支撐起整個成套動作。

健身性健美操的結構應當是科學的、鮮明的、有序的。健身性健美操的基本結構應遵循健身操的創編原則，而競技性健美操的結構根據通常使用的三個基本部分而建立，只是與健身操的目的有所不同。

通常，競技性健美操的三個部分為：

開始→發展→結束

根據創編原則建立結構的同時，應考慮音樂對結構的制約。音樂應與成套結構緊密聯繫，有樂句、過渡、樂段及終止等因素。

在音樂開始部分的「序」和結束部分的「終止」中，音樂的節奏與配器往往是很獨特的，具有吸引力，在這兩部分中，我們要儘可能地發揮想像力去創造新穎的動作。

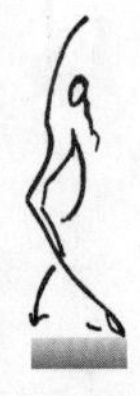

五、按創編原則組合動作

組合動作指的是把兩個以上的單動作串聯起來的動作組。在連接這些動作時，應按照創編原則去做。在組合動作時，可按成套動作的先後順序，也可以打破順序，按主次組合動作。還可以按創編者所感覺到的動作進行組合，再根據結構上的順序創編其他動作組合。

六、按成套順序完成成套動作的組織

當基本動作組合完成之後，可以按結構框架把動作組合排列起來，審視其中的連接是否順暢，如有空缺，應用動作或組合來填充。

七、評價與修改

當一套動作初步完成之後，先進行初步的實踐，然後進行評價與修改，從而使成套動作更趨於合理與完善。

評價工作可以是創編者獨立完成，也可以請有關專家做。

健身性健美操的評價可根據規則和創編原則進行。透過生理指標測定，如：心率、耗氧、肌肉與關節的活動量等等，對鍛鍊價值進行評價，同時，對是否可能造成損傷、前後動作是否順暢，以及娛樂性、趣味性、藝術性進行評價。

如果存在不足，應參考創編原則進行修改。修改工作通常要在成套創編完成之後進行，但有時也與創編同時、同步進行。注意不要過多地在細節問題上糾纏，否則會使創編陷入困境。可以整體、全面地分析、比較，使成套動作更趨合理。

（孟憲君）

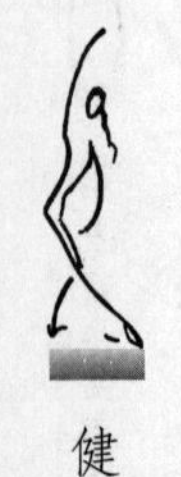

第八章

競技性健美操訓練法

本章講述對競技性健美操訓練過程規律的總結與闡述，使熱愛和參與教學、訓練工作的人們，更容易地達到自己的目的。《運動訓練學》告訴我們：「運動訓練學的主要內容包括：運動訓練的目的、任務、特點；運動訓練中的適應過程；運動訓練的原則、方法；競技能力的訓練；運動訓練的結構、組織與控制；教練員與運動員；運動訓練過程中的思想政治教育等。」

在我國，競技性健美操訓練是健美操體系中不可缺少的一部分，它與學校中健美操教育、健身健美操的大眾鍛鍊與娛樂組成了完整的健美操框架。因此，了解與研究競技性健美操的訓練對整個健美操運動的發展是十分重要的。

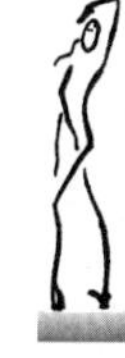

第一節　競技性健美操訓練的目的與任務

競技性健美操訓練的根本目的與任務是透過教練員專門計劃和指導，使運動員逐步提高競技健美操專項身體素質、技術、技能、心理水平，使其競技能力達到理想的狀態，從而在各種賽事上取得優異成績。

一、發展專項身體素質

競技性健美操的專項素質主要包括有氧狀態下及無氧狀

態下的代謝能力、肌體的力量與爆發力、各關節的柔韌性、身體的平衡與控制能力、肢體動作的協調能力及靈敏性、對空間位置和運動方向的敏感性、適應外界環境變化的能力。

專項身體素質是完成競技性健美操成套動作的基礎，只有具備高水平的專項身體素質，才能為高質量地完成動作提供基本條件。

二、提高專項技術水平

競技性健美操專項技術包括彈性技術（緩衝的控制能力）、身體姿態（肢體與軀幹在動作過程中的速度、幅度與控制能力）、重心的轉換（身體重心在運動中的平穩控制）、高空落地（控制與緩衝）、轉體技術（身體各軸面感知能力的建立與控制、旋轉力的發動）、與同伴協調配合的技術（控制自己與同伴動作的一致）。（圖 8-1）

競技性健美操專項技術是掌握和形成競技性健美操正確身體形態的有效途徑與方法，它主要是根據健美操的基本原理在長期實踐中建立起來的，是形成競技性健美操項目外在特徵與內在價值的基本保證。健美操雖然種類繁多，但其基

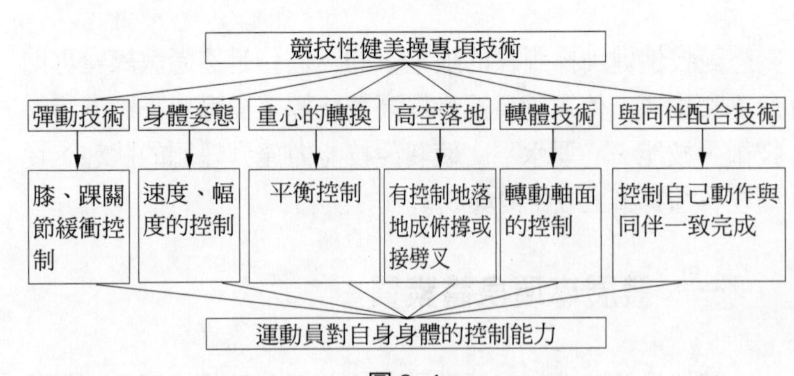

圖 8–1

本的規律與原則是一致的，因此，從普遍的意義上來講，只要掌握了這些基本技術，就基本地、較好地掌握了健美操。健美操的技術是要靠認真反覆地實踐、總結才能掌握的。

三、培養和提高運動員的心理與智力水平

由健美操項目特點所決定，健美操運動員的性格應該是外向並極具表現力的，他們能在複雜的情況下很好地控制自己，完成成套動作時儘可能地達到完美的境界，富有動感、朝氣、健康和現代感。

競技性健美操運動員的心理素質應該包括：健康的人格、良好的道德、穩定的情緒、靈敏的感知能力及富有邏輯的思維與表達能力。

競技性健美操運動員的智力水平表現在成套動作的組織與編排、完成與表現、個人的道德與氣質、對周圍事物的適應力與處理能力。

上述這些心理素質與智力水平，直接影響到運動員的比賽成績與日常處事，它不是運動員與生俱來的，必須透過教練員對運動員的訓練、日常生活的指導與培養來提高，所以，培養和提高運動員的心理與智力水平也是競技性健美操訓練的重要任務之一。

四、發展、推動健美操事業

競賽活動能夠帶動相關的事業與產業的發展。競技性健美操訓練重要的任務之一是在訓練中不斷地發現問題，解決問題，同時還要不斷地創新，由比賽加以傳播開來，使人們了解這項運動，從而推動整個健美操事業。

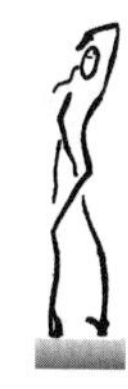

競技性健美操比賽透過競賽及此項運動本身所具有的獨特魅力，能夠起到推動整個健美操事業與市場發展的作用。運動員健美的體魄是眾多人們追求的目標。優美、極富動感並具有強烈的藝術性的成套動作不僅僅給人們帶來賞心悅目的感受，同時也吸引著眾多的人們參與到此項運動當中來，從而不斷壯大健美操事業。

五、在競技性健美操賽事中取得優異成績

提高運動成績是競技體育活動的首要目的，也是運動訓練活動的終極目標。競技性健美操的競技水平是運動員在賽場上力求完美地完成成套動作的能力水準，而運動員的競技水準是以運動員的競技能力的高低進行衡量的。

競技性健美操訓練要使運動員在最佳時間區域內以最有效的方法提高專項技術水平，發展身體素質，從而提高競技能力，在各個賽事中取得優異成績。

第二節　影響競技性健美操訓練的因素

競技性健美操訓練是一個可控制的訓練過程，系統控制是科學訓練的指導思想和最佳方法。

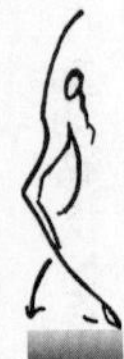

教練員、運動員、訓練的內容與方法及訓練的客觀條件是構成這一系統控制的四個主要因素。

一、運動員因素

運動員是訓練的對象，運動員的訓練質量直接關係著訓

練的最終成績。競技性健美操運動員的個人因素包括：運動員身體健康、傷病狀況及生理特點；身體形態的發展變化；運動員的一般身體素質；運動年齡；運動員的心理品質及個人行為特點；藝術表現力和創造力；對競技性健美操的熱愛與追求等等。

二、教練員因素

競技性健美操比賽中編排占非常大的比重，這對教練員的要求很高。教練員因素包括健康狀況、專業知識的深度和廣度、掌握先進教學訓練方法的程度；教練員的知識水平、經驗及事業心；教練員的預見性、豐富的想像力、創造力及組織編排能力；教練員是否具有啟發和調動運動員積極性的能力；教練員的說服教育能力和運動隊的管理能力；教練員在比賽中的臨場指揮能力等等。

三、訓練的內容與方法

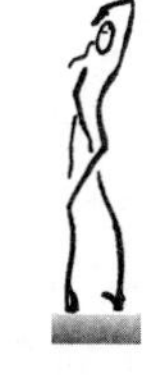

訓練內容是指在運動訓練過程中，為提高某一競技能力、完成某一具體的訓練任務所採取的練習手段。根據運動項目的特點科學地採用訓練內容，才能促進競技能力的提高。訓練方法是在運動訓練活動中，提高競技運動水平、完成訓練任務的途徑和辦法。

競技性健美操訓練涉及的面較廣，因此，訓練內容的選擇要全面、系統，具有科學性和可接受性，訓練方法的選擇要先進、科學，合乎運動員的技術水平，切實有效，才能較好地完成訓練任務。訓練內容和方法的科學性、有效性，直接影響著競技健美操訓練的成績。

四、訓練的客觀條件

訓練條件包括國家對競技健美操項目的重視與關心；國家制定的競技性健美操運動等級制度、教學訓練大綱、競賽制度；業餘訓練的教練員與場地器械條件；科研工作者的積極配合；科學的管理制度；必要的經費、醫務監督、運動後恢復手段；家長和學校對訓練工作的支持。

以上四個因素必須處於正常功能狀態，才能達到預期目的。

第三節　競技性健美操訓練的特點

一、訓練內容專門性與多樣性的對立統一

競技健美操屬於難、美技能類項目，提高專項技術和技能是訓練的重點，提高運動員的競技能力是訓練的最終目的，訓練時必須體現訓練內容的專門性，進行專門的專項技術和身體素質的訓練。同時，競技性健美操又是一項綜合性的運動項目，它涉及到體育與藝術兩大領域，訓練內容多樣。它以體育為核心，帶有強烈的藝術性，包括健身健美操、表演、音樂、舞蹈、健美等內容，體現了專門性和多樣性的對立統一。

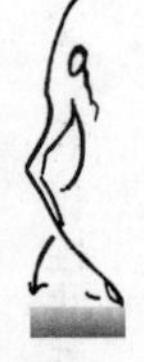

專項技術與身體素質的訓練內容是依據《FIG 競技健美操競賽規則》中成套動作的要求而制定的，競技健美操的操化動作、專項素質與技術動作、難度動作是競技健美操訓練

的核心內容。

競技性健美操源於健身性健美操，它保留了健身健美操的基本特性，不同於健身性健美操的是競技性健美操動作的幅度與力度，特別是對四肢動作線條有著相當高的要求，因此，健身性健美操的訓練內容是競技性健美操訓練的組成部分之一。

競技健美操以人體動作作為表情達意的藝術表現方式，以具體可視的形象高度顯示出人的靈巧、力量、智慧，以及人對自然的征服和支配的創造能力，同時也表現了人的思想感情和精神風貌。

在競技性健美操比賽中，運動是內在精神氣質和外在動作表現的統一，是表演藝術水準的體現。運動員透過面部表情和自身的表現力，融合音樂及形體動作來展示健美操項目的藝術內涵和意境，感染觀眾，體現藝術表現美。

競技性健美操發展到今天，要想在比賽中取得較好的成績，就必須提高運動員的表現力，不僅對情感變換有極強的表達能力，同時對周圍的事物也有超常的感知能力與表達能力。因此，要專門開設表演訓練。

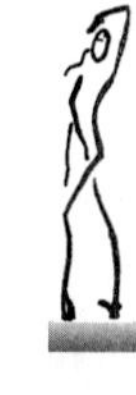

音樂被稱為競技性健美操的靈魂，音樂運用得完美與否直接影響著成套動作的整體效果。競技性健美操的音樂不同於一般性音樂，具有本身特有的形式。音樂的主要作用是用來烘托成套動作的效果與氣氛。音樂與動作是緊密結合的，動作既是對音樂情緒的一種表現，也是由音樂的氣氛對動作本身進行情緒上與力度上的烘托與渲染。任何一個動作的藝術性都存在於一種音樂情緒的表現之中。因此，了解必要的音樂知識，有利於運動員對音樂的理解與表達。

在動作連接上，競技性健美操要更富有韻律感與流暢性，同時有相當多的動作是與舞蹈動作有密切聯繫的，或是從舞蹈動作演變而來的。舞蹈訓練可作為培養運動員良好姿態與肌肉控制能力的輔助內容。

由於項目特點，健美操運動員應具有強健的肌肉、勻稱的身材比例、優美的線條。成套難度動作要求運動員的肌肉抗阻能力超出常人，因此，肌肉健美訓練十分重要。

二、體能與技術環節的緊密結合

競技性健美操的快速發展和《FIG 競技健美操競賽規則》規定，運動員要在大於 24 次／每秒的音樂節奏下完成成套動作，即使是靜力性動作也需要動用大量的體能來完成。

科研人員對 20 名平均年齡在 21.5 歲的競技健美操運動員進行即時心率測定，在完成 1 分 45 秒左右的成套動作後（採用《FIG 競技健美操競賽規則》），平均心率為 190（正負 5）次／每分鐘，接近運動員的最大心率值，有個別甚至超出最大值，這證明競技性健美操成套動作的強度是非常大的，需要運動員具有遠遠超出常人的速度、力量、能量代謝作為完成成套動作的堅實基礎。

因此，要重視運動員體能的訓練。

要想準確地完成成套動作，除了需要體能作為保障外，在整套動作過程中，競技性健美操動作過程自始至終需鮮明的節奏感，重心位置沿身體重心垂線上下移動起伏，動作節奏與音樂節奏相結合，由髖、膝、踝的自然彈動，將身體與地面的反作用力柔順地以步法形式表現出來。

無論動作怎樣複雜多變，整個身體始終要控制在正確的位置，即便在長時間的複雜多變的步法組合過程中或動作中，整個身體的正確姿態也不被破壞，為此，運動員要掌握良好的競技健美操專項技術。在競技性健美操訓練中，體能訓練和技能訓練緊密結合是一大突出特點。

三、體能與智能的緊密結合

《FIG 競技健美操競賽規則》在第四章中指出，成套動作的藝術性應包括如下方面：動作設計、表現、音樂、配合、創造性。教練員在為單人項目運動員設計成套動作時，首先應考慮運動員的性格特點和氣質。

從運動心理學的角度看，氣質上的差異是運動員在運動競賽中的一個本質特徵，它影響著個人情感的表現。表現力是健美操運動員精神氣質和外在動作的統一。了解運動員的性格特點和氣質，掌握運動員的表現風格，專門設計適合運動員表現的動作，是創編競技健美操單人項目的前提，也是教練員首先要做的工作。

成套動作的風格特色必須與運動員的性格、表現特長相一致。性格開朗、外向型的運動員可以選擇較為熱烈奔放的動作；性格較為內向的運動員可以選擇一些較為小巧、細膩的動作。設計成套競技健美操時還必須注意整套操風格特色的統一性，因為完成一套操的時間太短（1 分 40 秒～1 分 50 秒），風格特色展現太多，難免給裁判員、觀眾以目不暇接的忙亂感覺，如果重點不突出，風格特色動作就不能充分展示。風格特色動作應該貫穿成套動作的始終，前後呼應，突出動作的獨特性，淋漓盡致地將運動員的風采展現出來。成套動作設計上要獨具匠心，表現上要有強烈的自信、豐富的表現力和無可抗拒的吸引力。

高超的創造能力是以靈感與知識水準作為鋪墊的，自信是需要熟練的技術動作與自信心支持的，表現是靠理解力與表達力來展現的，由此而產生感染力。

在成套動作中，體能是支持這些方面的物質基礎。有些運動員在成套動作的前半部分有豐富精彩的表現，而後半部分則心有餘力不足，這就是體能不足的表現。因此，在競技性健美操的訓練過程中，高體能與智能要緊密結合。

四、訓練系統性與臨時性的對立統一

由於競技性健美操的發展現狀，特別是國內的情況，每年的競技性健美操賽事大致有：國家體育總局體操管理中心舉辦的上半年全國競技健美操錦標賽，下半年全國競技健美操冠軍賽，國家教育部系統的大學生健美操，藝術體操協會舉辦的全國大學生競技健美操比賽。這些賽事時間周期是基本固定的，它決定了競技性健美操訓練的系統性。由於每年的賽季不同，要針對每個賽期做準備，調整系統訓練的內容。

我國目前正處於經濟的轉行期，市場與市場的運作還處於較低的水準，特別是體育市場更不成熟。在健美操訓練方面，投資基本上以社會、集體、個人為主要形式，因此，客觀上又一定程度地制約了大型競技健美操賽事有規律地舉行。隨著專業化、職業化競技健美操運動隊的建立，競技健美操運動員的培養途徑會增多。

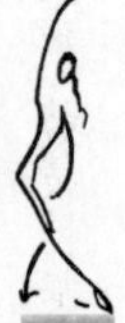

與此同時，健美操市場多元化的管理與不同規格賽事的形成，使業餘健美操隊及自由健美操運動員在我國的競技健美操隊伍中占有相當大的比重，很難形成長期的有規律的健美操訓練體系與周期。

面對如此的現狀，針對賽事的變更，應急性與臨時性組隊經常出現。在力所能及的前提下，建立適應具體情況的訓練體系十分緊迫。那麼，面對情況的變化，準備、基本、賽前、賽中、賽後等階段訓練經常變化。因此，我國競技健美操訓練既具有系統性，又存在著臨時性。

五、普遍性與針對性的對立統一

目前，國際健美操的賽事種類多，要求各不相同，規則的運用也各有差異，但健美操的基本內容及基本特點卻是一致的。訓練圍繞著競技性健美操的基本特點展開，即動作的彈動與控制，這是競技健美操訓練的普遍性。但是，由於競技性健美操比賽各個項目的設置主要從人數上與性別上加以區分，經常出現一名運動員身兼幾項的情況，同時運動員的個人情況與參賽項目的差異決定了訓練的統一目標與個人之間的差異，出現了集體項目與個人項目訓練衝突，因此，有針對性的訓練必不可少。於是，在競技性健美操訓練中，產生了普遍性與針對性的對立統一。

第四節　競技性健美操訓練原則

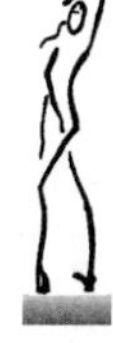

競技性健美操訓練原則是根據人體活動的客觀規律，以教育學和訓練學原理對競技性健美操運動實踐進行的科學總結和概括。它是競技性健美操運動訓練一般規律的反映，對訓練工作起著非常重要的控制和指導作用。訓練原則在一定的時期內具有相對的穩定性，但隨著運動實踐的發展，其內容又會得到不斷的充實和完善。

一、訓練原則的前提條件

《FIG 競技健美操競賽規則》是衡量與評價運動員在賽

場上表現的惟一準則與裁判員執法的惟一準繩。只有很好地理解並遵循規則，才有可能在賽事中不出偏差。我國目前執行的是國際體操聯合會下屬的國際健美操委員會制定的2001～2004年版《競技健美操競賽規則》。

比賽中，依據規則對競技健美操成套動作的藝術性、完成情況、難度三方面進行評價，因此，教練員必須準確理解規則，根據規則的要求進行成套動作的創編、創新，才能產生既符合規則要求又獨特新穎的成套動作。運動員也必須了解競賽規則，根據規則選擇自己擅長的難度動作，力求完美地完成每一個動作。

二、一般訓練與專項訓練相結合原則

《運動訓練學》指出「一般訓練是指在運動訓練過程中，以多種身體練習、訓練方法和手段，全面提高運動員各器官的機能，發展運動素質，改善身體形態和心理品質，掌握一些有利於提高專項技術的其他項目的運動技術與理論知識。」

「專項訓練是指在運動訓練的過程中，以專項運動本身的動作，以及與專項運動動作相似的練習，提高專項運動水平所需要的各器官系統的機能，發展專項運動素質和心理品質，掌握專項運動的技術、戰術、理論知識。」

競技健美操的一般訓練包括體育項目中的常規練習內容，如：跑步、一般力量練習、一般柔韌練習、念動訓練等等。專項訓練包括：專項耐力、健身健美操、速度、力量、控制、激情、表演練習、模擬測驗等等。

一般訓練和專項訓練有各自的目的、任務和相應的訓練方法手段，既不能相互替代，又不能孤立進行，兩者要結合，合理安排。

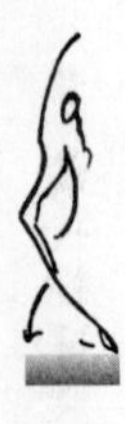

三、競技需要原則

競技健美操需要原則指根據提高運動員競技能力及運動成績的需要，從實戰出發，科學安排訓練的內容、方法、手段及運動負荷等因素。競技健美操運動員的競技能力體現在完成成套動作的質量、運動員的表現力等方面，訓練過程應圍繞著這幾方面有計劃有目標地進行。

競技性健美操成套動作是難度動作和操化動作有機、巧妙的組合。動作過渡與銜接需要包括節奏、空間、路線等方面的變化。動作質量是由運動員對機體的控制能力來體現的。完美地完成動作的標準是操化動作準確、有彈性、連貫，肢體線條優美與自然、健康。運動員的專項耐力主要表現為輕鬆完成成套動作的能力。

表現力是由運動員生動有力、清晰的動作，富有激情的、豐富的、貼切的表情來展現。良好的心理狀態能很好地把握自己在賽場上的穩定發揮。

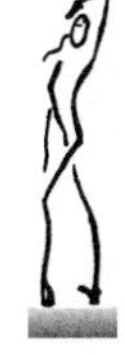

四、合理安排運動負荷原則

運動訓練的合理運動負荷直接關係到運動員競技能力的提高，因此，在訓練過程中如何掌握運動量與運動強度，設計競技性健美操特有的訓練內容，使運動員能夠儘可能地輕鬆自如地承受競技性健美操獨特的運動強度至關重要。健身性健美操要在絕對有氧狀態下進行訓練，而競技性健美操則處在無氧與混合供氧的狀態下進行。競技性健美操技術環節多，因此，在承擔高強度負荷的同時，要求運動員對身體各部分的支配與控制能力強。

在條件准許的情況下，儘可能進行系統訓練，並在整個訓練周期中安排不同的運動負荷：強度適應期——強度上升期——強度緩衝期——強度衝刺期——調整期，形成有規律的運動強度曲線，這是提高運動員專項耐力與承受負荷的最佳手段。

五、全面發展與針對性訓練對立統一原則

競技性健美操是一項綜合性很強的運動項目，它不僅僅要求運動員在體能（力量、耐力、速度、柔韌、靈敏、協調）方面有紮實的基礎，同時也要求運動員在心理、文化、審美上有超乎尋常的標準。訓練中，除了安排競技性健美操專項特有的內容外，還要有意識地安排相關的內容。如：健美、舞蹈、表演、美學、藝術鑒賞課等等，全面提高運動員的綜合素質。

競技性健美操是一項綜合性很強的運動項目，要合理安排核心內容與相關內容的訓練。運動員個體間既有共性也存在著差異，要解決好共性與差異的矛盾。在訓練過程中，要遵循全面發展與針對性訓練對立統一原則。

六、系統性原則

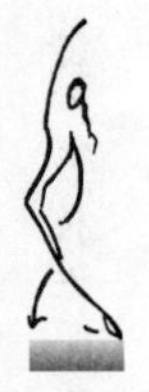

競技性健美操雖然是一項年輕的運動項目，但競技性十分突出，項目本身日趨成熟，國際賽事繁多，特別是國際體操聯合會成立了健美操委員會，使競技性健美操的競賽規模空前壯大，競賽內容與規則日趨規範。在國家體育總局的組織與領導下，國內競技性健美操一年一度的錦標賽與冠軍賽有秩序地進行。

競技性健美操訓練要有計劃、有規律地在完整的訓練體系下進行，以保證在競賽中取得理想的成績。其中訓練的周期、任務與目的、不同內容的安排、合理的運動負荷，以及不間斷訓練等是保證系統訓練的基礎。

訓練周期是根據不同賽事以及運動員的培養目標而建立的，首先要建立大型訓練周期，也可稱之為發展期。在不同的發展期（大周期）中包含著若干個相關周期。

最初階段可以稱之為入門期，時間約為兩年，可以有目的地安排培養運動員良好體能、基本正確的姿態、正確的基本技術、穩定的心理狀態、堅定的信念等相關內容，參加小規模的比賽或是在大賽之中設立階段目標。動作的規範與完成質量是第一位的。教練員不僅要用語言指導，更要主動、頻繁地示範；以鼓勵為主，建立運動員的自信心；糾正運動員的錯誤習慣與動作，培養他們吃苦耐勞的品質與團隊精神。訓練中要注意動作的規範性，講解健美操的規律、特性，打好堅實的體能基礎（專項耐力與力量）。

在這一時期，教練員要多讓運動員觀摩，並對觀摩內容有針對性地講解，提高運動員的認識能力。

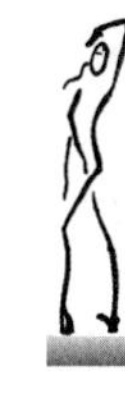

入門期之後為適應期，時間為三年，除了進一步安排體能、技術、心理訓練的內容外，還應該增加表現力、動作變化規律、難度動作的發展等相關內容，以及一般性比賽、表演活動。

教練員除了示範、講解外，還應適當地給運動員自由發揮的空間，注意發現運動員的個體特點，揚長抑短，逐漸形成運動員的個性與風格。操化動作訓練要強調動作的變化與不對稱性，在完成普遍採用的難度動作時，有意識地發展有個性難度動作，探求難度發展的一般性規律。在表現方面，要進一步加強運動員的自信心，闡述動作表現與面部表現的一般性規律。

教練員應培養運動員互幫互學的風氣，培養他們的觀察力，經常對動作、套路、比賽進行分析，從而培養運動員的邏輯思維能力。

成熟期需四年左右，主要是突出發展運動員的專項能力（體能、技術、智能、表現）及個人能動性，發揮團隊精神，在平時的訓練和大型賽事中衝擊競技健美操頂峰。這一時期的主要任務是，發展超強的健美操競技體能和新穎的難度動作，使動作具有強烈的吸引力與表現力，形成鮮明獨特的成套風格，具備成熟健康的心理承受能力。

創新意識是至關重要的。教練員應與運動員進行頻繁的思想交流，使他們建立廣泛的興趣、堅定的信念。

在體能訓練中，有目的、合理地安排超強度的體能訓練內容，除了健美操組合動作之外，有目的地安排其他項目的內容，如舞蹈、技巧等等。要發揮運動員自身的創造能力，教練員把握方向，共同參與一般性的訓練、難度動作的發展與創編、成套動作的編排、社會活動等。

每個發展期中存在著若干個周期，這些周期和整個發展期緊密相連，循序漸進。各個周期的任務要有明確目標，且是運動員力所能及的，在目標明確的前提下，合理安排內容與運動量。（表 8-1）

七、小周期原則

我國競技性健美操訓練體系的建立及比賽、市場正處於建設時期，處於由無序至較有序至有序的發展階段，一些計劃外的賽事會對系統產生衝擊。應急措施是指那些有針對性的短期訓練行為，相對系統訓練而言，為沒有條件長期訓練

圖 8–1　競技健美操運動員系統訓練計劃表

訓練階段	訓練目標	訓練的主要內容	周訓練次數	每次訓練時間	訓練的方法與手段	階段時期
入門期	培養正確的身體姿態	1. 基本姿態的培養 2. 基本技術的學習 3. 適當的體能訓練 4. 規範動作完成 5. 培養吃苦耐勞精神	3次	90分鐘	1. 動作示範與講解 2. 多進行觀摩 3. 語言鼓勵，提高運動員的訓練興趣	2年
適應期	達二級一級水平	1. 難度動作訓練 2. 表現力訓練 3. 加大操化動作的複雜性訓練 4. 心理訓練 5. 加大體能訓練	6次	180分鐘	1. 多進行成套動作、比賽分析 2. 給運動員發揮空間 3. 鼓勵運動員克服困難	3年
成熟期	達健將，在國內外比賽取得成績	1. 創新難度動作訓練 2. 突出表現力訓練 3. 個性風格動作訓練 4. 高體能訓練 5. 心理承受能力訓練	12次	200分鐘	1. 經常進行思想交流 2. 成套動作訓練 3. 其他相關項目訓練	4年

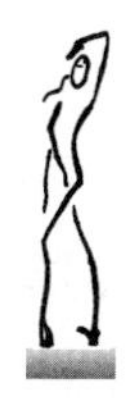

與賽事計劃突變而進行的。

小周期訓練是指根據不同規格賽事以及不同賽事具體要求而進行的應急性訓練。因此，在人員的選擇、訓練周期及計劃、內容的安排上都應有不同的方式。總體上講，應該選擇那些有較好健美操基礎、良好身體素質及協調性，特別是表現力較強的運動員，根據不同的賽事制定其訓練計劃，要極具針對性、有效性、有序性，以求取得接近理想的成績。

計劃中要包含賽事規則中所要求的內容，盡量縮短準備時間，在訓練中注意其特殊性。有效地實施訓練計劃是教練員的核心工作，根據不同情況與時間要求，周期安排應包括準備期、基本訓練期、比賽期、恢復期。

準備期——主要任務為儘可能快地恢復與提高體能，學習並儘快地掌握健美操的操化特性，選擇與練習難度動作，選擇成套音樂，粗編成套動作。主要內容有身體素質練習、操化動作與基本技術練習、動作組合、難度練習、編排成套、恢復練習等。運動量應合理、適中。

基本訓練期——主要任務為提高體能，適應賽事強度要求、修改成套動作、提高動作質量、熟練掌握成套動作、提高表現力、及時恢復體能。主要內容有：專項耐力練習、單個動作練習、動作組合（成套）、細摳動作、半套練習、成

圖 8-2　小周期訓練計劃表

周期名稱	訓練任務	訓練內容	運動負荷安排
準備期	1. 恢復體能 2. 初編成套動作	1. 操化動作訓練 2. 單個難度動作訓練 3. 身體素質訓練	運動量較大，運動強度較小。時間安排為一週 3 次，每次 180 分鐘
基本訓練期	1. 修改並熟練掌握成套動作 2. 提高表現力	1. 半套、成套動作組合訓練 2. 專項耐力訓練	運動量和運動強度都較大，每週衝擊三次大強度訓練。時間安排為一週 6 次，每次 200 分鐘
比賽期	1. 適應比賽環境和狀態 2. 調整體能，準備比賽	1. 成套動作的操化動作訓練 2. 成套動作的單個難度動作訓練	運動量和運動強度都較小。時間安排為每天 120 分鐘
恢復期	消除生理上和心理上的疲勞	1. 音樂欣賞 2. 錄影分析	休息調整

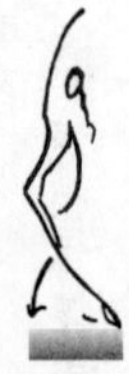

套練習、恢復練習與手段。運動量要有起伏，應在符合逐漸上升的前提下，衝擊兩次以上的大強度訓練。

比賽期——應包括賽前、賽中、賽後三個階段。主要任務為：適應比賽環境與狀態、做好心理準備、調整體能、以最佳狀態參加比賽、及時進行思想工作與賽事安排、總結。

恢復期——消除運動員生理上和心理上的疲勞，完成比賽任務，準備後期工作。（表 8-2）

第五節　競技性健美操的訓練內容與方法

競技性健美操是一項難、美、高強度的競技體育運動項目，內容繁多，不僅對人的一般身體素質（力量、有氧耐力、無氧耐力、柔韌、協調、靈敏）有極高的要求，同時在心理、韻律感、表現、審美、抽象思維等方面也有高水準的要求，因此，它的訓練內容廣泛，訓練方法繁多。

一、一般身體素質訓練與專項身體素質訓練

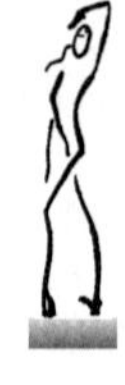

競技體育運動以人體的基本運動能力為基礎。運動能力便是通常所說的身體素質。身體素質包括柔韌、力量、耐力、速度、靈敏等。

(一) 柔韌素質訓練

首先做好準備活動，運動量和強度不應過大，以身體微微出汗及自己感到身體機能已充分調動起來為度。活動全身大小關節，目的是促進關節及周圍的血液流動和關節內滑液的分泌，使關節更加靈活，防止關節損傷，重複拉伸對抗

肌、協調肌及周圍的韌帶。

1.發展上肢柔韌性練習方法

（1）各種徒手體操中活動肩、肘、髖關節的動作。

（2）雙手握肋木直臂壓肩韌帶。

（3）雙手體後握肋木向前探肩。

（4）與同伴互扶俯身正側壓肩。

2.發展下肢柔韌性練習方法

（1）**正壓腿**：支撐腿腳尖朝正前方，膝關節伸直，髖關節擺正，被伸拉腿伸直，腳面稍外開，抬頭、挺胸、屈上體。

（2）**後壓腿**：髖關節擺正，屈支撐腿，被伸拉腿伸直，膝、腳面稍外開，抬頭、挺胸，上體後仰壓胯。

（3）**側壓腿**：支撐腿腳尖膝蓋所朝方向與被壓腿方向成90°，膝關節伸直，髖關節充分展開，被伸拉腿膝伸直，腳面向上，抬頭、挺胸，側屈上體。

（4）**劈叉控腿**：左腿在前或右腿在前，以劈叉的姿勢保持不動，控制5分鐘，練習水平高的運動員可將兩腳架高劈叉。

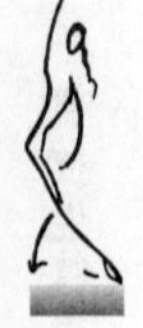

3.發展軀幹柔韌性方法

（1）**體側屈**：雙腳併攏或開立、與肩同寬，雙手舉起於頭頂上互握，由手帶動軀幹側屈直到極限，保持該拉伸狀態10秒鐘。

（2）**體側轉**：兩腳併攏或開立、與肩同寬，兩臂側平舉，向左轉動時以左肩帶動軀幹，左轉到最大限度控制10秒鐘，向右轉動時以右肩帶動軀幹，右轉到最大限度保持10秒鐘。

（3）**體後屈**：兩手正握肋木，兩腿併攏或開立、與肩同寬，抬頭，挺胸，上體後仰到最大限度保持10秒鐘。

在進行柔韌性訓練時不要用力過度，要循序漸進，伸展動作要緩慢，切忌匆忙。訓練前後都要做伸展運動，訓練前是為了熱身，防止受傷，訓練後是為了放鬆，消除疲勞。練習時要使被拉伸的肌肉有輕微不適感，然後完全放鬆。反覆做幾次。

(二) 力量素質訓練

競技性健美操運動對運動員的力量素質有較高的要求，《FIG競技健美操競賽規則》規定，運動員必須從列入表中的A—D類各種難度動作中選擇12個難度動作，裁判員對達到最低技術要求的動作進行評分。如跳躍類動作的最低要求是：俯撐著地，除手腳外任何部位不得觸地，這要求運動員具有良好的上肢力量和腰腹力量。

另外，運動員在移動中完成創造性的各種托舉、支撐配合動作不僅需要運動員具有較強的身體控制能力，而且對運動員的絕對力量也提出了較高的要求。

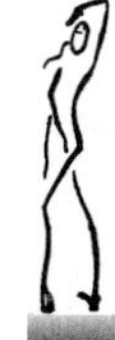

1.上肢力量

（1）**一般力量練習**——橫握槓鈴或握啞鈴做臂屈伸（肱二頭肌）、上舉槓鈴或握啞鈴做臂屈伸（肱三頭肌）、負重屈腕（前臂肌）、槓鈴上舉（三角肌）、撐雙槓做臂屈伸（肱三頭肌）等。

（2）**專項力量練習**——基礎訓練階段：俯臥撐、俯撐擊掌、雙槓支撐擺動、雙槓支撐移動、雙槓屈臂撐、倒立推、倒立爬行等。

專項提高階段——計時的單臂俯臥撐、負重俯臥撐、自由倒地成俯撐等，各種跳起成俯撐的動作練習。

2.下肢力量

一般力量練習——負重蹲跳（股四頭肌）、負重提踵（腓腸肌、比目魚肌）、立定跳遠、跳繩等。

專項力量練習——基礎訓練階段：原地連續縱跳、連續團身跳，10～20 公尺的單腳或雙腳連續跳、原地屈體分腿跳等。

專項提高階段——原地連續屈體分腿跳，負重屈體分腿跳，扶肋木前、側、後方向快速踢腿，連續科薩克跳或連續吸腿跳等。

3.軀幹力量

一般力量練習——單槓引體向上（斜方肌、背闊肌、菱形肌）、硬拉（背闊肌、前鋸肌）、仰臥兩頭起、懸垂舉腿、仰臥起坐等。

專項力量練習——基礎訓練階段：專門性控腹練習、分腿支撐、直角支撐等。

專項提高階段——分腿支撐和直角支撐轉體等。

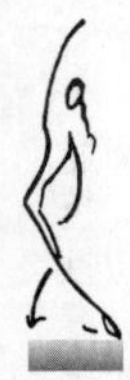

4.手腕關節的力量訓練

在競技性健美操成套動作中，有許多高難度的動作要求運動員從空中直接落到地面上，落地時用雙手、單手或手腳並用的方式接觸地面，這就增加了腕部損傷的可能，據統計，在競技健美操訓練中，腕部受傷是最嚴重的，約占86.7%。因此，加強手腕關節的力量訓練是不容忽視的。

常用的方法有：推小車、控倒立、倒立爬行、連續俯臥推跳及負重手腕屈伸練習等。

(三)耐力素質訓練

競技性健美操以無氧代謝為基礎，機體在缺氧或氧供應不足的情況下，是由磷酸元系統供能和糖元酵解供能的代謝形式。運動剛開始時，肌肉的所有能量由 ATP、CP 分解供給，這一時期將持續十幾秒，隨著運動時間的持續，肌糖元分解為乳酸釋放出能量進入糖元酵解供能階段，此供能系統是持續進行 2～3 分鐘大強度運動的主要供能系統。

競技性健美操是在 1 分 45 秒左右完成的大強度運動，因此，是以無氧代謝為主的，從運動生理學角度分析，屬於乳酸供能系統提供能量。訓練時，我們採用 80%～90%的訓練強度，將心率控制在 180～190 次／分，採用一次練習持續 1～2 分之間的計時跑、連續踢腿跳或連續完成成套動作的方式進行肌肉耐力訓練。

(四)速度素質訓練

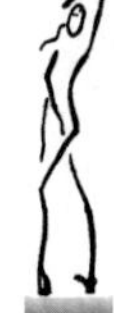

競技性健美操的速度素質主要體現在動作速度的快慢。動作速度是指人體或人體某一部分快速完成某一動作的能力。競技性健美操運動員要高速完成複雜變化的各種動作。在進行動作速度訓練時，必須注意提高動作速度與掌握和保持正確的動作技術緊密結合。在動作技術正確的前提下，提高動作速度。訓練方法主要有：

1.**專門性動作速度訓練**：連續 4×8 拍快速大踢腿，連續快速屈體分腿跳等。

2.**反覆完成某一操化動作**：要求在動作技術正確的前提下儘可能快地到達動作結束位置，練習肢體的爆發力及控制能力。

3.利用外界助力提高的動作速度：教練員給予助力讓運動員體會快速完成動作的感覺。

4.負重訓練：運動員四肢負重進行訓練，一段時間後，運動員的動作速度將有明顯的提高。

5.加快音樂節奏訓練法：在較慢的速度下完成一段操化動作，隨著動作的熟練加快音樂節奏，完成動作。這是競技性健美操操化動作訓練的特色內容。

(五)靈敏素質訓練

靈敏素質在競技性健美操中主要表現為身體的協調能力。協調能力是指運動時，機體各器官系統、各運動部位配合一致完成練習的本領。健美操是對人體協調能力要求極高的運動項目，在訓練中以各關節的靈活運動為基礎。

1.步法訓練：首先學習比較簡單的步法，逐漸加大難度，增加更為豐富的步法動作，訓練腿部的運動協調性，然後配合音樂進行步法訓練。

2.手臂訓練：首先進行臂屈伸、內收和外展、臂旋轉和環動、臂旋內和旋外、臂上回旋和下回旋、掌心向上和向下、拳與掌的變化等基本動作的練習，把手臂基本動作加以編排，連續進行整套手臂組合動作訓練，最後由音樂完成手臂組合動作。

3.上下肢配合訓練：將步法組合動作與手臂組合動作結合起來，由上下肢協調配合完成動作。可採用逐步提高其協調性的方式，首先，步法動作保持不變，配合手臂動作，然後兩拍一動完成步法與手臂的配合，熟練之後再一拍一動完成上下肢的配合動作。

4.軀幹及肩、髖關節的協調性訓練：首先做左右依次提肩、同時提雙肩、左右依次前後繞肩和雙肩同時繞等肩關

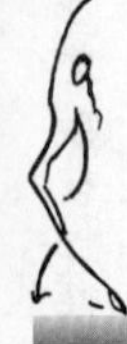

節運動，然後做頂髖、繞髖和移髖等髖關節運動，再做軀幹前後左右的移動練習。三個部位先分別進行訓練，然後編成組合動作同時訓練，以提高軀幹和肩、髖關節的靈活性。

二、專項基本技術訓練

競技性健美操的基本技術有彈動技術、身體控制技術、平衡與重心轉換技術等。

(一)彈動技術訓練

彈動技術是健美操最重要的技術之一，它體現健美操的最基本的特徵，也是用以區別其他運動項目的重要特點之一。健美操的彈動主要依靠踝、膝、髖關節的屈伸緩衝而產生，它的作用是減少運動對關節的衝力，從而減少運動對人體造成的損傷。在屈伸的過程中，腿部的肌肉要協調用力控制才能有效地防止損傷與產生流暢的緩衝動作。參與運動的肌群在整個運動過程中要控制，使運動變得流暢。

在練習彈動緩衝動作時，我們可以先練習踝關節的屈伸動作，練習方法為：雙腿原地直垂身體正直，立踵、落踵。在充分掌握了踝關節的屈伸之後是膝與髖關節的彈動練習，練習方法為：雙腿原地直立，身體正直，屈膝半蹲，膝關節垂線不要超出腳尖，同時髖關節稍屈。在做髖關節運動時，身體稍向前傾，但臀部不要向後翹。這兩部分的動作做熟練了，可以把兩部分連起來做，使之形成完整的彈動與緩衝。

在踝關節的緩衝過程中，主要參與運動的是小腿後部肌群，而膝關節、髖關節的運動主要由大腿、臀部、腹部、腰部肌群參加運動。在完成各關節原地的彈動訓練後，再配合健美操的基本步法進行彈動訓練。

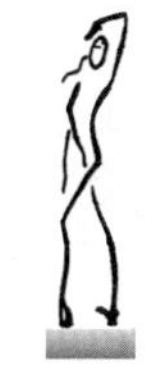

訓練方法：

1.**踏步訓練**：首先進行一般性踏步訓練。上述直立，由腳尖過渡到全腳掌落地，支撐腿落地時膝關節伸直，兩臂屈肘於體側，前後自然擺動。再進行彈動性踏步訓練，腳尖接觸地面後，踝關節有控制地過渡到全腳掌，支撐腿落地時膝關節微屈，使兩腿有同時屈膝的過程，兩臂屈肘於體側前後自然擺動。

2.**彈踢訓練**：彈踢時，支撐腿膝踝關節彈動緩衝同時彈踢腿經屈膝發力彈踢，按動作要領單腿不間斷地彈踢，然後雙腿交替練習。在兩條腿交替彈踢的過程中，支撐腿踝關節始終保持不落地的狀態，原地動作練得熟練且有一定彈性時，可以進行行進間的彈踢訓練。

3.**吸腿跳和跳踢腿訓練**：主要訓練支撐腿的膝、踝關節彈動性，支撐腿膝、踝關節發力彈動的同時，另一條腿提膝或大踢腿，支撐腿踝關節始終不完全落地，有控制地彈動，膝關節也沒有完全伸直的過程，始終保持微屈的彈動狀態。先連續吸或踢一條腿，之後再進行交換腿吸腿跳和跳踢腿。

4.**開合跳訓練**：兩腿的彈動性體現在兩腿分開與兩腿併攏的兩處彈動上。先做兩腿分開位置的彈動訓練，再做兩腿併攏位置的彈動訓練，最後做一開一合的連續開合跳練習。

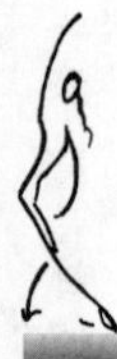

以上 4 種髖、膝、踝關節的彈動性訓練，都存在腳尖完全離開地面的狀態，所以，訓練中應注意腳落地時的緩衝訓練，以提高整體動作的彈動性。

5.**原地髖、膝、踝關節彈動性訓練**：兩腳併攏，腳尖隨著音樂節奏抬起落下，同時膝關節伸直、彎曲，腳跟始終不離開地面，兩臂屈肘於體側，前後自然擺動做踝關節屈的練習。

6.**原地連續小縱跳訓練**：兩腳併攏，腳跟隨音樂節奏抬起落下，腳尖稍離開地面，兩臂屈肘於體側前後自然擺動，做踝關節屈伸的練習。

(二) 身體控制技術訓練

健美操身體控制技術訓練包括身體姿態控制訓練、操化動作控制訓練與難度動作控制訓練三個部分：

1.身體姿態控制訓練

健美操的身體姿態是根據現代人的人體與行為美的標準而建立的。通常人體在運動中保持自然挺拔，頭部稍稍昂起，頸椎、胸椎、腰椎在保持正常的生理曲線的情況下要挺拔（不包括特殊動作與難度緩衝等動作），四肢要按照具體的動作要求在相應的位置上。最常見的有站立——軀幹保持上面所說的狀態，雙腿併攏伸直；蹲——軀幹保持上面所說的狀態，臀部收緊，整個身體垂直於地面，屈膝。手臂的基本位置同基本動作要求。

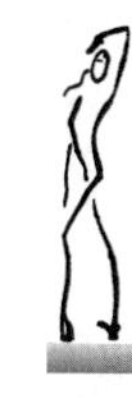

健美操的動作千變萬化，但每個動作都有具體的要求，從總體上講，伸展時儘可能地平直，彎曲時有明確的角度。身體姿態的訓練方法一般是採用舞蹈訓練，通常採用芭蕾的訓練方法來培養運動員的軀幹與四肢的正確姿態與控制能力。在採用芭蕾訓練時，應認識到健美操與芭蕾的區別：芭蕾要求頭部是昂起的，而健美操則要求頭部與軀幹保持在一條直線上；芭蕾要求手臂動作出現柔和的弧線，而健美操的基本動作則要求平直；芭蕾要求雙腿外開，而健美操則要求雙腿保持在正常的生理位置上。

2.操化動作控制訓練

在整套動作過程中，無論動作怎樣複雜多變，身體始終要控制在標準、健康的位置，即便在長時間的複雜多變的步法組合過程中或動作中，整個身體的標準姿態也不被破壞，同時體現出操化動作的力度、幅度和速度。每一個操化動作有清楚的開始與結束。動作開始時位置準確，結束時有明顯的停頓。肌肉的用力做到有力而不僵硬，鬆弛而不鬆解。操化動作控制訓練可以在基本步法的技術要領掌握之後，充分運用多變的形式來訓練。

訓練方法：

（1）**原地縱跳訓練**：兩腳併攏，屈膝發力向正上方跳起，兩臂順勢從腰間向上擺動，落地於原起跳位置。此訓練方法著重訓練人體對身體重心上下移動的掌握與控制。

（2）**剪刀跳練習**：左右剪刀跳連續進行，身體重心始終保持左右平移而沒有上下起伏。在練習時，首先兩腳都不離開地面，由兩腿膝關節的依次屈伸向左右平移身體重心，然後加上跳步進行剪刀跳的訓練。

（3）**改變動作數量的訓練方法**：增加動作數量，要求每個動作做到最後一遍，身體重心控制仍保持與做第一遍動作時一樣。例如，訓練時要求運動員做一組 8 拍組合動作，在運動員掌握動作的前提下先做兩遍，如果運動員對身體重心的位置控制得很好，那麼，增加練習的組數、次數，連續做 8 拍組合四遍，後兩遍組合動作的完成是為提高運動員對身體姿態的控制。

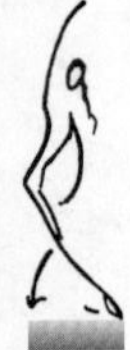

（4）**改變動作幅度和方向的訓練方法**：透過改變動作的幅度和方向來提高對身體的控制。

首先採用小幅度向單一方向進行練習，逐漸加大動作幅度仍向單一方向進行練習，在動作幅度的加大而不影響重心位置控制的情況下改變動作的運動方向。

（5）**改變音樂節奏的訓練方法**：先採用節奏速度慢的

音樂來完成組合動作，然後採用節奏較快的音樂完成同樣的組合。另外，可採用音樂節奏不變，但加快動作速度的方法。例如，用某一音樂節奏完成 1 個 8 拍動作，然後加快動作速度，仍用原音樂節奏完成 2 個 8 拍動作，以此來提高對身體姿態的控制能力。

3.難度動作控制訓練

（1）俯臥撐類：

這類動作主要的用力肌群在手臂、胸部、背部，用力時，肌肉要始終控制用力而把動作的起伏過程表達清楚。頸部、腰部、腹部、臀部、腿部屬於輔助控制肌群，它們使身體保持正確的位置，肌肉的牽拉使機體保持一種平衡的狀態。

（2）跳躍類：

跳躍動作可分為三個部分：

第一部分——起跳。起跳時腿部的發力直接決定了騰空的高度與方向。腿部在瞬間屈膝蹬地，強力伸展，盡量使人體給地面的作用力到最大值，從而產生儘可能大的反作用力。

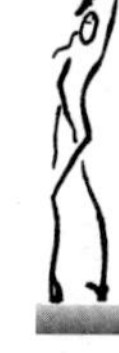

第二部分——空中姿態的控制。空中姿態是多姿多彩的，肢體運動部位的發力要與其他部位協調配合與控制，例如：轉體 540°成俯撐，在空中時手臂、肩、髖、腿、腳要同時向旋轉方向內扣，使身體產生旋轉力，同時也可以很好地控制轉體的角度與方向。

第三部分——落地緩衝。主要目的是減少地面對關節、肌肉、內臟的衝力，避免造成損傷與動作失敗。健美操的落地動作主要有：

①雙腿同時落地或單腿落地。這類落地主要由腿支撐與緩衝，落地過程為腳尖——全腳——屈膝——屈髖，在瞬間

依次完成，用以分解地面對人體的反作用力。同時，軀幹與手臂保持好姿態，肌肉用力控制以保持動作的正確與穩定。

②落地成俯撐。這類動作必須手腳同時落地，以加大支撐面，同時手臂從手指——手掌——肘——肩彎曲緩衝。胸、背肌的用力收縮在緩衝中的作用是不容忽視的。

③落地成叉。雙腿由腳帶動向兩側快速分開，腿必須伸直，有控制地滑叉，以免對膝關節造成損傷，繃腳可減少摩擦力，同時手臂可以輔助支撐加大支撐面，保證落地的穩定性。

（3）平衡動作：

平衡動作主要有靜力性平衡與動力性平衡兩種，無論是哪種動作都是由主力腿（支撐腿）與動力腿（運動的腿）為主參與動作。主力腿在動作中起著穩定重心與支撐身體的作用，重心和主力腿的縱向保持一致，用以穩定身體保證動作的平衡。動力腿是展示動作的部分，它的形態要正確與完美，且兩條腿協調配合。

（4）轉體翻轉動作：

技術環節是身體垂直軸與水平軸的建立與控制，轉體的軸主要是腿、軀幹、頭部的組合，這些部位應該始終保持在一條直線上。轉體與翻轉的動力來自於身體兩側（左、右），這些部位包括手臂、胸、背、髖、腿，它們同時反向收縮並帶動產生旋轉力。

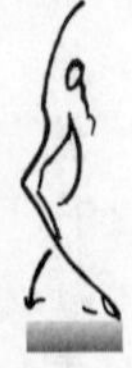

(三) 平衡與重心轉換訓練

人體運動的過程要穩定。在進行競技性健美操練習時，人體的平衡是保證運動安全與平衡、流暢的重要因素之一。重心隨著人的運動產生變化，運動中應該儘可能地保持重心平穩。保持重心平穩的訓練方法為：

1.加大支撐面積

利用支撐面的變化加大支撐面積，雙腿比單腿穩定，雙腿開立比併攏穩定，雙臂與雙腿同樣的寬距離支撐比窄距離支撐穩定。

2.降低重心

運動中重心越低穩定性越強，直立比騰空穩定，半蹲比直立穩定。

3.重心偏離的穩定

運動中人體重心不可能是永遠平穩的，它隨著運動方向的各種力而變化（包括人體本身的發力與外力），而人體在生理機能上有著平衡的補償功能。在運動中重心偏離時，可以利用人體本身的「配重」進行調節，即當重心偏離一方時，可以利用肢體的伸展與收縮來使重心發生變化，同時可以利用運動機能肌肉的發力與控制來進行調節，如肌肉的反向用力與肌肉的收縮產生的牽拉等等。

在某種意義上，人體的平衡——失衡——再平衡的過程，造就了競技性健美操的驚險美、運動美。

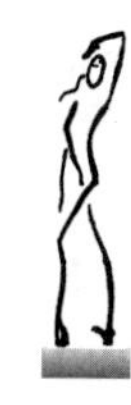

(四)與同伴的配合與交流訓練

1.配合訓練

訓練方法：在集體項目中，成套動作必須體現動力性的身體配合和托舉等配合動作，在進行配合訓練時，首先採用一些比較簡單的專業輔助性練習，增加運動員之間的默契感，例如，先做簡單的舞步配合練習和簡單的動力性配合，然後逐漸加大難度進行訓練。默契感的形成依靠運動員平時的相互了解。

訓練要求及注意事項：配合訓練前期，主要進行運動員間的默契感訓練。當運動員之間的默契感形成後再進行專業的配合訓練。在進行配合訓練時，教練員應注意保護和幫助，首先在墊子上完成，直到運動員配合成功率較高時再到地面上完成，以防運動員受傷。

2.交流訓練

訓練方法：首先進行音樂情緒表達的一致性訓練。運動員們聽到音樂後，透過自己的理解，用與音樂情緒相符的目光將音樂的內容表達出來，儘可能達到目光與音樂情緒相一致。然後進行運動員之間的目光交流，運動員們相互觀看表演，了解同伴的特點，統一表演風格。

在進行成套動作訓練時，加強運動員間的目光交流，以豐富成套動作的動作內涵。當運動員間可以進行一定的目光交流時，可組織觀眾觀看，訓練運動員與觀眾的交流。

訓練要求及注意事項：在競技健美操的比賽中，要求運動員能夠持續通過目光，以真誠自然的面部表情和身體的活力與觀眾交流，重點強調運動員目光表達的一致性和真誠。教練員也要對音樂的理解給予一定的揭示及引導。

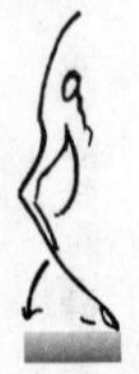

三、難度動作訓練

競技性健美操成套動作所選擇的難度動作必須體現出空中、站立和地面三個動作空間的均衡性，必須包括以下四組難度動作中的各一個：

- 俯臥撐、倒地、旋腿與分切

• 支撐與水平
• 跳與躍
• 柔韌與變化

1.俯臥撐類難度動作的訓練方法

加強上肢及腰腹軀幹的力量訓練，例如，做標準的俯臥撐 30 個，接著保持俯撐姿勢控制 1 分鐘，然後了解俯臥撐類難度動作的動作要領，根據不同的動作要領進行學習和訓練。一般要由易到難。例如，訓練單臂夾肘俯臥撐，要使運動員了解整個身體由單臂和雙腳支撐，雙腳之間距離不大於肩寬，支撐臂的肘關節對準腳尖方向。可先做標準俯臥撐，再用一臂協助完成單臂三點俯臥撐、一臂協助完成單臂夾肘俯臥撐，最後不用協助臂完成單臂夾肘俯臥撐。

2.倒地類難度動作的訓練方法

首先訓練著地的控制與緩衝。雙腿屈膝跪立地面，上體直立前倒，屈肘，五指著地過渡到手掌緩衝落地。然後練習雙腳併攏直立前倒，同樣體會落地時手臂的控制與緩衝。最後練習加轉體成俯撐的落地動作，在騰空落地時，手腳必須同時落地。

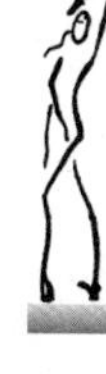

3.旋腿與分切類難度動作的訓練方法

做髖部挺伸的練習時要抬頭挺胸，掌根撐於地面，髖部挺伸，腳跟觸地。然後做利用爆發力擺腿的練習，協調發力完成動作，最後完成完整的旋腿與分切動作。

4.支撐類難度動作的訓練方法

加強上肢及腰腹、髖、腰肌力量的訓練。臀部著地，雙腿併攏舉起，胸部盡力往膝關節處靠攏，在極限位置保持不動，然後做簡單的分腿支撐和直角支撐練習。尚不能完成者，可用腳尖著地先撐起臀部，然後再訓練支撐轉體的動作。先練習分腿或直角支撐左右手倒重心，再由腳尖擺動帶領腿轉動，然後左右手倒重心完成支撐轉體。在此基礎上發展新難度。

5.跳躍類難度動作訓練方法

先在地面上進行空中姿態的練習，再進行起跳訓練，發展踝關節的爆發力，做原地縱跳練習。然後收緊全身肌肉，立直脊柱，進行空中轉體訓練或接各種躍起後的空中動作訓練，再進行從併步起跳接空中動作到落地的完整練習，最後做空中動作成俯撐的練習。

此類難度動作多採用分階段練習，各階段練習成功率較高時再進行下階段訓練，以免受傷。

6.柔韌性與變化類難度動作訓練方法

首先發展身體各關節的柔韌性，然後根據不同動作的要領進行訓練。例如，依柳辛的訓練方法是，先做後踢腿練習，然後做垂直劈腿練習，要求髖關節展開，膝蓋伸直，腳尖帶領腿往後上方擺動，然後支撐腿腳尖立踵，擺動腿擺動帶動身體轉動，上體盡量靠近支撐腿膝蓋，完成依柳辛動作。

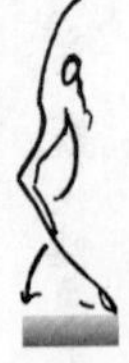

競技健美操難度動作的完成依靠良好的身體素質，因此我們在進行難度動作訓練時，首先應抓好運動員身體素質的訓練，同時也必須掌握每組難度動作的要求和每個難度動作的動作要領，科學地進行訓練。

四、過渡與連接動作的訓練

競技健美操成套動作由過渡與連接動作靈活、流暢地展示空中、站立、地面動作的相互轉換。過渡與連接須體現成套動作的整體連續性。

單個的空間地面過渡動作訓練，要注意對身體重心轉換時的控制。進行跳躍類難度動作的特殊過渡動作訓練：一個併步跳接兩步跑，再一步接雙腳起跳。

1. 進行爆發力及力量與柔韌的過渡動作訓練。注意訓練起跳時不同的手臂動作。

2. 難度動作的起跳逐漸向無準備過渡。

3. 過渡動作體現身體平面變化的訓練。

五、集體項目的一致性訓練

集體項目成套動作的訓練要突出一致性。

(一) 口令訓練法

按照教練員的口令，使運動員在集體項目中從各個方面做到一致。

1. 目光的一致性訓練

運動員同時注視一個目標，進行目光定位的一致性訓練。運動員要用同樣的眼神，表達同樣的感情。然後進行目光移動速度的一致性訓練，要求運動員注視同一個目標，而後用口令要求運動員同時移動目光注視另一個目標。

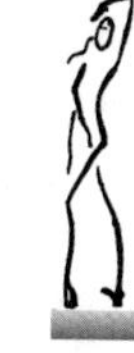

2.動作幅度和角度的一致性訓練

按照教練員的口令指示，在鏡子前，幾位運動員同時開始做動作，一拍一停頓，固定每一拍的動作，包括從起始位置身體各部位的形態，到結束位置身體各部位的形態，使運動員有良好的動作空間感。然後加快口令速度，四拍一停頓，要求每位運動員的動作與每拍口令相吻合，訓練運動員動作幅度和動作速度的一致性。而後離開鏡子，按教練員的口令做動作，最後配合音樂完成動作。

3.動作速度的一致性訓練

通過教練員的口令提高運動員的反應能力，要求運動員聽到口令後同時開始做動作，即訓練動作開始的一致性。如教練員喊「1」時，運動員同時快速做兩臂前平舉，教練員喊「2」時，運動員同時快速做兩臂側平舉等。而後加強運動員控制能力的訓練，即動作結束的一致性。控制能力的提高以身體素質的加強為基礎，特別是對四肢的力量訓練。由訓練開始動作和結束動作的一致性來提高動作速度的一致性。

4.位置的一致性訓練

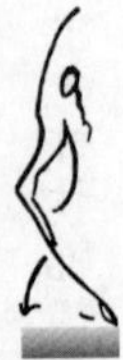

在集體項目中，位置的一致性指的是在成套動作訓練時運動員之間身體距離一致性。先做一些簡單的步法移動，規定運動員之間的間隔距離，要求運動員始終保持這一距離。比如，在做動作前確定運動員之間的相對位置，規定運動員之間間隔一臂距離，在運動員做完步法組合動作後再測量運動員之間的相對位置，看是否仍保持著一臂距離。反覆進行練習，直到運動員能有效控制相對位置，然後再進行複雜的步法移動訓練，最後完成集體項目的動作組合。

5.手型、腳位的一致性訓練

競技性健美操動作包括許多手型和腳位的變化。先進行單個動作的姿態訓練，再將成套組合動作中的手型和腳位單獨提取出來進行訓練，直到每位運動員都能準確完成，再結合成套動作進行訓練。

6.騰空高度的一致性訓練

騰空高度的一致性是體現運動員難度動作完成的一致性中最重要的環節。先進行起跳動作的訓練，統一支撐腿、發力腿，保證運動員一致的發力方式。教練員運用口令指揮，做上步起跳的練習。然後進行原地縱跳訓練，要求運動員同時盡力向上跳。運動員的彈跳能力存在差異，可要求彈跳能力較強的運動員稍做控制，彈跳能力較差的運動員盡力，以減少運動員之間騰起的高度差，保證騰空高度的一致性。最後完成有騰空高度的難度動作訓練。

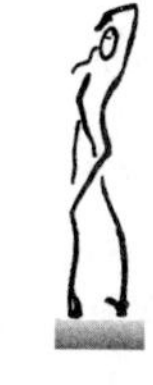

7.轉體速度的一致性訓練

難度動作中有許多轉體的動作，要注意起動及轉體頻率的一致性訓練。以併腿直角支撐轉體的訓練為例，先做併腿直角支撐動作一致性訓練，要求運動員同時撐離地面。然後做原地支撐倒換手移重心的頻率訓練。當運動員能同時同步完成倒換手時，再進行支撐轉體訓練。訓練時，規定轉體360°換手 4 次，每轉 90°換手一次。隨著運動員訓練水平的提高，可減少倒換手的次數。

訓練要求及注意事項：教練員要掌握運用口令訓練的技巧，同時運動員要聽從教練員的口令指揮。開始運用口令時速度稍慢一點，一拍一拍地細化每位運動員的動作規格，然後再逐步加快口令速度，使運動員的動作與每拍口令吻合。

(二)錄影分析法

訓練方法：用錄影機將運動員成套動作拍攝下來，然後組織運動員觀看，讓運動員直觀了解自己完成動作的情況、自己與他人的動作差別，以加強訓練的針對性。教練員應運用自己的專業知識分析運動員們在集體項目中的表現、個別運動員與其他運動員動作不一致的原因，包括動作角度、速度、幅度、騰空高度及轉體速度等。

訓練要求及注意事項：在運用錄影分析法時，教練員必須注意觀察運動員的每一個動作規格及與其他運動員的動作差別，運用專業知識分析原因。每隔一段時間進行一次，比較每次訓練的效果，直至達到理想的效果。

六、性格、心理、表現力的培養與訓練

健美操起源於 20 世紀，發展於 20 世紀末期，它具有極強的時代氣息。它的個性表現與團隊精神、主流化與多元化是相互交融的。競技性健美操具有非常高的藝術性與感染力，因此，運動員要有外向型及樂觀的性格、百折不撓的精神與豐富的表現力。

這方面的訓練內容正在探索中，大致可分為幾個方面：第一，培養善於表現與迎接挑戰的性格；第二，提高自信、穩定的心理狀態；第三，提高吸引能力與表現力。

(一)性格培養

在日常學習中培養獨立思考的習慣，建立邏輯思維，鼓

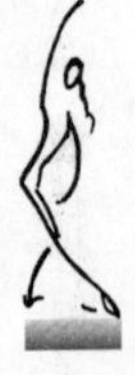

勵運動員勇於承擔責任、發表個人意見及相互合作，有意識地讓運動員自己完成一些事情。在需要幫助時給予他們適當的協助與支持，要求他們善始善終，建立自信心，儘可能地挖掘主觀能動性，經常進行考核小競賽，及時總結並肯定每位運動員的具體進步與收穫，提出希望，使他們具有成就感，從而建立自信。教練員要經常與運動員進行交流，創造輕鬆的氛圍。

(二)心理訓練

自信是表現與提高穩定心理狀態的前提。運動員在做任何事情時，教練員先提出要求，並以鼓勵為主，批評為輔，提出批評時要使他們感受到善意。要及時鼓勵，及時提出新要求。將運動員的優勢儘可能地展示在眾人面前，使他們建立自信心。

改變環境以提高適應力；提出口號以建立自信與穩定的心理狀態；採用集體練習使他們具有安全感與依托感；個人單獨練習培養挑戰心理與適應能力，請專家評審、打分；參加表演以提高心理穩定值。

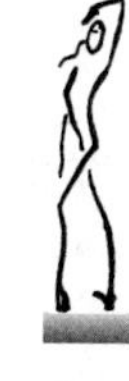

(三)表現力培養

朗誦、小品、啞劇、舞蹈，組合、套路。其中有肢體表現與表情表現兩類。

1.肢體表現

成套動作是表現力的載體與基礎。沒有競技性健美操肢體動作就根本談不上表現力。專門的長期基本功訓練能使競技性健美操動作達到一定的力度、規範、協調，但關鍵是訓練運動員的專業技術和身體素質、紮實的基礎動作。

2.表情肌的訓練

表情是表現力不可缺少的部分。一名優秀運動員的臨場表現是精心訓練得來的。人的表情分布在面部的眼、耳、鼻、口周圍，表情肌的運動變化構成了喜、怒、哀、樂。

（1）多觀看舞蹈、藝術體操等相關項目的表演，吸取有利於自身表現力的技巧和方法。

（2）進行專門表情肌的訓練，透過聽音樂，理解音樂，將想表達的內容表現於面部。

七、成套動作訓練方法

(一)先分解後完整訓練法

訓練方法：先將成套動作的難度動作和操化動作分開訓練，然後進行完整的成套動作訓練。以首先進行難度動作再進行操化訓練為例：

1. 難度動作訓練：一般採取由易到難的原則，即在一堂訓練課上先進行難度動作訓練，使運動員鞏固已掌握的難度動作，再進行還不完全熟練的難度動作訓練，掌握技術要領，具備身體素質訓練，直到運動員能夠獨立完成成套動作中的所有 12 個難度動作。

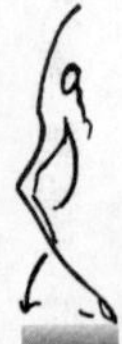

2. 操化動作訓練：教練員根據運動員自身特點及表現風格編排適合運動員的操化動作。首先，訓練運動員對操化動作的熟練性和動作規格的標準性，然後，進行對該套操化動作的內涵風格的理解訓練，使運動員能夠更好地表現操化動作的風格特點。

3. 難度動作與操化動作結合訓練：首先進行 12 個難度動

作與12×8拍操化動作結合的訓練，即做1×8拍操化動作接1個難度動作。將這種結合訓練完成後再進行成套動作的訓練。

4. 配合音樂完整訓練：先配合一般的健美操音樂進行成套動作訓練，可以選擇速度適中的音樂，主要訓練運動員動作的熟練性，待運動員動作熟練性提高後再配合競技健美操音樂進行訓練。

訓練要求及注意事項：

1. 在進行第一步難度動作訓練時，運動員練習已能熟練掌握的難度動作，著重體會和鞏固動作技術要領，保存一定的體力進行不能熟練完成的難度動作訓練，訓練中注意保護和幫助，以防受傷。

2. 在進行第二步操化動作訓練時，先進行動作規格和熟練性訓練，包括動作的速度、力度、幅度及角度等，對運動員的不足進行動作細化訓練。運動員要理解、體會動作內涵，然後進行操化動作的表現訓練。

3. 在進行成套動作完整訓練時，運動員要先在教練員的口令指揮下完成動作，然後再配合音樂進行訓練。

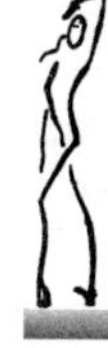

(二)先分節後成套訓練法

訓練方法：將競技性健美操成套動作分成若干段進行訓練，然後再進行完整的成套動作訓練。

1. 4×8拍為一段的訓練：將成套動作劃分為4×8拍一小節，運動員在教練員的口令指揮下只做4×8拍動作，第一個4×8拍動作熟練完成後，再進行第二個4×8拍動作的訓練，依次類推，直到整套組合動作全部完成。

2. 8×8拍為一段的訓練：當運動員完成4×8拍的訓練、能夠將整套組合動作完整完成後，再將成套動作延長為

8×8 拍進行訓練。運動員在教練員的口令指揮下只做 8×8 拍動作，第一個 8×8 拍動作熟練完成後再進行第二個 8×8 拍動作的訓練，依次類推，直到整套組合動作全部完成。

3. 16×8 拍為一段的訓練：當運動員完成 8×8 拍的訓練、能夠將整套組合動作完整完成後，再將成套動作延長為 16×8 拍進行訓練。運動員在教練員的口令指揮下只做 16×8 拍動作，第一個 16×8 拍動作熟練完成後再進行第二個 16×8 拍動作的訓練，依次類推直到整套組合動作全部完成。

4. 以此類推，將成套動作延長為 32×8 拍進行訓練，直到一次性完成成套動作的訓練。

訓練要求及注意事項：此訓練方法屬於循序漸進訓練法，在訓練過程中不要急於求成，按照此訓練方法一步一步地進行訓練，教練員注意細抓運動員每個 8 拍的動作，要求運動員將每個 8 拍動作做準確。

(三) 間歇訓練法

訓練方法：通常採用間歇訓練法來提高運動員的動作熟練性和肌肉及身體各器官系統的耐受力。運動員在教練員口令的指揮下完成整套動作，此時教練員的口令速度可適當慢一點，在運動員完成全套動作後，給運動員 2 分鐘的休息時間，馬上進行第二遍的成套動作訓練，第二遍成套動作完成後，給運動員 5 分鐘的休息時間，馬上進行第三遍的成套動作訓練。

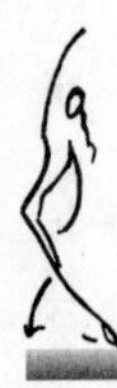

當運動員適應了此練習強度後，採用健身性健美操的音樂節奏進行相同的間歇訓練，以提高練習的強度。最後配合競技性健美操的快節奏音樂進行相同的間歇訓練。

訓練要求及注意事項：運動員要盡全力完成所有難度動作以及操化動作，盡力表現動作，如同在進行比賽一樣。

同時也要求教練員準確把握間歇時間，如間歇時間太長則達不到體能訓練的效果。

（四）念動訓練法

訓練方法：

1. 做成套動作前，在教練員的示範引導下，集中注意力在大腦中形成操化動作的動作形象和動作順序、難度動作的技術要領、動作結構、發力順序和方法，描繪自己在完成成套動作中的合理技術動作和注意力的分配，然後把自己想像的內容與實際訓練結合起來，根據訓練前想像的內容完成成套動作。

2. 想像在做成套動作時精力充沛，動作幅度大，到位、準確、能控制，姿態優美，動作乾脆俐索，有力度，感染力強，狀態良好，周圍的觀眾全被你的表現所吸引，全場的對手被你所超越，場外觀眾全為你「加油」，自己充滿必勝的信心。

訓練要求及注意事項：

1. 在進行念動訓練時，運動員必須集中注意力，在大腦裡形成一定的動作形象，能夠對大腦進行一定的刺激才能產生訓練效果。

2. 在念動訓練後，運動員要充分放鬆思想，做幾次深呼吸，不要對大腦形成太大的壓力。

（五）模擬比賽訓練法

訓練方法：模擬比賽訓練法是有意識地製造一些比賽場所喧鬧的氣氛，如擊物、鼓掌、呼叫、吹哨聲等，或模擬正式比賽的裁判員評分、組織觀眾參觀等環境氣氛，而且在模擬評分時有意識地壓低評分，克服運動員的自滿情緒。在模

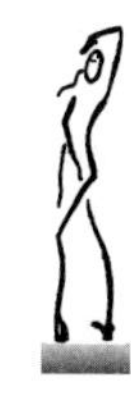

擬比賽中，如果運動員出現因緊張而遺忘動作時，必須訓練運動員主動地以其他動作彌補，培養隨機應變的能力。

訓練要求及注意事項：在進行模擬比賽訓練時，教練員應儘可能地想到真正的比賽場上可能出現的問題，提高模擬的真實性以及實效性。教練員應掌握好運用模擬比賽訓練法的時間，一般在賽前兩週進行，心理素質較差者可適當多進行幾次模擬比賽訓練。運動員應抓住模擬比賽的機會，充分表現自己的能力，彷彿在真實的比賽現場一樣。

(六)信息反饋訓練法

訓練方法：在進行成套動作訓練時，運動員要將自己的訓練感受主動向教練員反映，包括訓練的情緒狀態、身體健康情況、受傷情況等影響進行成套動作訓練的信息。教練員應對實際情況進行分析，然後制定適合運動員的訓練計劃。例如，某運動員因為生活上的某些事情而訓練情緒不高，教練員了解後，首先對運動員進行開導，並改用更有感染力、更激烈的音樂配合該運動員的成套動作進行訓練，以提高運動員的訓練情緒。再如，某運動員出現傷情，教練員可將訓練計劃作局部調整，以減輕受傷部位的負荷。

訓練要求及注意事項：此訓練方法要求運動員和教練員積極配合，運動員要將真實的情況告訴教練員，不可隱瞞或編造謊言欺騙教練員，教練員也應該相信運動員反映的情況，不可一意孤行，強迫運動員進行不科學的訓練。教練員應掌握具體問題具體分析的原則，了解運動員的具體情況，用科學的訓練方法進行訓練。

（孟憲君　馬鴻韜）

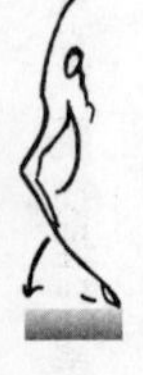

第九章

健美操的音樂

第一節　健美操音樂

音樂是聲音的藝術，它作為完整的藝術形式，有自己獨特的系統、完整的表達方式。健美操動作在音樂的襯托下，更具生命力與藝術性。可以說，音樂為健美操插上兩隻翅膀，使健美操擴大了表現空間。如果說，動作構成了健美操的鍛鍊與原始的衝動，那麼，音樂則為健美操注入了靈魂，並使內心的激動吶喊出來。

音樂的節奏與速度，嚴格地控制著動作的節奏與速度，並在很大程度上控制著運動的強度。僅就速度與節奏而言，時間一定，節奏與動作越複雜、越快，強度就越大，反之越弱。

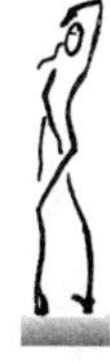

音樂的風格指導著動作的風格。音樂風格受時代變化、民族地域、環境、作者等因素影響，因此，我們應當尊重音樂的風格，惟有這樣，動作與音樂才能協調，音樂才能有力地支撐起動作。

音樂的強弱變化為動作的力度與起伏造成了內在的條件，使動作與音樂在結構上產生聯繫，加之曲調與節奏的變化、動作起伏，從而產生韻律感，增加健美操的韻律美，使健美操的美學價值更高。

音樂的情緒有控制健美操動作與腦細胞興奮的作用，因此，在音樂伴奏下進行鍛鍊可以延緩疲勞現象的出現，同時音樂的情緒同樣可以影響人的情緒，這也是健美操多選擇曲調歡快、節奏強勁的音樂作為伴奏音樂的重要原因之一。歡樂明快的音樂可以更快地調動人的興奮性。

正像前蘇聯健美操專家在《健美操》書中指出的那樣，「『音樂』能激發練習者的情緒，並使其在練習過程中獲得樂趣，在音樂的伴奏下做動作才能培養運動員的節奏感和韻律感。」（表 9-1）

表 9–1

音 樂	動 作	聯 繫	作 用
節奏與速度	節奏與強度	正向	控制強度
風格	風格	文化	強化特點
結構	套路結構	段落與過渡	結構完美
情緒	表達	腦細胞	抑制疲勞

一、熱愛音樂

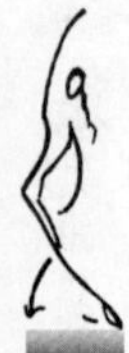

音樂是一種完整的藝術形式，有著完整的表達方式，反映的是人們對周圍事物的認識與感受。

一個身心健康的人對周圍的事物有著濃厚的興趣，因此，健身指導員必須是熱愛生活與音樂的人。

(一)聆聽音樂

這是培養音樂修養的初級階段，耳、腦、神經的傳導系統來完成這一過程。可以由人們對音樂的喜好來建立他們對音樂的初步了解，如優美的旋律、震撼的音響、豐富的節奏等等。在經過一段了解之後，應該有目的、有步驟地了解不同風格與形式的音樂，反覆地聆聽，感受音樂帶給我們的美妙之處。這樣有助於我們主動地選擇那些美妙而恰當的音樂，為我們創編健美操、積累動作素材、建立靈感、表達內心激情服務。

(二)分析與理解音樂

了解了眾多音樂給我們帶來的聽覺上的享受與內心的震撼之後，我們應該主動地理解音樂想告訴我們什麼。通常，大部分健美操的音樂會選擇歌曲，而歌曲是音樂與文學的結合體，歌詞會直接告訴我們許多具體的內容。然而，音樂告訴我們的遠遠超出歌詞告訴我們的。有位音樂巨人說：「音樂——是人們用語言所無法表達的那一部分感情。」我們應該認真地思索，音樂真真切切地為你帶來了什麼？

我們可以由音樂旋律的起伏、和聲的變化、高潮的迭起來聯想，用自身經歷體驗並感受音樂表達的內在情感、事物的本質與精神。我們要問自己，它為何要如此表達？它用什麼方式去表達？

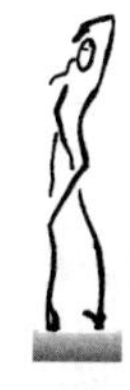

在解答我們提出的疑問時，除了上述的旋律、節奏、和聲等因素外，不妨從音樂的結構、音樂的高潮製作、音樂的風格與樂思、音樂的發展與過渡等因素中，選擇健美操的結構、段落、運動強度、動作風格。

二、健美操教練員的音樂修養

聲音是音樂的最基本元素。聲音分為樂音與噪音，樂音是按照聲音的不同高低排列成序，形成了為音樂創作所需要的基本音律。

音樂使健美操動作產生了新的生命力，生成了使動作向前發展的動力。作為健美操教練員，應該主動提高自身的音樂修養，豐富自己的音樂知識，從而使鍛鍊者在得到科學、安全、有效的軀體康健的同時獲得精神上的快樂。如果健美操教練員既具備完成各種身體動作技能，又具備反映揭示音樂內涵的素養，那麼，他的動作將是何等地靈活、強健、感人與細膩啊！

第二節　健美操教練員應具備的音樂常識

一、音樂的基本表現手段

(一)旋　律

旋律即曲調。構成旋律的要素有：音的高低、音的長短、音的強弱，把這幾個要素按創作者的意圖組織起來，就會出現具有一定意義的一系列音樂線條，即旋律。這是創造音樂形象的主要手段，最能引起人們的注意，也是一般聽眾首先感受到的。

旋律進行是有方向性的，它的方向主要靠音的高低來區分。旋律的方向主要分為：上行——音由低向高進行，反之是下行；環繞旋律以一個音或一定的音區為軸上下反覆出現，或在一定區域內反覆循環；平行——音在一個高度上進行；波浪——音由低到高再由高到低的旋律線。

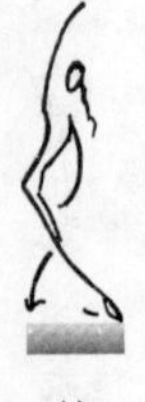

在音樂中，音高是由低向高排列的，這些音分成不同的區域（音區），低音區聲音低沉渾厚，中音區柔和溫暖，高音區明亮華麗。因此，旋律的進行就產生了不同的反差，加之旋律又利用不同音的長短組合與強弱變化，於是形成了豐富多彩的從低沉到明亮、從急促到舒緩、從弱到強的起伏變化。我們可以參考旋律為我們提供的風格、起伏、發展條件，選擇動作風格、強度變化與動作連接。比如，音樂是爵士風格，就可以採用一些爵士舞的動作素材，音樂加速時，動作也隨之加速等等。

(二) 句法音

音樂像語言一樣，旋律及其他組合因素必須是合乎條理、清晰的句法。它是從人們的生活與對話規律中產生的。

音樂的句子是靠小節組成的，一般兩小節為一個樂節，兩樂節為一個樂句（四個小節），樂句又分為前樂句與後樂句，前後樂句相加為八小節。前後樂句同時組成一個樂段。

樂句與樂段在音樂中很重要，它們往往可以形成一個音樂形象。大多數音樂是屬於對稱完成的，而健美操中同樣也應該是八拍對稱與完整的。我們要把操與音樂的句法對應起來，形成相輔相成的關係，切忌破壞音樂的句法而形成不協調的相互關係。

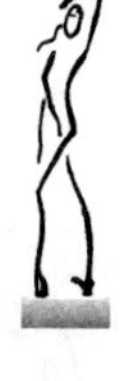

常見的破壞句法的錯誤有兩種情況，第一種音樂是完整的，而教練員卻聽不出來，把音樂的開始與動作的開始分離開來。

第二種是在剪接音樂的時候破壞了音樂的完整句法，使本身完整的動作組合與音樂相脫離，導致鍛鍊者的聽覺感知、心理感受與動作本身的不協調或錯位，從而影響了健美操本身的完成與完美。

(三)節奏與拍子

節奏的概念指時間長短的組織關係，它不但存在於音樂之中，同樣也存在所有運動著的事物中。音樂的節奏給音樂以活力與動力。

拍子是指音的強拍與弱拍的組合方式。基本的拍子組合方式有單拍子、兩拍子、三拍子，其他的拍子組合都是由這幾種拍子演變而成的，又叫做混合拍子或復拍子。如：四拍子是由兩個兩拍子組合而成的。

一定的節奏型和拍子與一定的體裁有關聯，比如健美操常用的迪斯可音樂常常使用單拍子，而進行曲常常使用雙拍子。

健美操動作的節奏要遵循音樂的節奏，特別是重拍的處理，比如踏步，當腳觸地的一瞬間，正是重拍出現的一瞬間。教練員應該知道動作的重拍在什麼地方，使動作與音樂吻合。

通常，健美操的八拍和音樂的節奏是相對應的，一般是動作的一拍對應音樂的一拍。如果採用單拍子音樂，音樂的八拍與動作的八拍相吻合，但如果採用 2／4 拍的音樂，動作的一個八拍與音樂的四小節相對應，而四小節為一個樂句。用相同的方法，可以計算出其他節奏型與八拍動作的關係。

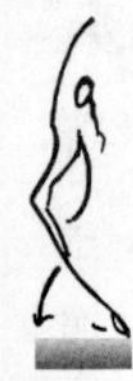

(四)和　聲

音樂的和聲是指三個以上的音按一定的規律結合。不同的和聲結合方式與和聲音響效果，在音樂中起著明暗、濃淡方面的對比功能，就像繪畫中色彩對比的功能一樣。和諧的和聲與不和諧的和聲組合方式產生的穩定與不穩定，把音樂從內在中向前推進。

實例：

2/4

1̇	2̇	|	1̇	2̇	|	1̇ -	|
5	4	|	4	4	|	3 -	|
3	2	|	1	7	|	1 -	|
1	6̣	|	6̣	7̣	|	1 -	|
C大	d小		F大	G7		C大	
明亮	暗		明亮	不和諧		明亮	

（五）調式與調性

調式是從音樂作品的旋律與和聲中所採用的音高不同的音中歸納出來的較有代表性的音列，這些音保持相互聯繫並傾向某一中心。調式中最主要的音稱之為調性。調式與調性在樂曲中往往發生變化與轉換，這種變化、轉換、對比，是表現音樂的氣氛、情緒、形象變化的重要手段之一。

（六）織　體

一首樂曲往往不僅僅依靠旋律與和聲來表現。由於音樂常常是多聲部的樂曲，每一個聲部都有各自的進行方向，彼此又相互聯繫，這樣就產生了織體。

織體指多聲部之間的結合方式，主要分為主調體、多調體、混合體。

主調體是以一個旋律為主，其他聲部以長音、和弦或分解和弦的方式襯托而成。

多調體是兩個或兩個以上同等重要的旋律同時結合。不同旋律的結合叫做對比多調。同一旋律隔一定的時間先後出現稱之為模仿多調。

混合體即幾種織體同時存在。

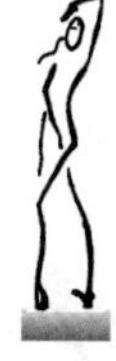

(七)音樂的其他表現手段

除了以上幾種表現手段外，音樂還可以依靠其他的表現手段來增強音樂的表現形式。比如：速度的變化、力度的變化、音區的變化、演奏形式的變化、表情手段的變化、對比等等。

以上的表現手段極其鮮明地影響著音樂作品的形象、意境，是極有效的發展手段。

音樂的各種基本表現手段在作品中通常是綜合運用的。如果掌握並了解這些表現手段，就會對音樂作品有較為清楚的分析，能夠把動作與音樂融為一體，從而使動作更具生命力。

二、健美操中涉及音樂領域的其他知識

(一)曲　型

曲型是音樂的結構形式，有一部曲、兩部曲等多種形式。我們需要了解一般性原則：

主題：

主題是作為樂曲發展基礎的有明確特性和相對完整的形式的音樂結構。教練員多是從歌詞或音樂標題來了解音樂的主題的，但音樂所表現的往往不局限於文字的含義。音樂是抽象的藝術，需要想像去揭示它更新、更美、更深刻的內涵。

高潮：

高潮是樂曲中感情表達的最高點，是樂曲最感動人心的部分，往往要調動各種因素來實現。高潮有總高潮與局部高潮，以此形成樂曲的起伏。音樂的高潮為健美操的強度安排提供了參考條件，特別是為在競技性健美操中完成難度動作

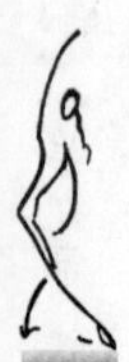

與高難技術、達到全套動作的高潮創造了條件。

(二)穩定與不穩定、終止

音樂的進展依靠音樂中許許多多環節的穩定與不穩定因素。音階由七個音組成，其中音階的主音（一般為起始音）最穩定，其次為屬音（五度音），半度音的關係是最不穩定的。通常，音節大多結束在主音上。和聲也存在著這種關係，由相對穩定的音程關係組成穩定（和諧）和弦，比如：大三和弦，由不穩定的音程關係組成不穩定（不和諧）和弦，比如：屬七和弦與減七和弦。

人們的審美心理存在著由穩定至不穩定再至穩定的心理傾向，正如人們在欣賞戲劇時，從矛盾產生、發展激化直至解決一樣。從藝術的角度欣賞健美操時也是如此，特別是競技健美操，人們總是希望看到意想不到的動作，這種動作使身體從極度不穩定狀態到穩定地結束，由此而產生美感。

我們在選擇音樂、剪接音樂時，要注意音樂的結束方式，盡量保持音樂的完整性，對主音的處理應該是十分講究的。

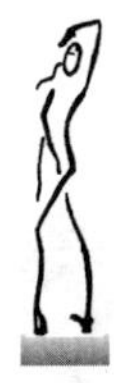

(三)過渡與銜接

絕大部分音樂的樂句、樂段是前後對稱的，但是，有些樂曲中段落之間有銜接或過渡的部分，這些部分一般是對稱的，但有時也會按作曲家的意願出現一些不對稱或特殊的處理。常見的有散板、和弦的轉換、比通常的四小節一個樂句多一至兩小節等。遇到這種情況時，我們應該反覆聆聽，體會音樂給予了什麼。為了使動作與音樂的節奏完整，在這些部分可以做些呼吸、調整動作。

如果教練員實在覺得不好處理，也可以做簡單的步法，而著重在口頭上對動作提出要求並加以講解。

第三節　健美操常見的音樂種類

一、爵士樂

爵士樂產生於 19 世紀末 20 世紀初的美國，是歐洲文化與非洲文化的混合體。

爵士樂主要來源於黑人社會的勞動歌曲、婚喪儀式、社交場合上演唱或演奏的散拍樂，它吸收了歐洲音樂的和聲手法，最初以即興演奏為主，其獨特的切分節奏貫串全曲。

爵士樂的主要特點：

（一）旋律由連續不斷的切分節奏組成，這種特別的方式對全世界的流行音樂影響很大。

（二）即興演奏。

（三）強有力的打擊樂器。

（四）變化多端的節奏。

（五）音色鮮明而強烈。

（六）和聲豐富，爵士樂常常是表現一種歡樂喜悅的氣氛，just fun（意為：「只是為了歡樂」）是他們的格言。

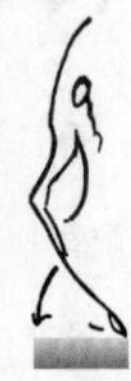

二、迪斯可

迪斯可音樂由爵士樂不斷演變而成，多帶著唱，快節奏，重音不斷地重複，主要表現的往往不是歌曲的內容，流行於 20 世紀六七十年代的歐美，源於美國。

迪斯可音樂的主要特點是它的旋律繼承了爵士樂的切分節奏，更強調打擊樂，多採用單拍子，重複不間斷地出現，表現出旺盛的精神力量。

三、搖滾樂

搖滾樂又稱滾石樂，是從爵士樂中派生出來的音樂。它有快有慢，往往反覆出現一種節奏型，帶有搖擺的感覺。它繼承了爵士樂演奏的即興性、打擊樂的多樣化及其在樂隊中的重要位置。

四、輕音樂

輕音樂包括很多種類，上面提到的各類音樂都屬輕音樂範疇。輕音樂至今沒有一個固定的定義，通常指那些輕鬆愉快、生動活潑而又淺顯易懂的音樂。它一般不表現重大的主題思想和複雜的戲劇性內容。輕音樂大致分為五類：

第一類　輕鬆活潑的舞曲；

第二類　電影音樂和戲劇配樂；

第三類　通俗歌曲及流行歌曲；

第四類　日常生活中的舞蹈音樂和民間曲調；

第五類　輕歌劇。

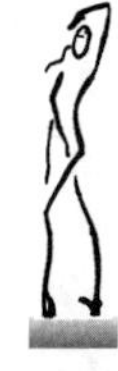

第四節　音樂選擇與剪接

音樂作為健美操的組成部分，在創編中是不容忽視的。健美操的音樂應符合健美操的特點，節奏鮮明、熱烈，具有蓬勃的精神。要根據創編的目標選擇音樂的風格，突出個性，對鍛鍊者起到帶動作用。根據成套動作的結構或是具體要求確定音樂的長短、起伏，或根據音樂的長短、起伏來確定成套動作的結構與動作。

首先，當我們選中一首音樂時，應該反覆聆聽，確定我們需要的那一部分或幾部分。

第二，我們要用心去感覺，音樂給你了什麼，想像用身體動作表達音樂的意境。當你能夠觸摸到音樂為你帶來的感動時，你離成功的創編就不遠了。

第三，考慮音樂的主體部分，主體部分的樂句一定要完整。

第四，考慮音樂如何精彩地開始與結束。

第五，考慮開始、主體、結束以及各個段落的銜接與過渡。

最後，按照自己的意願把各個部分連接起來。當然，如果你有能力和設備自己創作音樂，那是最理想的。在使用已出版的音樂作品時，往往要根據需要進行剪輯。我們應尊重音樂原有的完整性，當我們決定取捨音樂的某一部分時，不能破壞音樂的基本結構形式。如歌曲往往有這樣的結構 A+B、A+B+A、（A+B）×3、A+A+B，在剪輯時，可剪去某一整段或保留某一段，如果需要破壞樂段，音樂前後的連接要自然、完整。

（孟憲君）

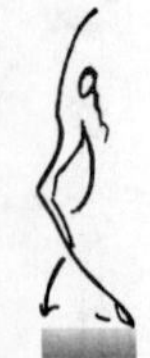

第十章

健美操組合範例

本章共列舉了十一個健美操組合範例，其中低衝擊力組合三個、高低衝擊力組合三個、高衝擊力組合一個、踏板操組合三個及搏擊操組合一個。

通過組合動作的練習可使練習者了解、掌握健美操基本動作以及動作之間的變化規律。

一、低衝擊力組合（一） 32 拍×2×2

註：低衝擊力組合共有兩個 32 拍小組合動作，每個 32 拍的小組合均為右、左腳組合，即右腳先開始，32 拍組合動作結束時的最後一拍動作落在右腳上，接著左腳開始完成反方向的 32 拍組合動作。

組合A：

第一個八拍

A 1×8			1 2 3 4 5 6 7 8
動作說明	步法	1—4	1—2 原地雙膝彈動，3—4 右腳向前勾腳點地一次
		5—8	5—6 原地雙膝彈動，7—8 左腳側點地一次
	手臂	1—8	膝彈動時，雙手叉腰，點地時，雙手胸前擊掌
	手型	1—8	自然
	面向		1點

第二個八拍

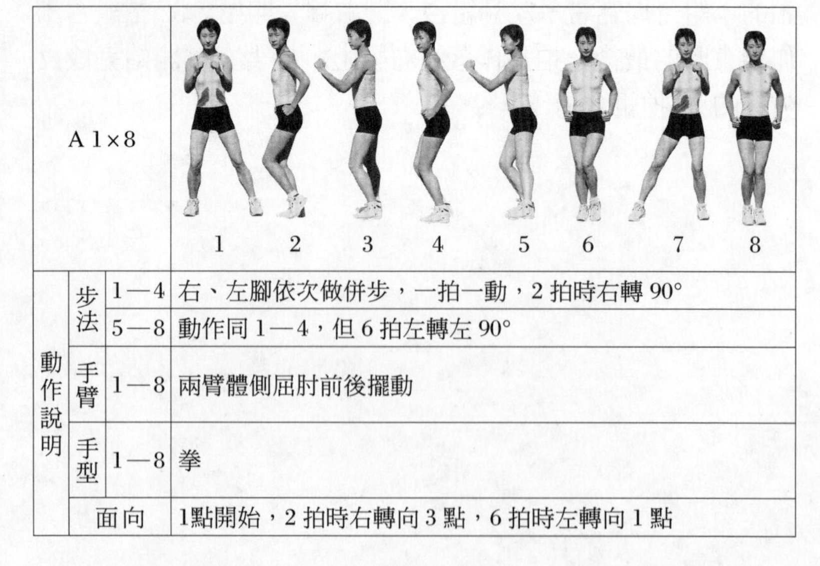

A 1×8			1 2 3 4 5 6 7 8
動作說明	步法	1—4	右、左腳依次做併步，一拍一動，2 拍時右轉 90°
		5—8	動作同 1—4，但 6 拍左轉左 90°
	手臂	1—8	兩臂體側屈肘前後擺動
	手型	1—8	拳
	面向		1點開始，2 拍時右轉向 3 點，6 拍時左轉向 1 點

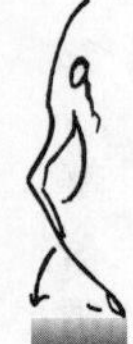

第三個八拍

A 1×8			1/2　3　4　5—7　8
動作說明	步法	1—4	右腳向右前方走 3 步，4 拍左膝抬起
		5—8	左腿向後退 3 步，8 拍右膝抬起
	手臂	1—4	兩臂體側自然擺動，4 拍胸前擊掌
		5—8	兩臂體側自然擺動，8 拍胸前擊掌
	手型	1—8	順其自然
	面向		1—7 向 2 點，8 拍回到 1 點

第四個八拍

A 1×8			1　2　3　4　5/7　6　8
動作說明	步法	1—4	1—2 右腳向側邁步踏跳一次，同時左腿側擺，3—4 左、右踏兩步
		5—8	左腳向左連續做側跨步跳兩次
	手臂	1—4	1—2 兩臂經胸前交叉向外大繞環至體側，3—4 體側自然擺動
		5—8	側跨步跳時兩臂側舉，6 拍兩臂胸前平屈，8 拍還原
	手型	1—4	1—2 掌，掌心向外，3—4 拳
		5—8	掌，掌心向下
	面向		1點

第五～八個八拍動作同第一～四個八拍動作，但方向相反。

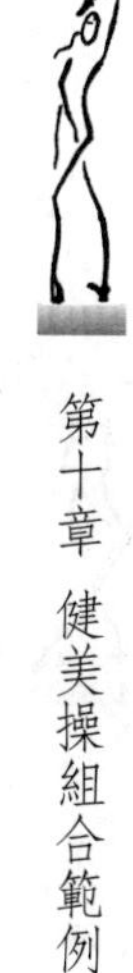

組合B：

第一個八拍

B 1×8			1 2 3 4 5 6 7 8
動作說明	步法	1—4	右腳「V」字步
		5—8	右、左腿依次做側步後屈腿，同時向右轉 180°
	手臂	1—4	1拍右臂側上舉，2 拍左臂側上舉，3 拍擊掌，4 拍還原
		5—8	兩臂體側屈肘前後擺動
	手型	1—4	五指分開、掌心向前
		5—8	拳、拳心向內
	面向		1—5 拍向 1 點，6—8 拍向 5 點

第二個八拍

B 1×8			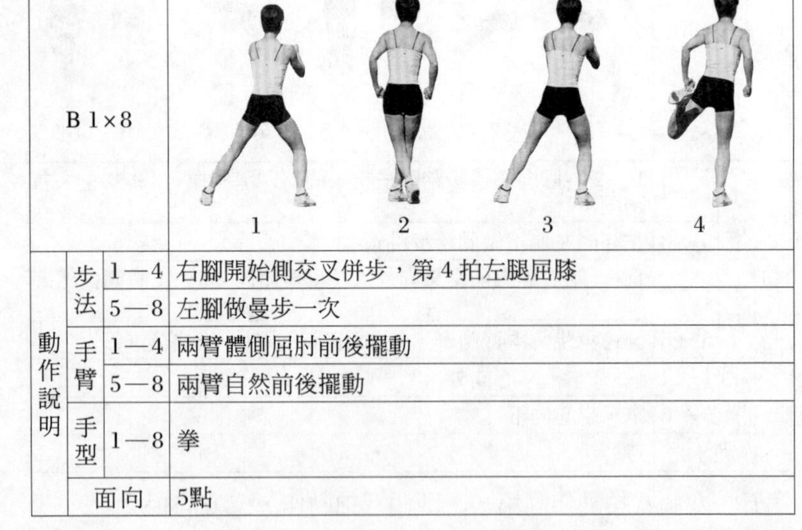 1 2 3 4
動作說明	步法	1—4	右腳開始側交叉併步，第 4 拍左腿屈膝
		5—8	左腳做曼步一次
	手臂	1—4	兩臂體側屈肘前後擺動
		5—8	兩臂自然前後擺動
	手型	1—8	拳
	面向		5點

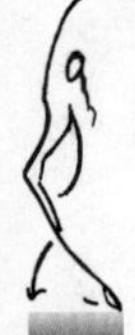

第三個八拍

B 1×8		1　2　3　4　5—6　7—8
動作說明	步法 1—4	左腳做曼步轉體 180°
	步法 5—8	左腿向側一步成分腿半蹲，還原，兩拍一動
	手臂 1—4	兩臂自然前後擺臂
	手臂 5—8	左臂胸前平屈，右臂側平舉
	手型 1—8	拳
	面向	5點開始，第 2 拍向右轉至 1 點

第四個八拍

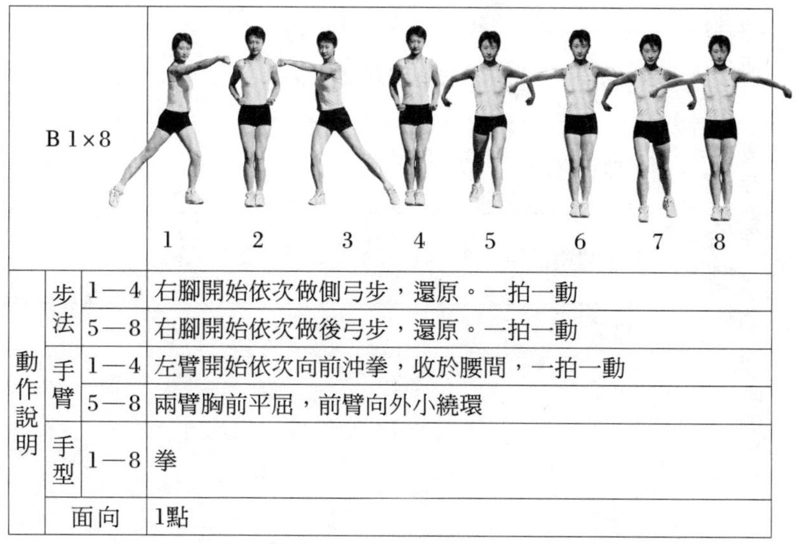

B 1×8		1　2　3　4　5　6　7　8
動作說明	步法 1—4	右腳開始依次做側弓步，還原。一拍一動
	步法 5—8	右腳開始依次做後弓步，還原。一拍一動
	手臂 1—4	左臂開始依次向前沖拳，收於腰間，一拍一動
	手臂 5—8	兩臂胸前平屈，前臂向外小繞環
	手型 1—8	拳
	面向	1點

第五～八個八拍動作同一～四個八拍動作，但方向相反。

二、低衝擊力組合（二） 32 拍×4×2

註：低衝擊力組合共有四個 32 拍的小組合動作，每個小組合動作均為 32 拍的右、左腳組合動作，即右腳先開始，最後一拍動作落在右腳上，接著左腳開始完成反方向的 32 拍組合動作。

組合 A：

第一個八拍

A 1×8			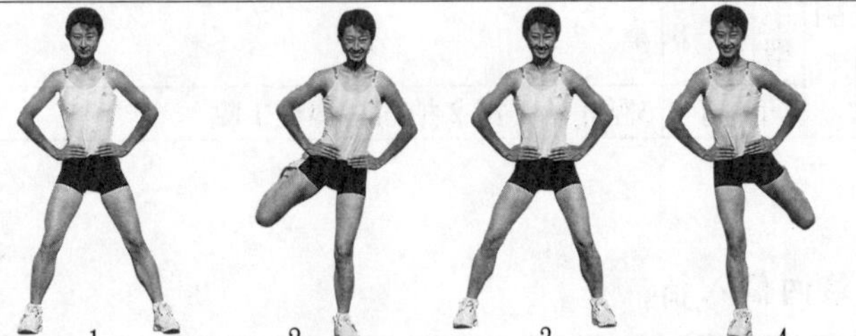 1　2　3　4
動作說明	步法	1—8	右腳開始做側步後屈腿四次
	手臂	1—8	雙手叉腰
	手型	1—8	上體稍前傾
	面向		1點

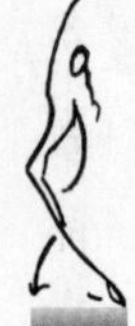

第二個八拍

<table>
<tr><td colspan="3">A 1×8</td><td>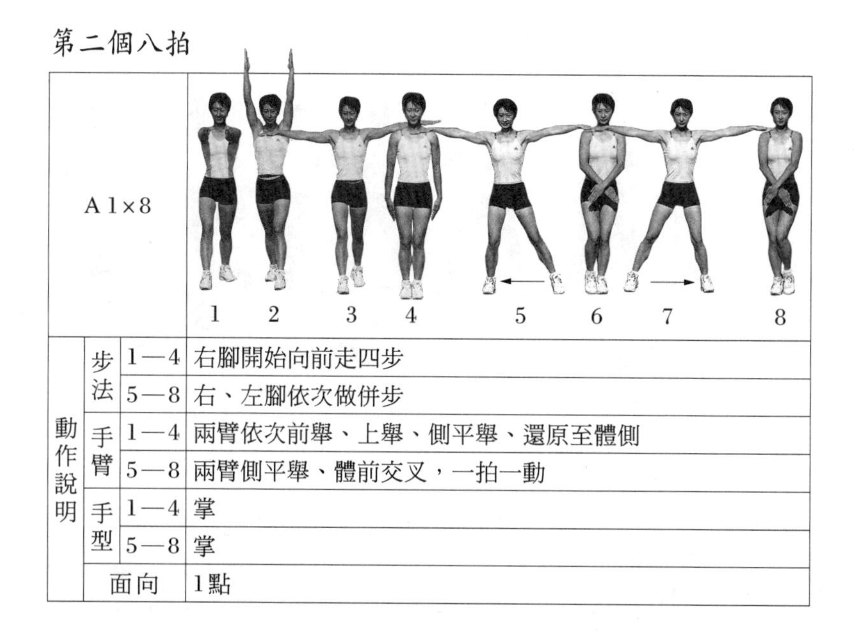
</td></tr>
<tr><td rowspan="6">動作說明</td><td rowspan="2">步法</td><td>1—4</td><td>右腳開始向前走四步</td></tr>
<tr><td>5—8</td><td>右、左腳依次做併步</td></tr>
<tr><td rowspan="2">手臂</td><td>1—4</td><td>兩臂依次前舉、上舉、側平舉、還原至體側</td></tr>
<tr><td>5—8</td><td>兩臂側平舉、體前交叉，一拍一動</td></tr>
<tr><td rowspan="2">手型</td><td>1—4</td><td>掌</td></tr>
<tr><td>5—8</td><td>掌</td></tr>
<tr><td></td><td colspan="2">面向</td><td>1點</td></tr>
</table>

第三個八拍

<table>
<tr><td colspan="3">A 1×8</td><td>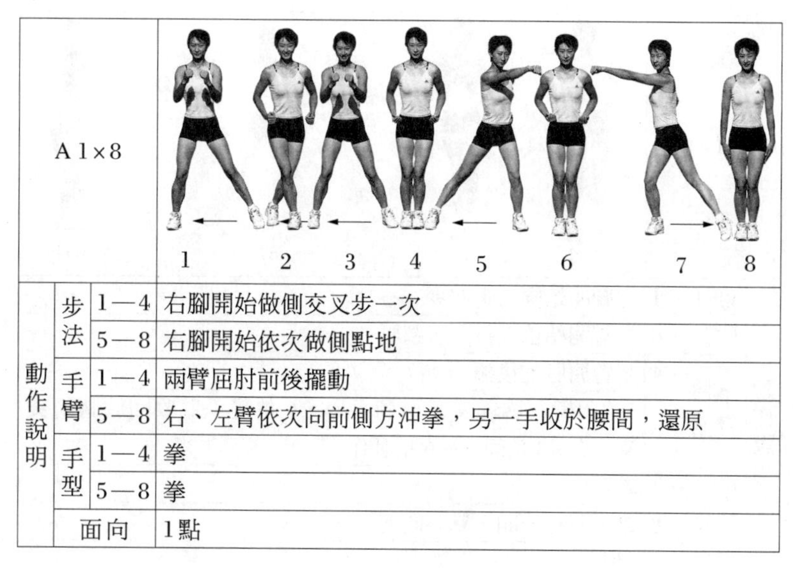
</td></tr>
<tr><td rowspan="6">動作說明</td><td rowspan="2">步法</td><td>1—4</td><td>右腳開始做側交叉步一次</td></tr>
<tr><td>5—8</td><td>右腳開始依次做側點地</td></tr>
<tr><td rowspan="2">手臂</td><td>1—4</td><td>兩臂屈肘前後擺動</td></tr>
<tr><td>5—8</td><td>右、左臂依次向前側方沖拳，另一手收於腰間，還原</td></tr>
<tr><td rowspan="2">手型</td><td>1—4</td><td>拳</td></tr>
<tr><td>5—8</td><td>拳</td></tr>
<tr><td></td><td colspan="2">面向</td><td>1點</td></tr>
</table>

第四個八拍

A 1×8			1　2　3　4　5/6　7/8
動作說明	步法	1—4	右腳開始V字步一次
		5—8	屈膝彈動四次
	手臂	1—4	屈肘前後擺動
		5—8	雙手叉腰
	手型	1—4	拳
		5—8	自然
	面向		1點

第五～八個八拍動作同第一～四個八拍動作，但方向相反。

組合B：

第一個八拍

B 1×8			1/4　5　5/7　6/8
動作說明	步法	1—4	右腳開始向前走四步
		5—8	右腳開始依次打開，還原
	手臂	1—4	手臂屈肘前後擺
		5—8	5拍手臂經胸前交叉至側平舉，6 拍雙手臂收回於胸前交叉，7—8 拍同 5—6 拍動作
	手型	1—4	拳
		5—8	掌，五指分開，掌心向前
	面向		1點

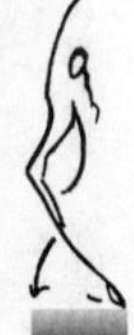

第二個八拍

B 1×8		1　2　3　4
動作說明 步法	1—8	右腳開始依次做側交叉步
動作說明 手臂	1—8	屈肘前後擺動
動作說明 手型	1—8	拳，拳心相對
面向		1點

第三個八拍

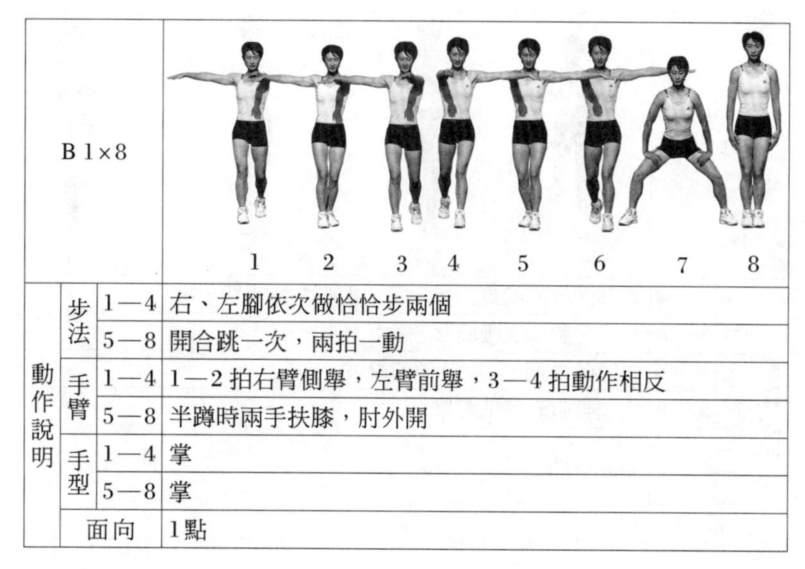

B 1×8		1　2　3　4　5　6　7　8
動作說明 步法	1—4	右、左腳依次做恰恰步兩個
	5—8	開合跳一次，兩拍一動
動作說明 手臂	1—4	1—2 拍右臂側舉，左臂前舉，3—4 拍動作相反
	5—8	半蹲時兩手扶膝，肘外開
動作說明 手型	1—4	掌
	5—8	掌
面向		1點

第四個八拍

B 1×8			1　2　3　4　5/7　6/8
動作說明	步法	1—4	右腳開始依次側點地，還原，一拍一動
		5—8	右腳連續向右側點地兩次
	手臂	1—4	1拍右手向左前方沖拳，2 拍雙手收回於腰間，3—4 拍換左手沖拳
		5—8	右手連續向左沖拳兩次
	手型	1—4	拳
	面向		1點

第五～八個八拍動作同第一～四個八拍動作，但方向相反。

組合C：

第一個八拍

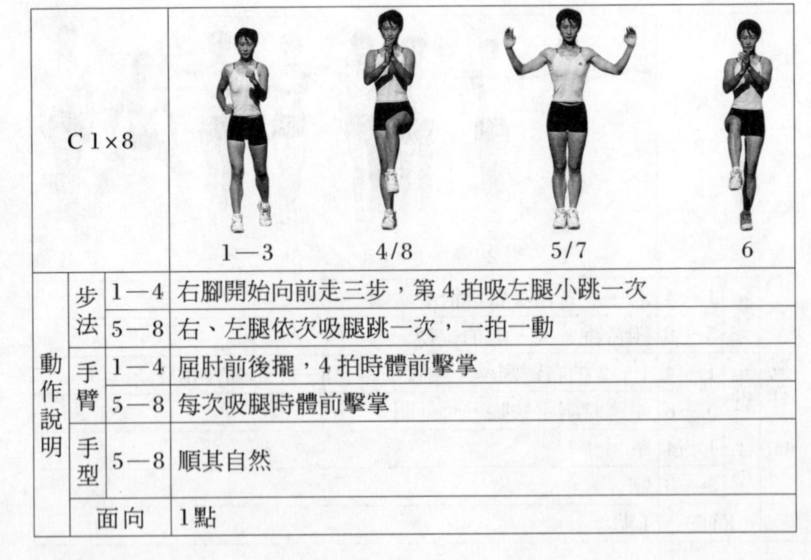

C 1×8			1—3　4/8　5/7　6
動作說明	步法	1—4	右腳開始向前走三步，第 4 拍吸左腿小跳一次
		5—8	右、左腿依次吸腿跳一次，一拍一動
	手臂	1—4	屈肘前後擺，4 拍時體前擊掌
		5—8	每次吸腿時體前擊掌
	手型	5—8	順其自然
	面向		1點

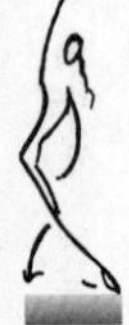

第二個八拍

C 1×8		1—3　4/8　5/7　6
動作說明	步法 1—4	左腳開始向後退三步，第 4 拍吸右腿小跳一次
	步法 5—8	左、右腿依次吸腿跳一次，一拍一動
	手臂 1—4	屈肘前後擺，4 拍時體前擊掌
	手臂 5—8	每次吸腿時體前擊掌
	手型 1—4	順其自然
	面向	1點

第三個八拍

C 1×8		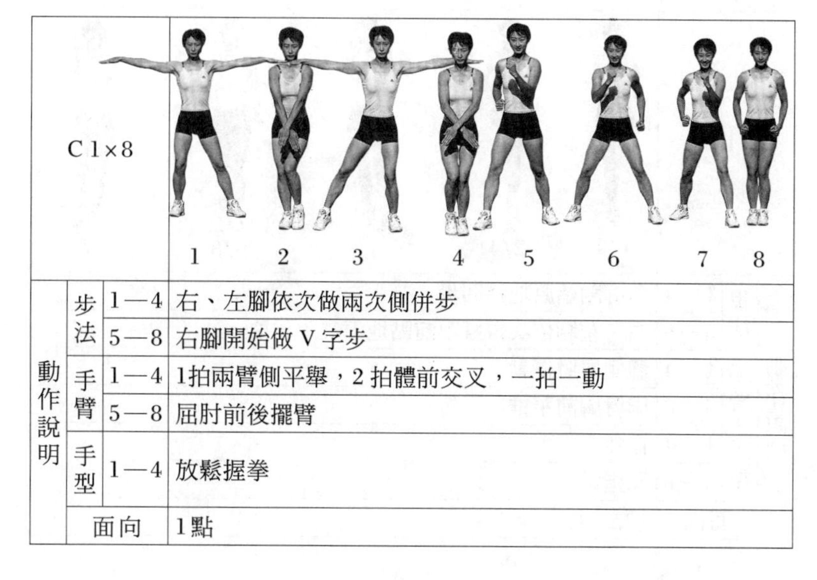 1　2　3　4　5　6　7　8
動作說明	步法 1—4	右、左腳依次做兩次側併步
	步法 5—8	右腳開始做 V 字步
	手臂 1—4	1拍兩臂側平舉，2 拍體前交叉，一拍一動
	手臂 5—8	屈肘前後擺臂
	手型 1—4	放鬆握拳
	面向	1點

第四個八拍

C 1×8			1/5　2/6　3　4　7　——　8
動作說明	步法	1—4	右腳開始做曼步
		5—8	5—6 拍做 1/2 曼步，7—8 拍做恰、恰、恰（向側併步小跳）
	手臂	1—8	兩臂體側自然擺動
	手型	1—8	自然
	面向		1點

第五～八個八拍動作同第一～四個八拍動作，但方向相反。

組合D：

第一個八拍

D 1×8			1/3　2/4　5　6/8　7
動作說明	步法	1—4	右腳開始原地踏四步
		5—8	右、左腳依次做腳跟前點地兩次，一拍一動
	手臂	1—4	體側屈肘擺動
		5—8	兩臂胸前平推
	手型	1—4	自然
		5—8	屈指掌
	面向		1點

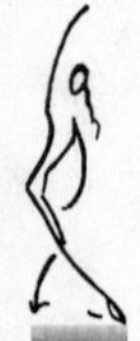

第二個八拍動作與第一個八拍動作相同。

第三個八拍

D 1×8			1—2/5—6　　3—4/7—8
動作說明	步法	1—4	右腳向側成分腿半蹲，還原，兩拍一動
		5—8	同 1—4 拍動作相同，方向相反
	手臂	1—8	半蹲時雙手扶膝，還原時，拍擊掌兩次，兩拍一動
	手型	1—8	順其自然
	面向		1點

第四個八拍

D 1×8			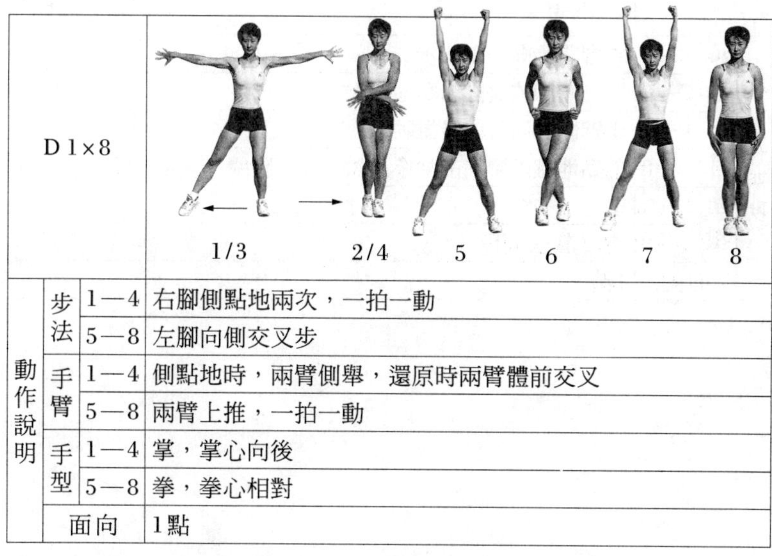 1/3　2/4　5　6　7　8
動作說明	步法	1—4	右腳側點地兩次，一拍一動
		5—8	左腳向側交叉步
	手臂	1—4	側點地時，兩臂側舉，還原時兩臂體前交叉
		5—8	兩臂上推，一拍一動
	手型	1—4	掌，掌心向後
		5—8	拳，拳心相對
	面向		1點

第五～八個八拍動作同第一～四個八拍動作，但方向相反。

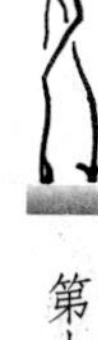

三、低衝擊力組合（三）　32 拍×4×2

註：每個組合均為 32 拍的右、左腳組合，即右腳先開始，32 拍組合動作結束時的最後一拍動作落在右腳上，接著左腳開始完成反方向的 32 拍組合動作。

組合 A：

第一個八拍

A 1×8			1—4　5　6　7　8
動作說明	步法	1—4	右腳開始向前走四步
		5—8	右、左腳依次向前點地一次
	手臂	1—4	兩臂體側屈肘前後擺動
		5—8	前點地時兩臂向前沖拳，然後收至腰間，一拍一動
	手型	1—4	拳
		5—8	拳，拳心向下
	面向		1點

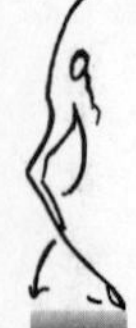

第二個八拍

<table>
<tr><td colspan="3">A 1×8</td><td> 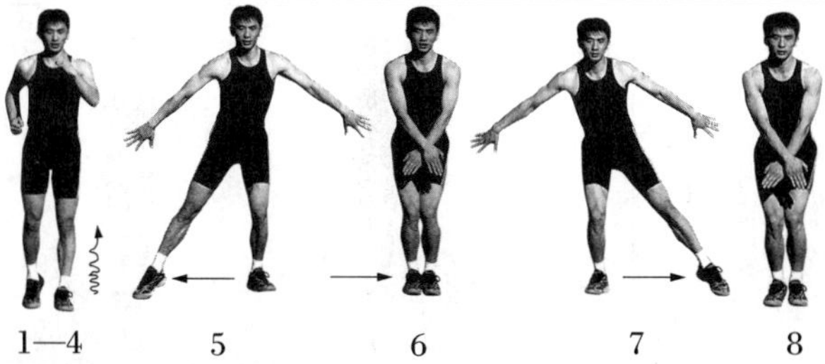1—4　5　6　7　8</td></tr>
<tr><td rowspan="8">動作說明</td><td rowspan="2">步法</td><td>1—4</td><td>右腳開始向後退四步</td></tr>
<tr><td>5—8</td><td>右、左腳依次做側點地一次</td></tr>
<tr><td rowspan="2">手臂</td><td>1—4</td><td>兩臂體側屈肘前後擺動</td></tr>
<tr><td>5—8</td><td>側點地時兩臂經腹前交叉擺至側下舉，一拍一動</td></tr>
<tr><td rowspan="2">手型</td><td>1—4</td><td>拳</td></tr>
<tr><td>5—8</td><td>五指分開，掌心向後</td></tr>
<tr><td colspan="2">軀幹</td><td>點地時稍前傾</td></tr>
<tr><td colspan="2">面向</td><td>1點</td></tr>
</table>

第三個八拍

<table>
<tr><td colspan="3">A 1×8</td><td> 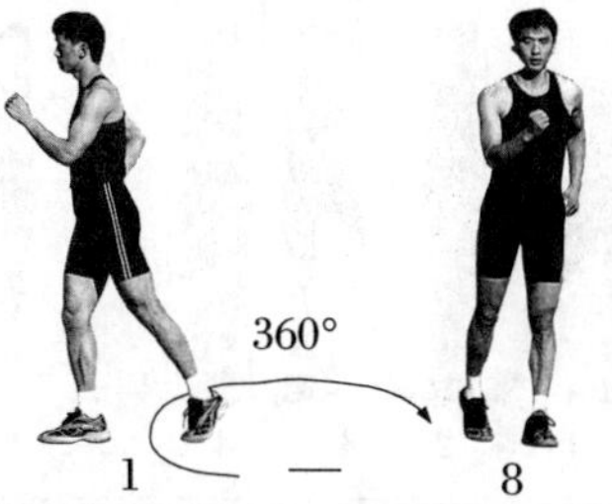360°
1　—　8</td></tr>
<tr><td rowspan="4">動作說明</td><td>步法</td><td>1—8</td><td>右腳開始向右弧形走一圈</td></tr>
<tr><td>手臂</td><td>1—8</td><td>兩臂體側屈肘前後擺動</td></tr>
<tr><td>手型</td><td>1—8</td><td>拳</td></tr>
<tr><td colspan="2">面向</td><td>從1點逆時針方向走一圈至1點</td></tr>
</table>

第四個八拍

<table>
<tr><td colspan="2">A 1×8</td><td colspan="2">1　2</td></tr>
<tr><td rowspan="4">動作說明</td><td>步法</td><td>1—8</td><td>兩腳同時踵立四次</td></tr>
<tr><td>手臂</td><td>1—8</td><td>雙臂由屈臂向前上方、前下方彈伸，一拍一動</td></tr>
<tr><td>手型</td><td>1—8</td><td>拳，拳心相對</td></tr>
<tr><td colspan="2">面向</td><td>1點</td></tr>
</table>

第五～八個八拍動作同第一～四個八拍動作，但方向相反。

組合B：

第一個八拍

<table>
<tr><td colspan="2">B 1×8</td><td colspan="2">1　2　3　4　5　6　7　8</td></tr>
<tr><td rowspan="5">動作說明</td><td>步法</td><td>1—8</td><td>右、左腳依次做四個併步</td></tr>
<tr><td>手臂</td><td>1—8</td><td>兩臂經胸前豎屈、上舉、側平舉還原至體側，兩拍一動</td></tr>
<tr><td rowspan="2">手型</td><td>1—2</td><td>拳。拳心向後</td></tr>
<tr><td>3—8</td><td>掌，3—4 掌心相對，5—6 掌心向下，7—8 還原至體側</td></tr>
<tr><td colspan="2">面向</td><td>1點</td></tr>
</table>

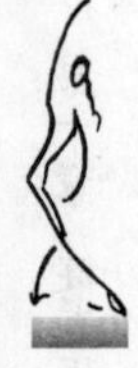

第二個八拍

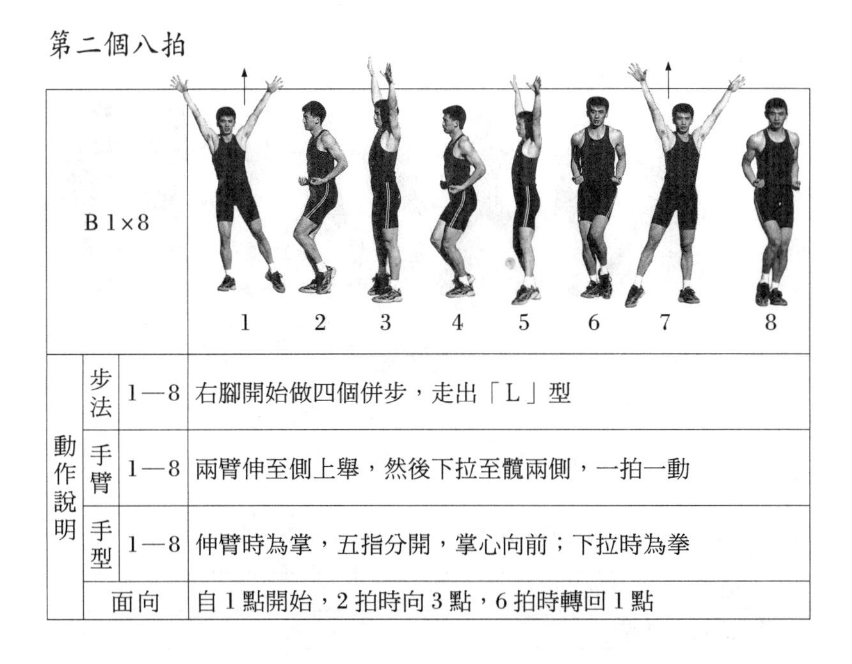

B 1×8			
動作說明	步法	1—8	右腳開始做四個併步，走出「L」型
	手臂	1—8	兩臂伸至側上舉，然後下拉至髖兩側，一拍一動
	手型	1—8	伸臂時為掌，五指分開，掌心向前；下拉時為拳
	面向		自 1 點開始，2 拍時向 3 點，6 拍時轉回 1 點

第三個八拍

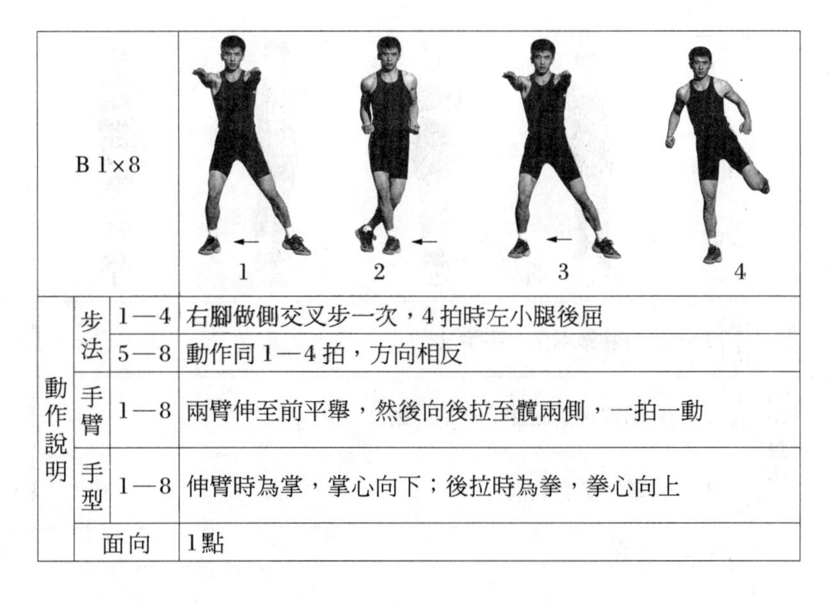

B 1×8			
動作說明	步法	1—4	右腳做側交叉步一次，4 拍時左小腿後屈
		5—8	動作同 1—4 拍，方向相反
	手臂	1—8	兩臂伸至前平舉，然後向後拉至髖兩側，一拍一動
	手型	1—8	伸臂時為掌，掌心向下；後拉時為拳，拳心向上
	面向		1點

第四個八拍

B 1×8			1　2　3　4　5　6　7　8
動作說明	步法	1—4	右、左腳依次做側步後屈腿一次
		5—8	右腳向側一步，左腿做後屈腿兩次
	手臂	1—8	兩臂經前平舉後拉至髖兩側，一拍一動
	手型	1—8	伸臂時為掌，掌心向下；後拉時為拳，拳心向上
	軀幹		上體稍前傾
	面向		1點

組合C：

第一個八拍

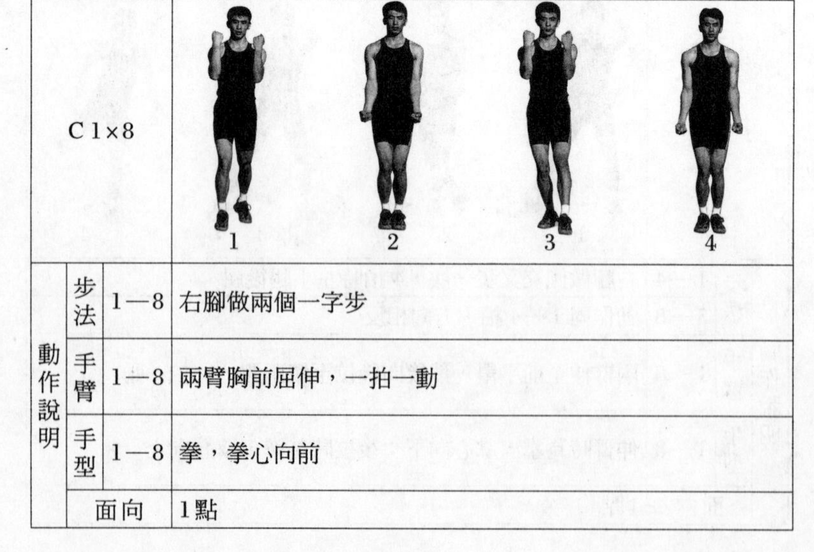

C 1×8			1　2　3　4
動作說明	步法	1—8	右腳做兩個一字步
	手臂	1—8	兩臂胸前屈伸，一拍一動
	手型	1—8	拳，拳心向前
	面向		1點

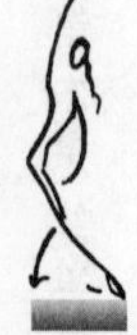

第二個八拍

<table>
<tr><td colspan="3">C 1×8</td><td>1—2　3—4　5—6　7—8</td></tr>
<tr><td rowspan="5">動作說明</td><td>步法</td><td>1—8</td><td>右、左腳依次做四個小馬跳，同時左轉 360°</td></tr>
<tr><td>手臂</td><td>1—8</td><td>兩臂經側舉上、下擺動，兩拍一動</td></tr>
<tr><td>手型</td><td>1—8</td><td>每單拍時打響指</td></tr>
<tr><td colspan="2">軀幹</td><td>隨手臂擺動稍有側屈</td></tr>
<tr><td colspan="2">面向</td><td>自 1 點逆時針方向轉 360°</td></tr>
</table>

第三個八拍

<table>
<tr><td colspan="3">C 1×8</td><td>1　2</td></tr>
<tr><td rowspan="5">動作說明</td><td>步法</td><td>1—8</td><td>右腳向側一步、左腳做吸腿四次</td></tr>
<tr><td>手臂</td><td>1—8</td><td>兩臂伸至右前上舉，然後向左下方下拉至髖兩側，一拍一動</td></tr>
<tr><td>手型</td><td>1—8</td><td>右前上舉時為掌，掌心向下；下拉時為拳，拳心向上</td></tr>
<tr><td colspan="2">軀幹</td><td>上體稍前傾</td></tr>
<tr><td colspan="2">面向</td><td>2 點</td></tr>
</table>

第四個八拍

C 1×8			1　2　3　4　5　6　7　8
動作說明	步法	1—4	左腳開始依次做兩個併步
		5—8	左腳向前做兩個曼步，同時轉身 180°，再轉 180°
	手臂	1—4	兩臂體側屈肘前後擺動
		5—8	兩臂自由擺動
	手型	1—8	自然
	軀幹		上體稍前傾
	面向		1點，6—7 拍時 5 點

第五～八個八拍動作同第一～四個八拍動作，但方向相反。

組合D：

第一個八拍

D 1×8			1—2　3—4　5/7　6/8
動作說明	步法	1—4	右腳向側一大步成分腿半蹲，還原
		5—8	左腳做兩個側點地
	手臂	1—4	分腿半蹲時，兩手撐大腿，還原時，兩手握拳至腰間
		5—8	左臂向右前方沖拳兩次，一拍一動
	手型	1—4	撐膝，握拳
		5—8	握拳至腰間時，拳心向上；沖拳時，拳心向下
	軀幹		分腿半蹲時，上體稍前傾；沖拳時，上體右轉 45°
	面向	1—4	1點
		5—8	2點

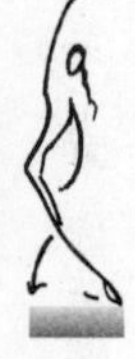

第二個八拍動作與第一個八拍動作相同。

第三個八拍

D 1×8			1 —— 2　3 —— 4
動作說明	步法	1—8	右腳開始依次做四個後撤步的弓步
	手臂	1—8	兩臂屈肘向前擺動，一拍一動
	手型	1—8	拳，拳心向內
	軀幹		上體稍前傾
	面向		1點

第四個八拍

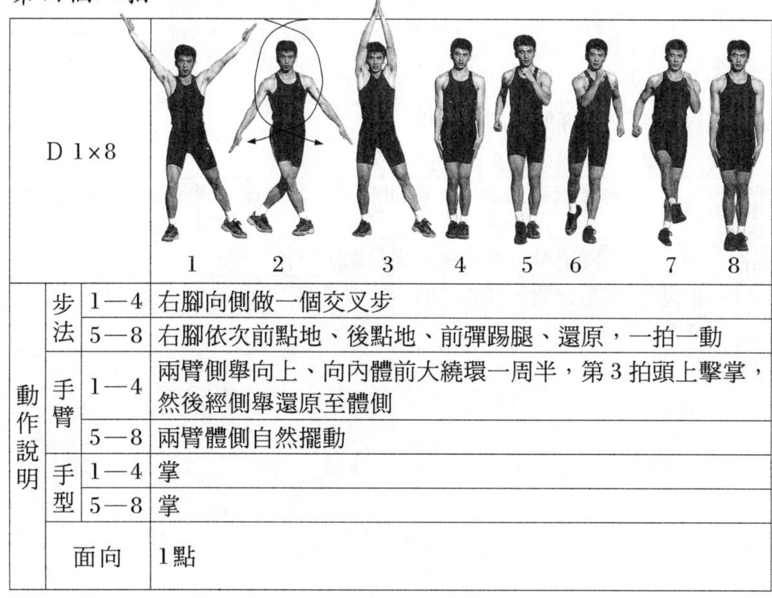

D 1×8			1　2　3　4　5　6　7　8
動作說明	步法	1—4	右腳向側做一個交叉步
		5—8	右腳依次前點地、後點地、前彈踢腿、還原，一拍一動
	手臂	1—4	兩臂側舉向上、向內體前大繞環一周半，第 3 拍頭上擊掌，然後經側舉還原至體側
		5—8	兩臂體側自然擺動
	手型	1—4	掌
		5—8	掌
	面向		1點

第五～八個八拍動作同第一～四個八拍動作。

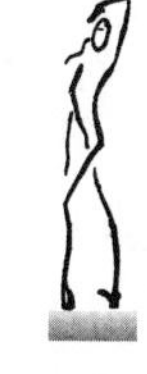

四、高低衝擊力組合（一）　32 拍×2×2

註：高低衝擊力組合共有兩組 32 拍動作，每組動作均為 32 拍的右、左腳組合，即右腳先開始，32 拍組合動作結束時的最後一拍動作落在右腳上，接著左腳開始完成該組反方向的 32 拍動作。

組合 A：

第一個八拍

A 1×8			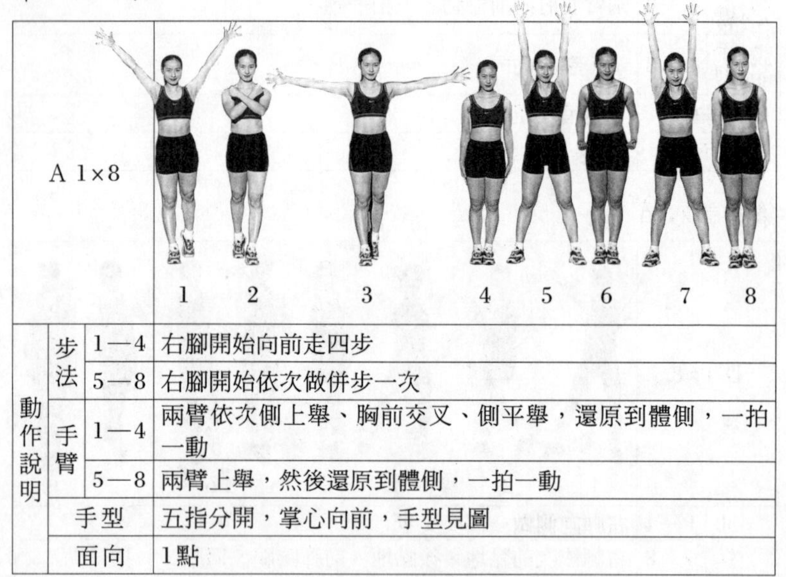
動作說明	步法	1—4	右腳開始向前走四步
		5—8	右腳開始依次做併步一次
	手臂	1—4	兩臂依次側上舉、胸前交叉、側平舉，還原到體側，一拍一動
		5—8	兩臂上舉，然後還原到體側，一拍一動
	手型		五指分開，掌心向前，手型見圖
	面向		1點

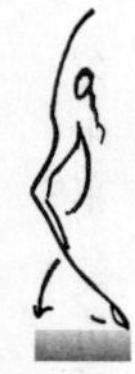

第二個八拍

<table>
<tr><td colspan="3">A 1×8</td><td>1　2　3　4　5/7　6　8</td></tr>
<tr><td rowspan="5">動作說明</td><td rowspan="2">步法</td><td>1—4</td><td>右、左腳依次向右後方、左後方做併步</td></tr>
<tr><td>5—8</td><td>右腳做後弓步兩次</td></tr>
<tr><td rowspan="2">手臂</td><td>1—4</td><td>兩臂直臂側提拉，還原，一拍一動</td></tr>
<tr><td>5—8</td><td>兩臂前擺至平舉，還原至腰間，一拍一動</td></tr>
<tr><td>手型</td><td>1—8</td><td>拳，拳心向下</td></tr>
<tr><td></td><td colspan="2">面向</td><td>1—2 面向 2 點，3—4 面向 8 點，5—8 面向 1 點</td></tr>
</table>

第三個八拍

<table>
<tr><td colspan="3">A 1×8</td><td>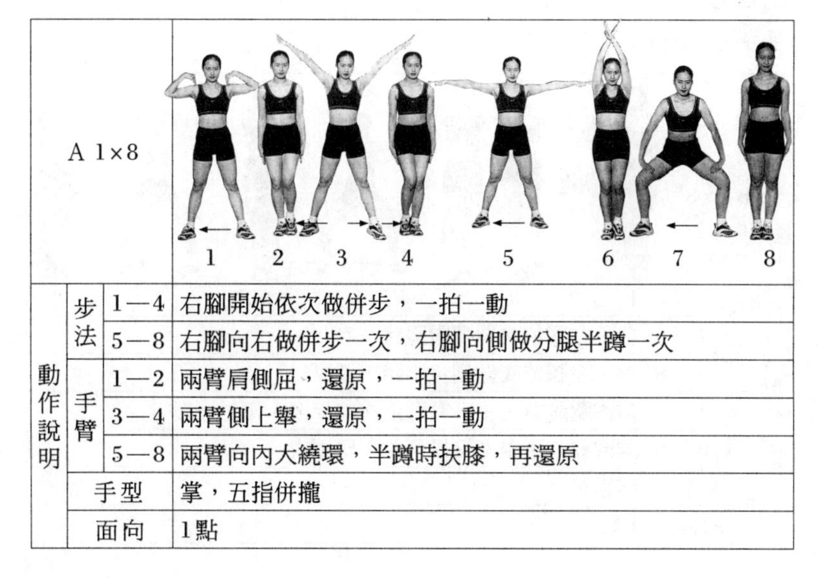
1　2　3　4　5　6　7　8</td></tr>
<tr><td rowspan="5">動作說明</td><td rowspan="2">步法</td><td>1—4</td><td>右腳開始依次做併步，一拍一動</td></tr>
<tr><td>5—8</td><td>右腳向右做併步一次，右腳向側做分腿半蹲一次</td></tr>
<tr><td rowspan="3">手臂</td><td>1—2</td><td>兩臂肩側屈，還原，一拍一動</td></tr>
<tr><td>3—4</td><td>兩臂側上舉，還原，一拍一動</td></tr>
<tr><td>5—8</td><td>兩臂向內大繞環，半蹲時扶膝，再還原</td></tr>
<tr><td></td><td colspan="2">手型</td><td>掌，五指併攏</td></tr>
<tr><td></td><td colspan="2">面向</td><td>1點</td></tr>
</table>

第四個八拍

A 1×8			1　2　3　4　5　6　7　8
動作說明	步法	1—4	右腳向前上一步，左腿提膝兩次，一拍一動
		5—6	左腳開始依次做腳跟前點地跳一次
		7—8	開合跳一次
	手臂	1—4	兩臂前擺至平舉，然後收於腰間，一拍一動
		5—6	兩臂前平舉，交叉，一拍一動
		7—8	左手叉腰，右臂肩側屈，然後還原
	手型	1—4	拳，拳心向下
		5—8	屈指掌
	軀幹		
	面向		1點

第五～八個八拍動作同第一～四個八拍，但方向相反。

組合B：

第一個八拍

B 1×8			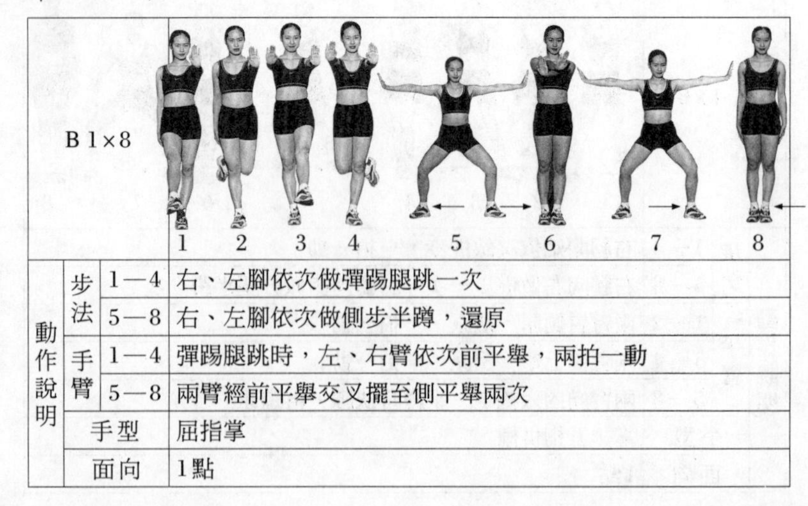 1　2　3　4　5　6　7　8
動作說明	步法	1—4	右、左腳依次做彈踢腿跳一次
		5—8	右、左腳依次做側步半蹲，還原
	手臂	1—4	彈踢腿跳時，左、右臂依次前平舉，兩拍一動
		5—8	兩臂經前平舉交叉擺至側平舉兩次
	手型		屈指掌
	面向		1點

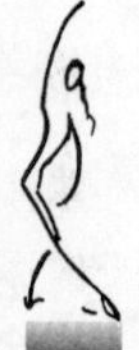

第二個八拍

B 1×8			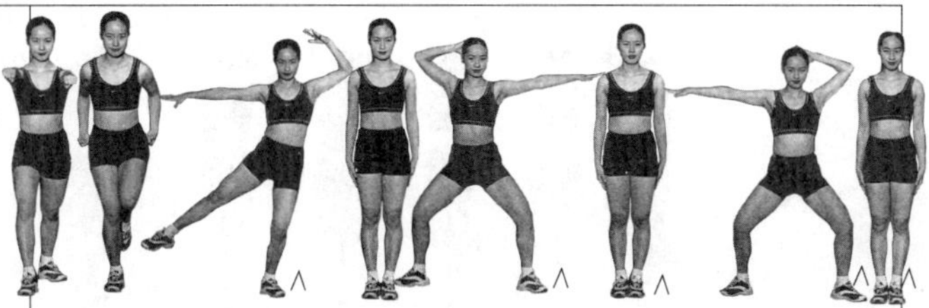 1 2 3 4 5 6 7 8
動作說明	步法	1—2	右腳上步，左腿提膝
		3—4	左腳向左小跳，同時右腿側擺，然後跳成併立
		5—8	開合跳兩次
	手臂	1—2	兩臂前舉，然後收於腰間
		3—4	左臂肩側屈，右臂側舉，然後還原
		5—6	左臂側舉，右臂肩側屈，然後還原
		7—8	動作同 5—6，但方向相反
	手型	1—2	拳
		3—8	掌，五指分開，掌心向下
	面向	1—2	2點
		3—8	1點

第三個八拍

B 1×8			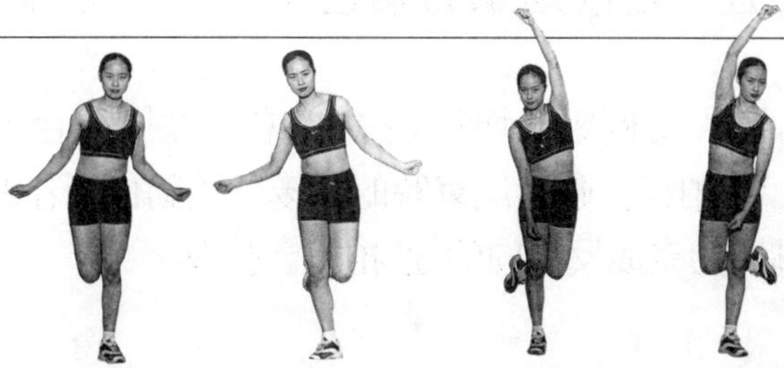 1—2 3—4 5/7 6/8
動作說明	步法	1—4	右、左腳依次做後踢腿跳，兩拍一動
		5—8	繼續依次後踢腿跳，一拍一動
	手臂	1—4	前臂向前繞環
		5—8	左、右臂依次經側向上、下擺動，一拍一動
	手型		拳
	面向		1點

第四個八拍

B 1×8			1 2 3 4 5 6 7 8
動作說明	步法	1—4	右腿開始後踢腿跑，一拍一動
		5—8	右腿連續彈踢腿跳兩次
	手臂	1—4	兩臂依次右臂側上舉、左臂側上舉、頭上擊掌、肩側屈
		5—8	兩臂上推，還原至肩側屈，一拍一動
	手型	1—3	掌，五指併攏
		4—8	拳，拳心相對
	面向		1點

第五～八個八拍動作同第一～四個八拍動作，但方向相反。

五、高低衝擊力組合（二）　32 拍×4×2

註：每個組合均為 32 拍的右、左腳組合，即右腳先開始，32 拍組合動作結束時的最後一拍動作落在右腳上，接著左腳開始完成反方向的 32 拍組合動作。

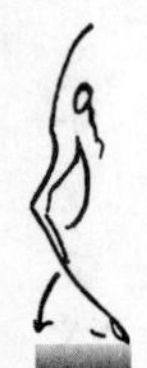

組合A：

第一個八拍

A 1×8		1　2　3　4　5　6　7　8
動作說明 步法	1—4	右、左腳依次做併步兩次
動作說明 步法	5—8	開合跳兩次
動作說明 手臂	1—4	兩臂體側低擺
動作說明 手臂	5—8	兩臂經前舉、上舉、側舉至下舉還原，一拍一動
動作說明 手型	1—4	拳
動作說明 手型	5—8	掌
動作說明 面向		1點

第二個八拍

A 1×8		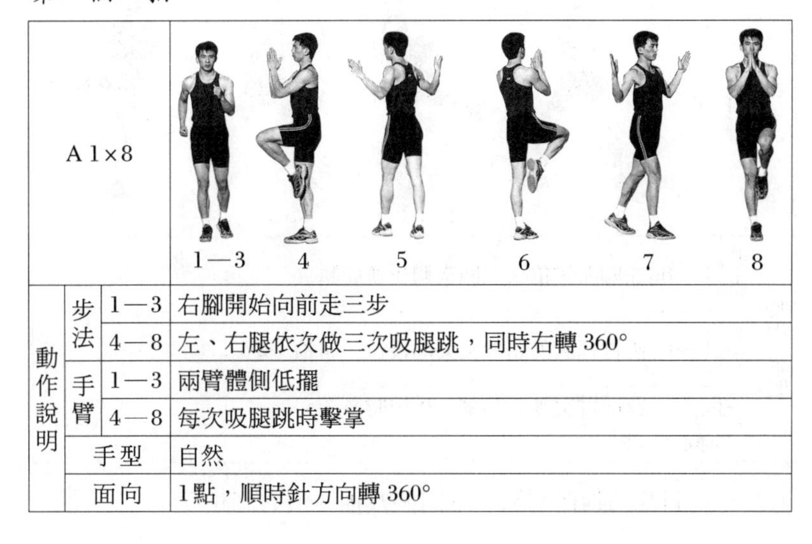 1—3　4　5　6　7　8
動作說明 步法	1—3	右腳開始向前走三步
動作說明 步法	4—8	左、右腿依次做三次吸腿跳，同時右轉 360°
動作說明 手臂	1—3	兩臂體側低擺
動作說明 手臂	4—8	每次吸腿跳時擊掌
動作說明 手型		自然
動作說明 面向		1點，順時針方向轉 360°

第三個八拍

A 1×8			1 2 3 4 5 6 7 8
動作說明	步法	1—8	左腳開始分別向左後方、右後方做兩次側交叉步接後屈腿，走出“>”型
	手臂	1—8	兩臂經前舉向後拉，一拍一動
	手型		前舉時為掌，後拉時為拳
	面向	1—4	8點
		5—8	2點

第四個八拍

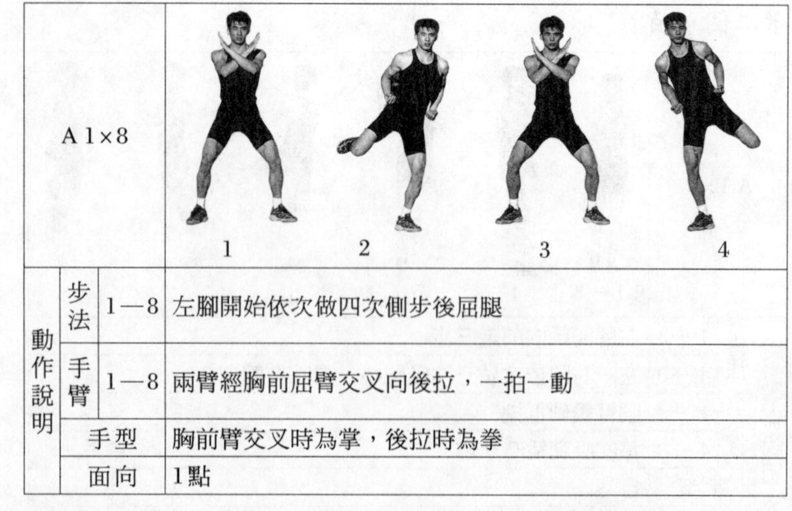

A 1×8			1 2 3 4
動作說明	步法	1—8	左腳開始依次做四次側步後屈腿
	手臂	1—8	兩臂經胸前屈臂交叉向後拉，一拍一動
	手型		胸前臂交叉時為掌，後拉時為拳
	面向		1點

第五～八個八拍動作同第一～四個八拍，但方向相反。

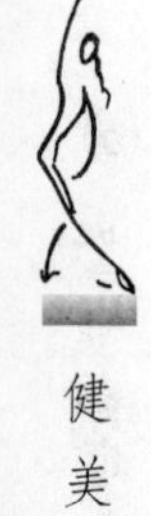

組合B：

第一個八拍

B 1×8			1　2　3　4　5　6　7　8
動作說明	步法	1—4	右腳開始做一個 V 字步
		5—8	右腳再做一個 V 字步，同時右轉 90°
	手臂	1—8	兩臂體側屈肘自然擺動
	手型	1—8	拳
	面向	1—4	1點
		5—8	自 1 點～3 點

第二個八拍

B 1×8			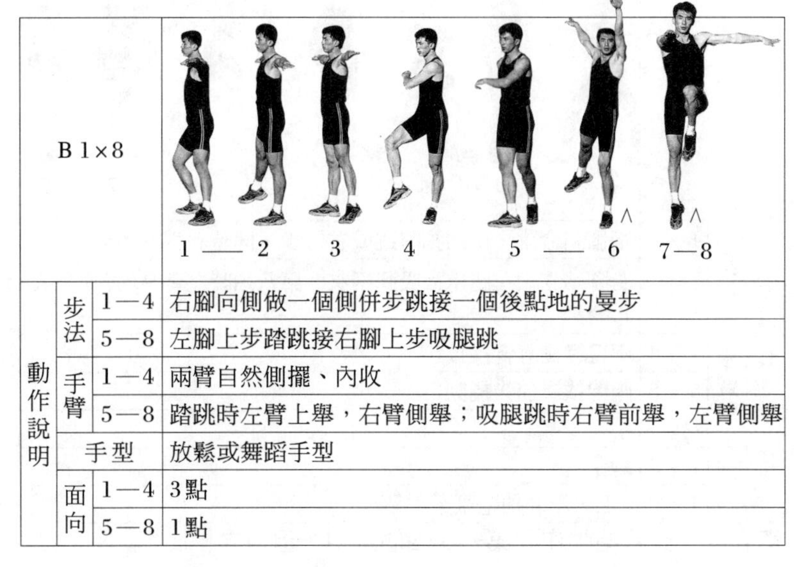 1 —— 2　3　4　5 —— 6　7—8
動作說明	步法	1—4	右腳向側做一個側併步跳接一個後點地的曼步
		5—8	左腳上步踏跳接右腳上步吸腿跳
	手臂	1—4	兩臂自然側擺、內收
		5—8	踏跳時左臂上舉，右臂側舉；吸腿跳時右臂前舉，左臂側舉
	手型		放鬆或舞蹈手型
	面向	1—4	3點
		5—8	1點

第三個八拍

B 1×8			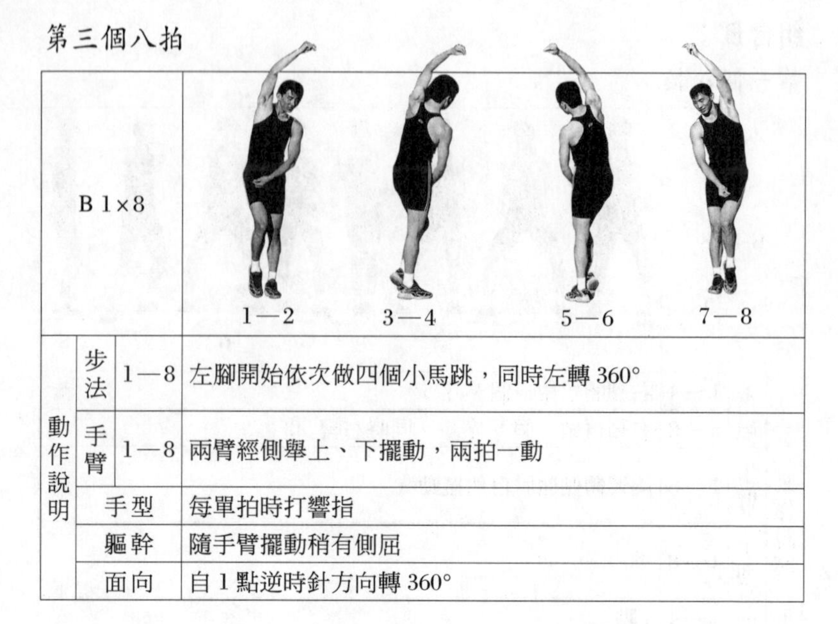 1—2　3—4　5—6　7—8
動作說明	步法	1—8	左腳開始依次做四個小馬跳，同時左轉 360°
	手臂	1—8	兩臂經側舉上、下擺動，兩拍一動
	手型		每單拍時打響指
	軀幹		隨手臂擺動稍有側屈
	面向		自 1 點逆時針方向轉 360°

第四個八拍

B 1×8			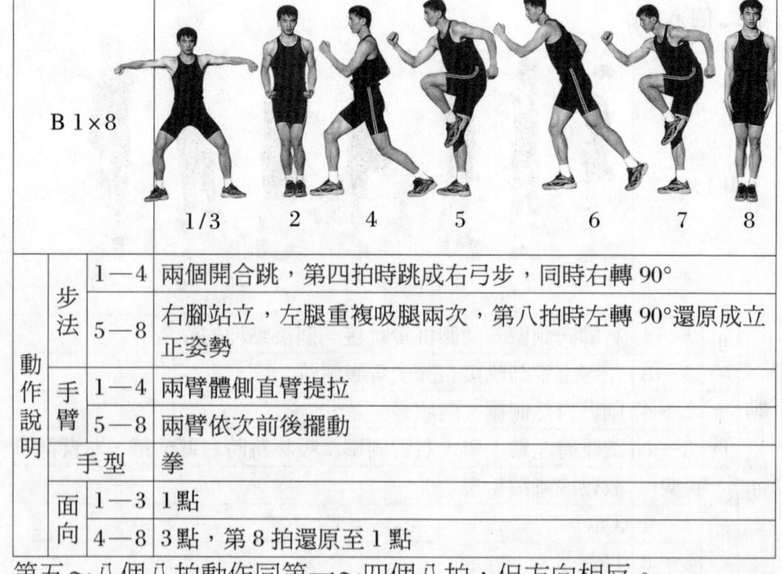 1/3　2　4　5　6　7　8
動作說明	步法	1—4	兩個開合跳，第四拍時跳成右弓步，同時右轉 90°
		5—8	右腳站立，左腿重複吸腿兩次，第八拍時左轉 90°還原成立正姿勢
	手臂	1—4	兩臂體側直臂提拉
		5—8	兩臂依次前後擺動
	手型		拳
	面向	1—3	1 點
		4—8	3 點，第 8 拍還原至 1 點

第五～八個八拍動作同第一～四個八拍，但方向相反。

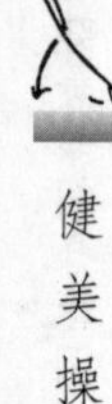

組合C：

第一個八拍

C 1×8			1　2　3　4
動作說明	步法	1—8	右、左腳依次向右前方、左前方做四次併步跳
	手臂	1—8	隨每次併步跳兩臂屈肘擺至胸前擊掌
	手型		自然
	面向		右前方併步跳向 2 點，左前方併步跳向 8 點

第二個八拍

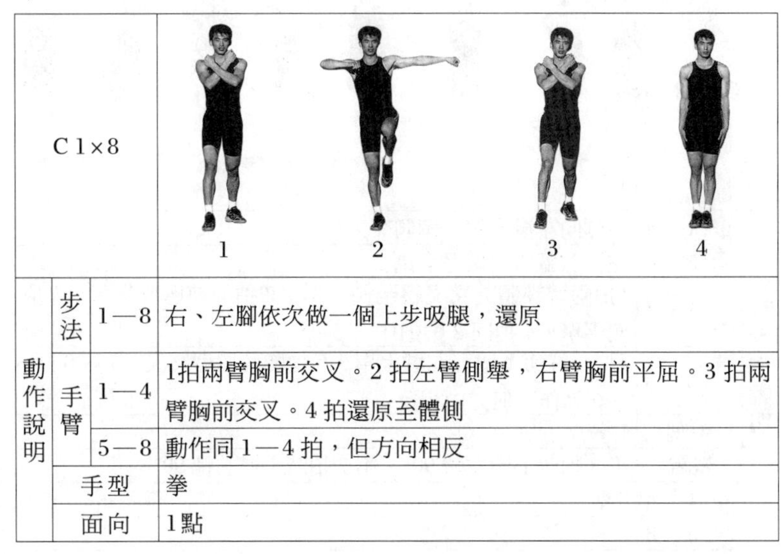

C 1×8			1　2　3　4
動作說明	步法	1—8	右、左腳依次做一個上步吸腿，還原
	手臂	1—4	1拍兩臂胸前交叉。2 拍左臂側舉，右臂胸前平屈。3 拍兩臂胸前交叉。4 拍還原至體側
		5—8	動作同 1—4 拍，但方向相反
	手型		拳
	面向		1點

第三個八拍

C1×8			1 2 3 4 5 6 7 8
動作說明	步法	1—4	右腳向右後方做一個側交叉步
		5—8	右腿抬起吸腿跳一次接右弓步跳一次
	手臂	1—4	1 拍右臂側平舉，左臂胸前平屈。2 拍右臂胸前平屈，左臂側平舉。3 拍同 1 拍動作。4 拍胸前擊掌互握
		5—8	吸腿跳時雙手互握上舉，還原。弓步時雙手互握向右側平伸，還原
	手型	1—3	掌
		4—8	雙手互握
	軀幹		第 7 拍身體右轉 90°
	面向	1—4	2點
		5—8	1點

第四個八拍

C1×8			1 2 3 4 5 6 7 8
動作說明	步法	1—4	左腳向左後方做一個側交叉步
		5—8	左、右腳依次做弓步跳
	手臂	1—4	1拍兩臂經體前交叉繞至側上舉。2 拍胸前屈臂交叉。3 拍側平舉。4 拍同 2 拍動作
		5—8	5拍右臂前下舉，左臂上舉。6 拍胸前屈臂交叉。7—8 同 5—6 動作，但方向相反
	手型		1掌
	軀幹		第 5 拍時上體左轉 90°。第 7 拍時上體右轉 90°
	面向	1—4	8點
		5—8	

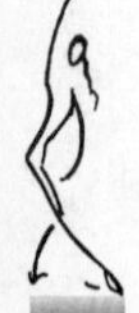

第五～八個八拍動作同第一～四個八拍，但方向相反。

組合D：

第一個八拍

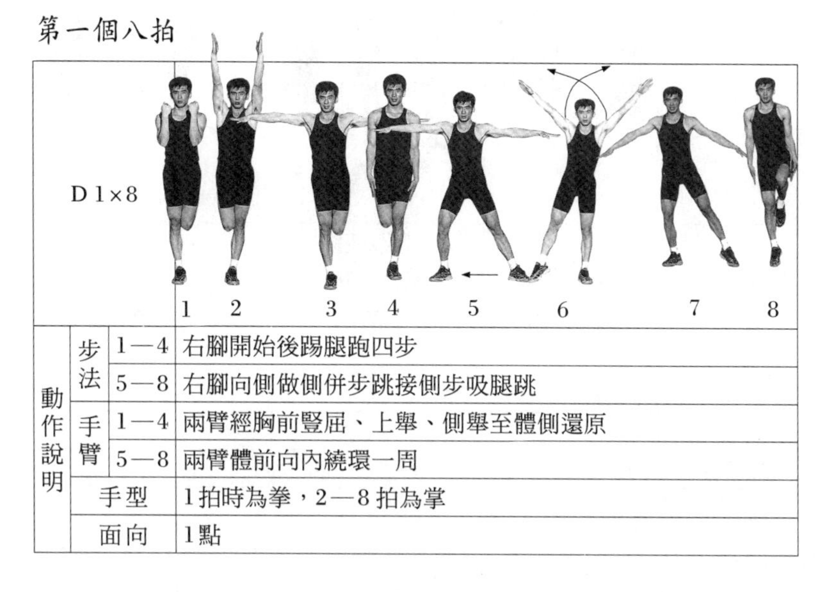

動作說明			
步法	1—4	右腳開始後踢腿跑四步	
	5—8	右腳向側做側併步跳接側步吸腿跳	
手臂	1—4	兩臂經胸前豎屈、上舉、側舉至體側還原	
	5—8	兩臂體前向內繞環一周	
手型		1 拍時為拳，2—8 拍為掌	
面向		1 點	

第二個八拍

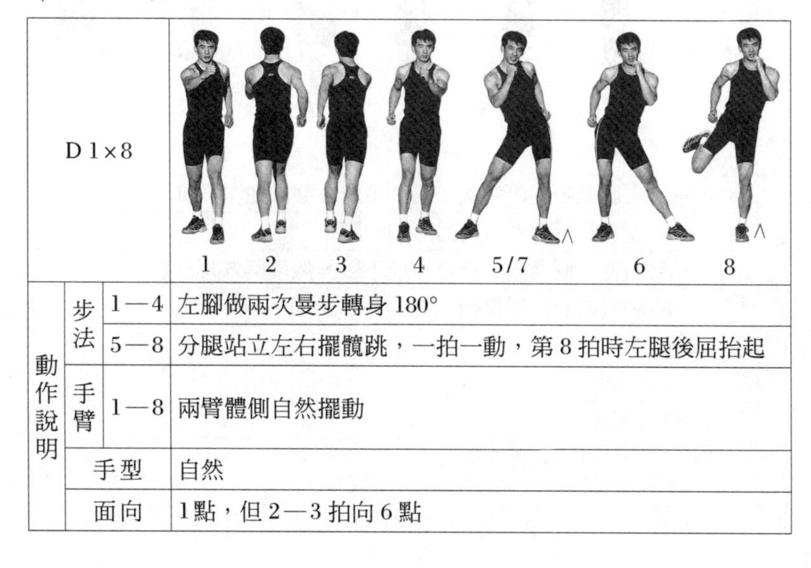

動作說明		
步法	1—4	左腳做兩次曼步轉身 180°
	5—8	分腿站立左右擺髖跳，一拍一動，第 8 拍時左腿後屈抬起
手臂	1—8	兩臂體側自然擺動
手型		自然
面向		1 點，但 2—3 拍向 6 點

第三個八拍

D 1×8			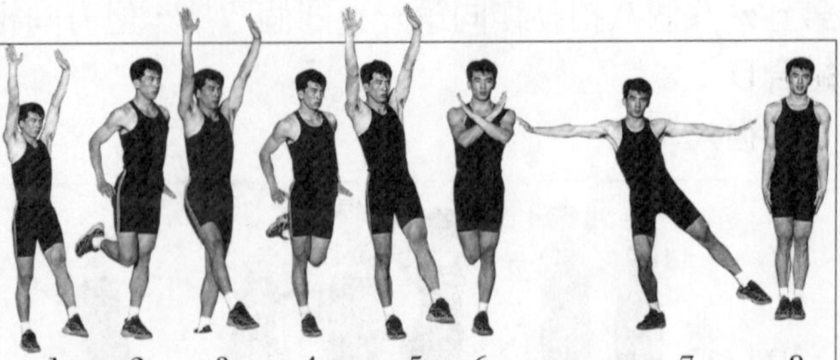 1　2　3　4　5　6　7　8
動作說明	步法	1—6	左腳開始依次做三次前彈踢腿跳
		7—8	右腳向側一步做側擺腿跳，還原成直立
	手臂	1—6	兩臂經肩側屈推至上舉，還原，一拍一動。第 6 拍兩臂胸前交叉
		7—8	兩臂經前打開至側舉
	手型		立掌
	面向		1點

第四個八拍

D 1×8			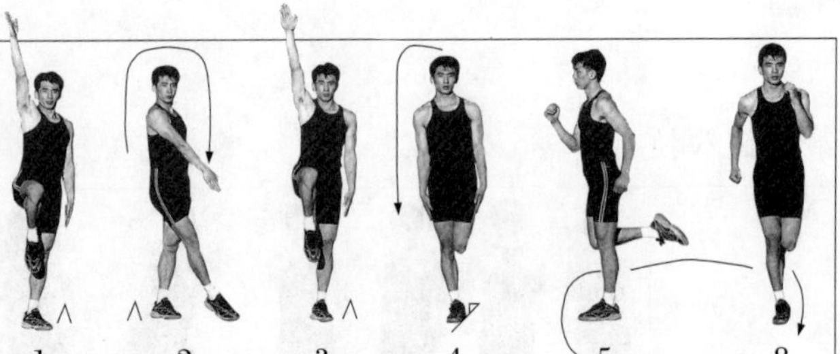 1　2　3　4　5 —— 8
動作說明	步法	1—4	右腳做吸腿跳兩次，第 2 拍時右腳落在左腳前
		5—8	左腳開始向右後方弧形跑一圈
	手臂	1—4	右臂經側舉向上繞至左前下舉，然後反方向還原
		5—8	兩臂體側自然擺動
	手型	1—4	掌
		5—8	自然
	面向	1—4	1點
		5—8	順時針方向轉 360°

第五～八個八拍動作同第一～四個八拍，但方向相反。

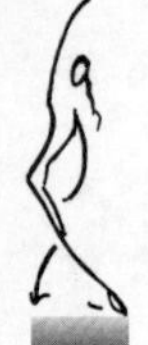

六、高低衝擊力組合（三） 32 拍×4×2

註：低衝擊力組合共有四個 32 拍的小組合動作，每個小組合動作均為 32 拍的右、左腳組合動作，即右腳先做，32 拍組合動作結束時的最後一拍動作落在右腳上，接著左腳完成反方向的 32 拍組合動作。

組合A：

第一個八拍

A 1×8			1—4 5 6
動作說明	步法	1—4	右腳開始向後腿退四步
		5—8	右、左腳依次做併步，一拍一動
	手臂	1—4	兩臂自然擺動
		5—8	直臂側提拉至側舉
	手型	1—4	拳
		5—8	
	面向		1點

第二個八拍

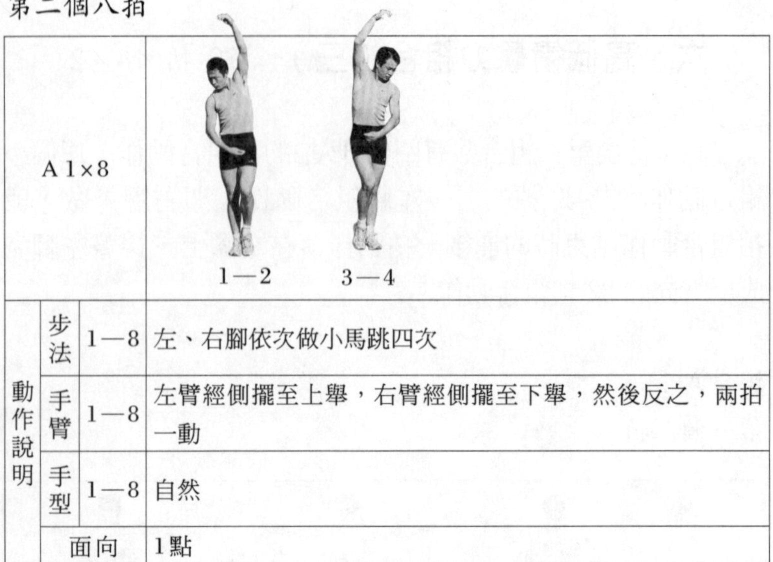

A 1×8			1—2　3—4
動作說明	步法	1—8	左、右腳依次做小馬跳四次
	手臂	1—8	左臂經側擺至上舉，右臂經側擺至下舉，然後反之，兩拍一動
	手型	1—8	自然
	面向		1點

第三個八拍

A 1×8			1　1-　2　3　3-　4　5/7　6/8
動作說明	步法	1—4	右腳開始依次向側後做併步跳兩次
		5—8	開合跳兩次
	手臂	1—4	屈肘後前擺動，併步跳落地時擊掌
		5—8	兩臂做屈臂提拉兩次
	手型	1—4	自然
		5—8	拳
	面向		1點

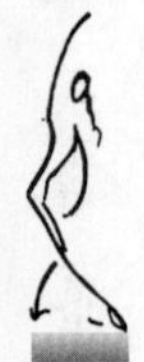

第四個八拍

<table>
<tr><td colspan="3">A 1×8</td><td>1—4　5/7　6/8</td></tr>
<tr><td rowspan="6">動作說明</td><td rowspan="2">步法</td><td>1—4</td><td>右腳開始原地踏步</td></tr>
<tr><td>5—8</td><td>右腳向側邁步，左腿吸腿兩次</td></tr>
<tr><td rowspan="2">手臂</td><td>1—4</td><td>體側屈肘擺動</td></tr>
<tr><td>5—8</td><td>側步時上舉，吸腿時收至腰間</td></tr>
<tr><td>手型</td><td>1—8</td><td>自然</td></tr>
<tr><td colspan="2">面向</td><td>1點</td></tr>
</table>

第五～八個八拍動作同第一～四個八拍動作，但方向相反。

組合B：

第一個八拍

<table>
<tr><td colspan="3">B 1×8</td><td>1　2　3　4</td></tr>
<tr><td rowspan="4">動作說明</td><td>步法</td><td>1—8</td><td>右腳開始做 V 字步兩次</td></tr>
<tr><td>手臂</td><td>1—8</td><td>兩臂體側屈肘擺動</td></tr>
<tr><td>手型</td><td>1—8</td><td>拳</td></tr>
<tr><td colspan="2">面向</td><td>1點</td></tr>
</table>

第二個八拍

B 1×8		1– 2 3 4 5—6 7—8
動作說明	步法 1—4	右腳向側做一個側併步跳接一個後點地的曼步
	步法 5—8	左腳上步踏跳接右腳上步吸腿跳
	手臂 1—4	兩臂自然外展、內收
	手臂 5—8	踏跳時左臂上舉，右臂側舉；吸腿跳時右臂前舉，左臂側舉
	手型 1—4	放鬆
	手型 5—8	舞蹈手型
面向		3點

第三個八拍

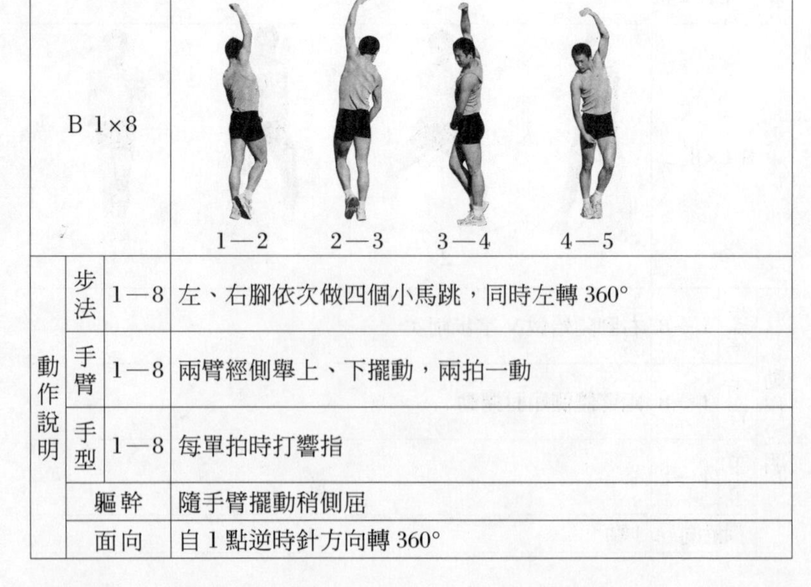

B 1×8		1—2 2—3 3—4 4—5
動作說明	步法 1—8	左、右腳依次做四個小馬跳，同時左轉 360°
	手臂 1—8	兩臂經側舉上、下擺動，兩拍一動
	手型 1—8	每單拍時打響指
軀幹		隨手臂擺動稍側屈
面向		自 1 點逆時針方向轉 360°

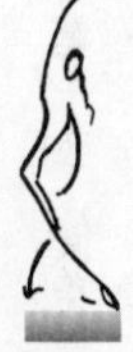

第四個八拍

<table>
<tr><td colspan="3">B 1×8</td><td>1/3　2　4　5/7　6　8</td></tr>
<tr><td rowspan="5">動作說明</td><td rowspan="2">步法</td><td>1—4</td><td>開合跳兩個，第四拍時跳成右弓步，同時右轉 90°</td></tr>
<tr><td>5—8</td><td>右腳站立，左腿吸腿兩次，第八拍時左轉 90°還原成立正姿勢</td></tr>
<tr><td rowspan="2">手臂</td><td>1—4</td><td>兩臂體側直臂提拉</td></tr>
<tr><td>5—8</td><td>兩臂屈肘依次前後擺動</td></tr>
<tr><td>手型</td><td>1—8</td><td>拳</td></tr>
<tr><td></td><td colspan="2">面　向</td><td>1—3 拍 1 點，5—7 拍 3 點，8 拍還原至 1 點</td></tr>
</table>

第五～八個八拍動作同第一～四個八拍動作，但方向相反。

組合 C：

第一個八拍

<table>
<tr><td colspan="3">C 1×8</td><td>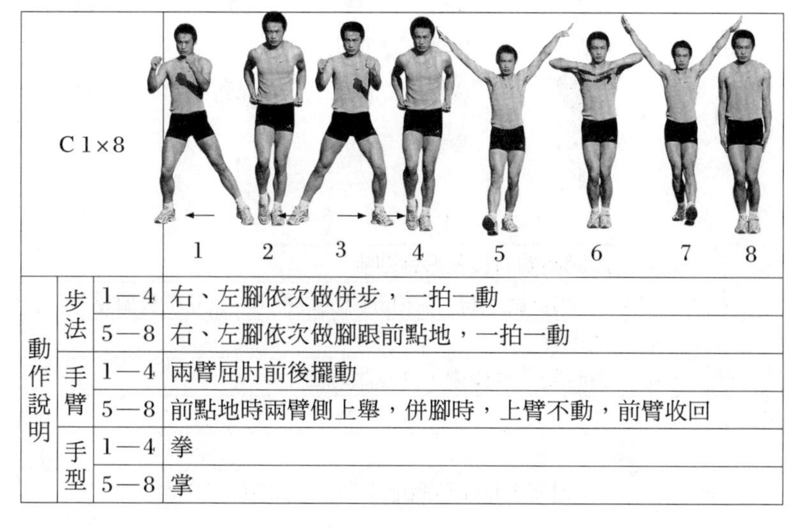
</td></tr>
<tr><td rowspan="6">動作說明</td><td rowspan="2">步法</td><td>1—4</td><td>右、左腳依次做併步，一拍一動</td></tr>
<tr><td>5—8</td><td>右、左腳依次做腳跟前點地，一拍一動</td></tr>
<tr><td rowspan="2">手臂</td><td>1—4</td><td>兩臂屈肘前後擺動</td></tr>
<tr><td>5—8</td><td>前點地時兩臂側上舉，併腳時，上臂不動，前臂收回</td></tr>
<tr><td rowspan="2">手型</td><td>1—4</td><td>拳</td></tr>
<tr><td>5—8</td><td>掌</td></tr>
</table>

第二個八拍

C 1×8			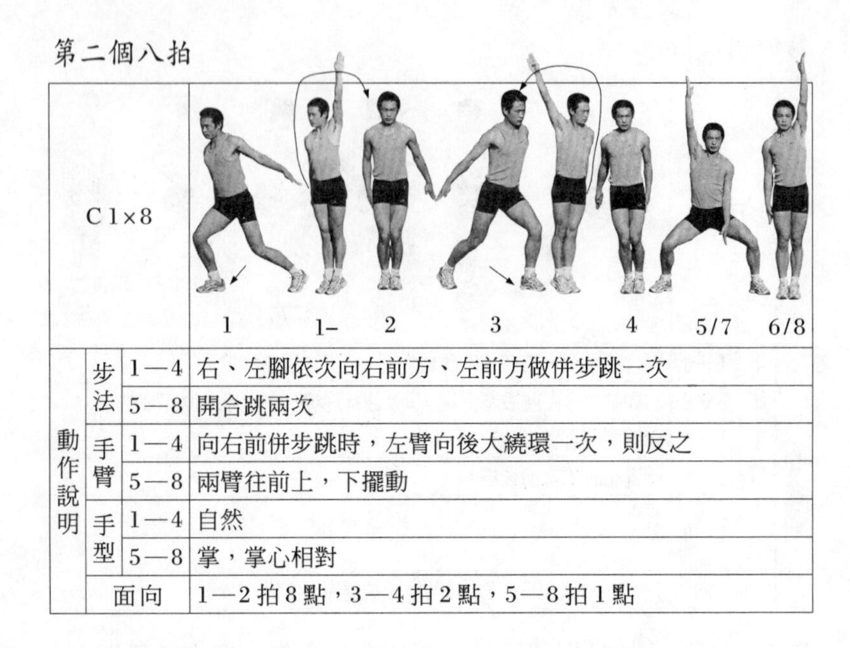
動作說明	步法	1—4	右、左腳依次向右前方、左前方做併步跳一次
		5—8	開合跳兩次
	手臂	1—4	向右前併步跳時，左臂向後大繞環一次，則反之
		5—8	兩臂往前上，下擺動
	手型	1—4	自然
		5—8	掌，掌心相對
	面向		1—2 拍 8 點，3—4 拍 2 點，5—8 拍 1 點

第三個八拍

C 1×8			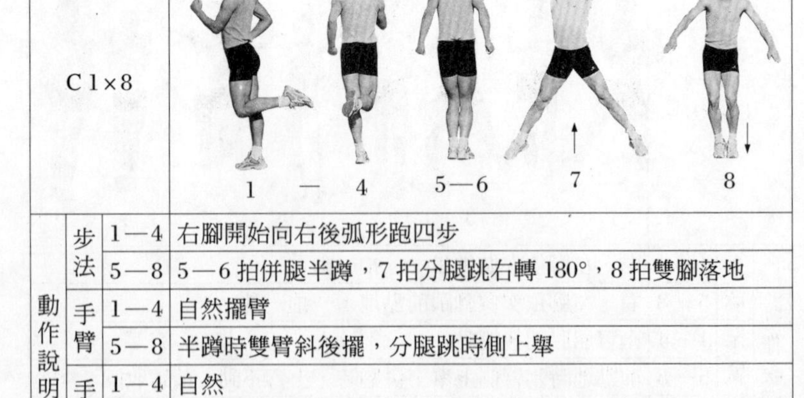
動作說明	步法	1—4	右腳開始向右後弧形跑四步
		5—8	5—6 拍併腿半蹲，7 拍分腿跳右轉 180°，8 拍雙腳落地
	手臂	1—4	自然擺臂
		5—8	半蹲時雙臂斜後擺，分腿跳時側上舉
	手型	1—4	自然
		5—8	掌
	面向		1—4 拍從 1 點弧形跑至 5 點，7 拍跳轉 180°至 1 點

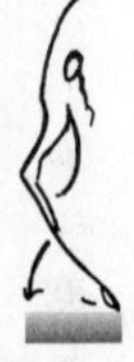

第四個八拍

<table>
<tr><td colspan="3">C 1×8</td><td> 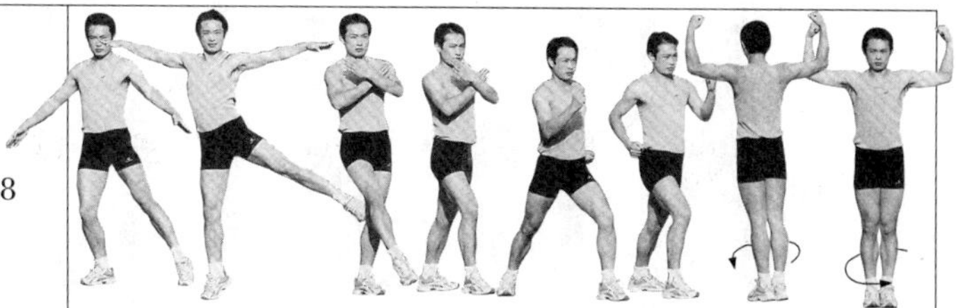1　2　3　4　5/7　6　8</td></tr>
<tr><td rowspan="6">動作說明</td><td rowspan="2">步法</td><td>1—4</td><td>右腳踏跳步一次，左腳落於右腳後做後交叉曼步一次</td></tr>
<tr><td>5—8</td><td>5—6 左、右腳依次做前弓步交換腿跳，7—8 併腿小跳兩次，左轉 315°</td></tr>
<tr><td rowspan="2">手臂</td><td>1—4</td><td>踏跳時兩臂側平舉，曼步時兩臂胸前交叉</td></tr>
<tr><td>5—8</td><td>5—6 兩臂自然擺動，7—8 兩臂肩上屈</td></tr>
<tr><td rowspan="2">手型</td><td>1—4</td><td>掌</td></tr>
<tr><td>5—8</td><td>拳</td></tr>
<tr><td></td><td colspan="2">面向</td><td>1—2 拍面向 1 點，3—6 拍面向 8 點，7—8 拍逆時針轉至 1點</td></tr>
</table>

第五～八個八拍動作同第一～四個八拍動作，但方向相反。

組合 D：

第一個八拍

<table>
<tr><td colspan="3">D 1×8</td><td> 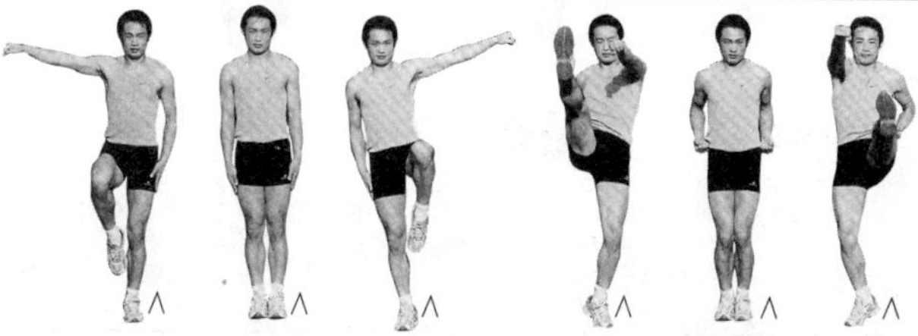1　2/4　3　5　6/8　7</td></tr>
<tr><td rowspan="6">動作說明</td><td rowspan="2">步法</td><td>1—4</td><td>右、左腳依次做吸腿跳</td></tr>
<tr><td>5—8</td><td>右、左腿依次向前大踢腿</td></tr>
<tr><td rowspan="2">手臂</td><td>1—4</td><td>右臂側平舉一次，右臂側平舉一次，一拍一動</td></tr>
<tr><td>5—8</td><td>踢右腿時左臂向前沖拳，右拳收於腰間，踢左腿時換手</td></tr>
<tr><td colspan="2">手型</td><td>拳</td></tr>
<tr><td colspan="2">面向</td><td>1點</td></tr>
</table>

第二個八拍

D 1×8			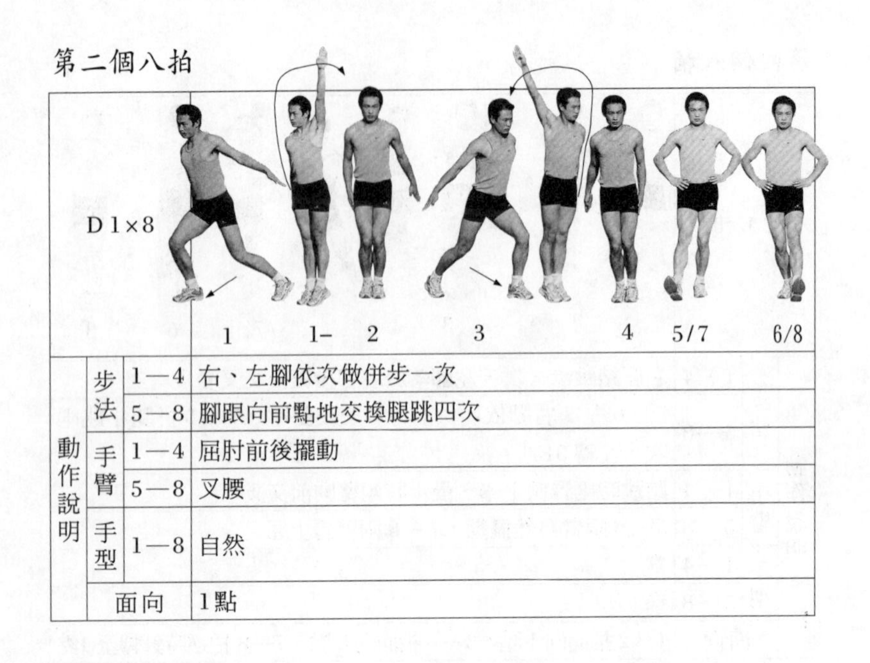
動作說明	步法	1—4	右、左腳依次做併步一次
		5—8	腳跟向前點地交換腿跳四次
	手臂	1—4	屈肘前後擺動
		5—8	叉腰
	手型	1—8	自然
	面向		1點

第三個八拍

D 1×8			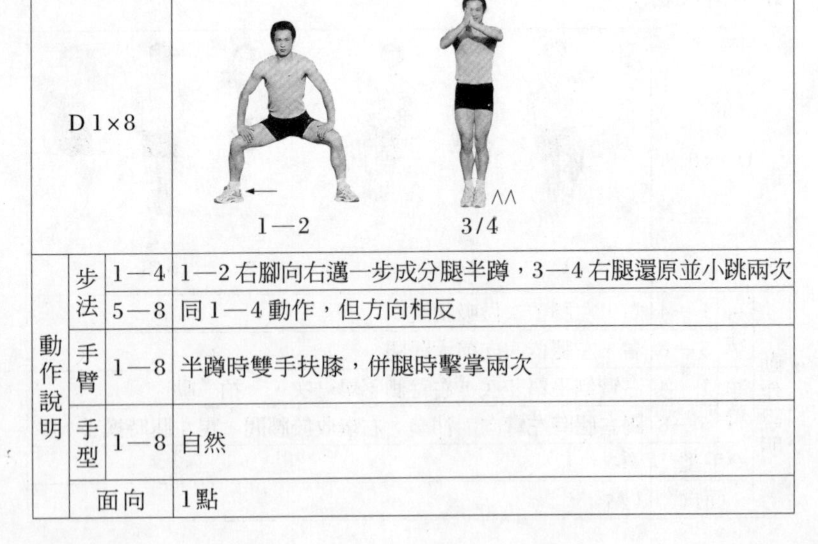
動作說明	步法	1—4	1—2 右腳向右邁一步成分腿半蹲，3—4 右腿還原並小跳兩次
		5—8	同 1—4 動作，但方向相反
	手臂	1—8	半蹲時雙手扶膝，併腿時擊掌兩次
	手型	1—8	自然
	面向		1點

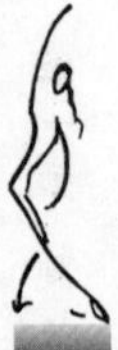

第四個八拍

<table>
<tr><td colspan="3">D 1×8</td><td>∧ ∧ ∧ ∧ ∧ ∧
1 — 4 5 6 7 8</td></tr>
<tr><td rowspan="6">動作說明</td><td rowspan="2">步法</td><td>1—4</td><td>右、左腿依次做向前彈踢腿跳，一拍一動</td></tr>
<tr><td>5—8</td><td>右腿連續做彈踢腿跳兩次</td></tr>
<tr><td rowspan="2">手臂</td><td>1—4</td><td>1—2 向上推掌，還原，3—4 向側推掌，還原</td></tr>
<tr><td>5—8</td><td>向下推掌兩次</td></tr>
<tr><td>手型</td><td>1—8</td><td>立掌</td></tr>
<tr><td colspan="2">面向</td><td>1點</td></tr>
</table>

第五～八個八拍動作同第一～四個八拍動作，但方向相反。

七、高衝擊力組合　32 拍×2×2

註：高衝擊力組合共有兩個 32 拍小組合動作，每個 32 拍的小組合均為右、左腳的組合，即右腳先開始，32 拍組合動作結束時的最後一拍動作落在右腳上，接著左腳開始完成反方向的 32 拍組合動作。

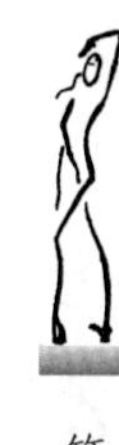

組合A：

第一個八拍

A 1×8			1　2　3　4　5　——　6　7　——　8
動作說明	步法	1—4	右、左腿依次向前彈踢腿跳
		5—8	右腿開始向側後併步跳兩次
	手臂	1—4	彈踢腿跳時，兩臂上推
		5—8	兩臂體側屈肘前後擺動，落地的同時擊掌
	手型	1—4	自然
		5—8	掌
	面向		1點

第二個八拍

A 1×8			1　2　3　4　5　6　7　8
動作說明	步法	1—4	右腳向側做一個側交叉步
		5—8	右、左腿依次做吸腿，還原，一拍一動
	手臂	1—4	1拍右臂側舉，左臂胸前屈，2 拍兩臂上舉，3 拍左臂側舉，右臂胸前屈，4 拍兩臂還原
		5—8	5拍下舉，6 拍胸前屈臂交叉，7 拍上舉，8 拍還原
	手型	1—4	掌心向下
		5—8	拳
	面向		1點

第三個八拍動作與第二個八拍動作相同，但方向相反。

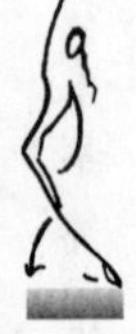

第四個八拍

A 1×8			1　2　3　4　5 — 8
動作說明	步法	1—2	右腿跳兩次，同時左腿向內、外擺動腿
		3—4	開合跳一次
		5—8	左腳開始向左弧形跑一圈
	手臂	1—4	1拍右臂側平舉，左臂胸前屈，2拍左臂側平舉，右臂胸前屈，3拍雙手扶大腿，4拍頭上擊掌
		5—8	兩臂自然擺臂
	手型	1—4	1—2掌心向下
		5—8	拳
	面向		5拍從1點逆時針跑一圈還原到1點

第五～八個八拍動作與第一～四個八拍動作相同，但方向相反。

組合B：

第一個八拍

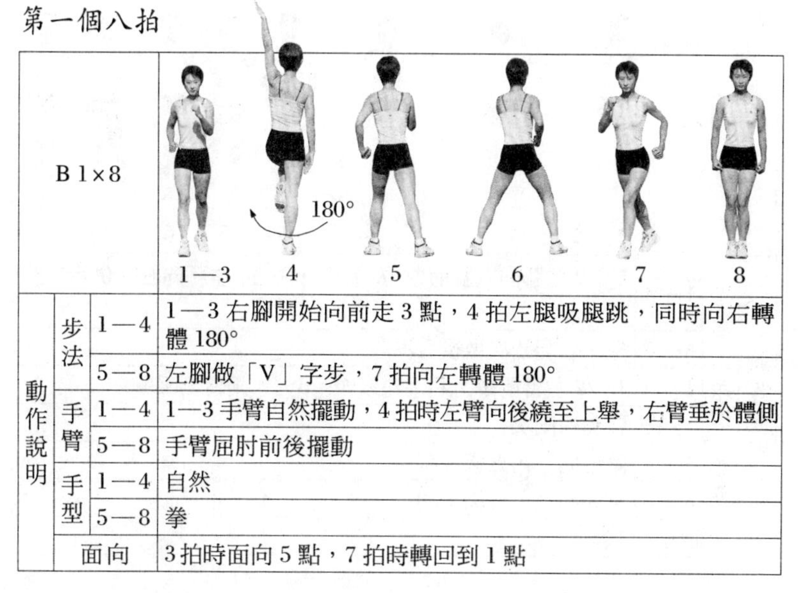

B 1×8			1—3　4　5　6　7　8（180°）
動作說明	步法	1—4	1—3右腳開始向前走3點，4拍左腿吸腿跳，同時向右轉體180°
		5—8	左腳做「V」字步，7拍向左轉體180°
	手臂	1—4	1—3手臂自然擺動，4拍時左臂向後繞至上舉，右臂垂於體側
		5—8	手臂屈肘前後擺動
	手型	1—4	自然
		5—8	拳
	面向		3拍時面向5點，7拍時轉回到1點

第二個八拍

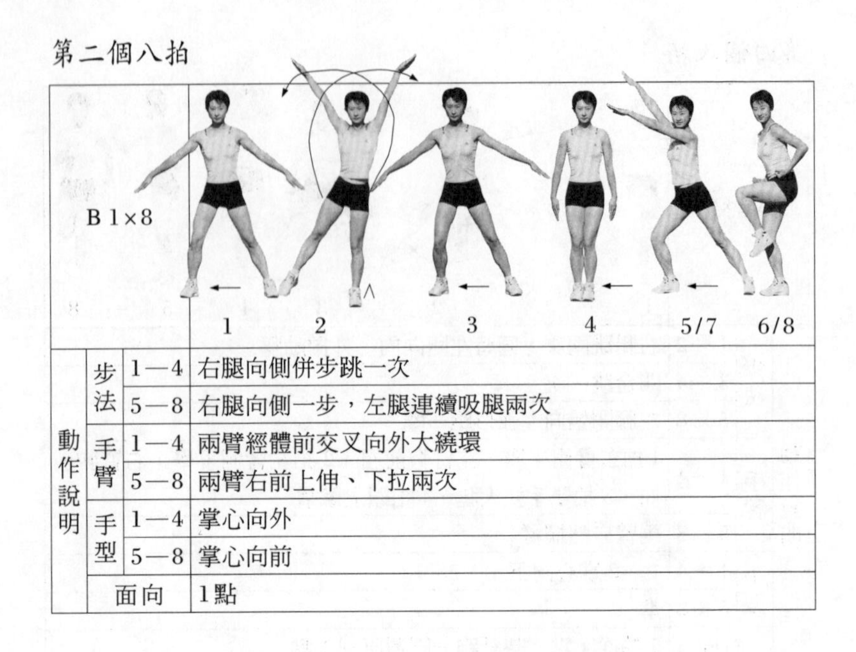

動作說明	步法	1—4	右腿向側併步跳一次
		5—8	右腿向側一步，左腿連續吸腿兩次
	手臂	1—4	兩臂經體前交叉向外大繞環
		5—8	兩臂右前上伸、下拉兩次
	手型	1—4	掌心向外
		5—8	掌心向前
面向			1點

第三個八拍

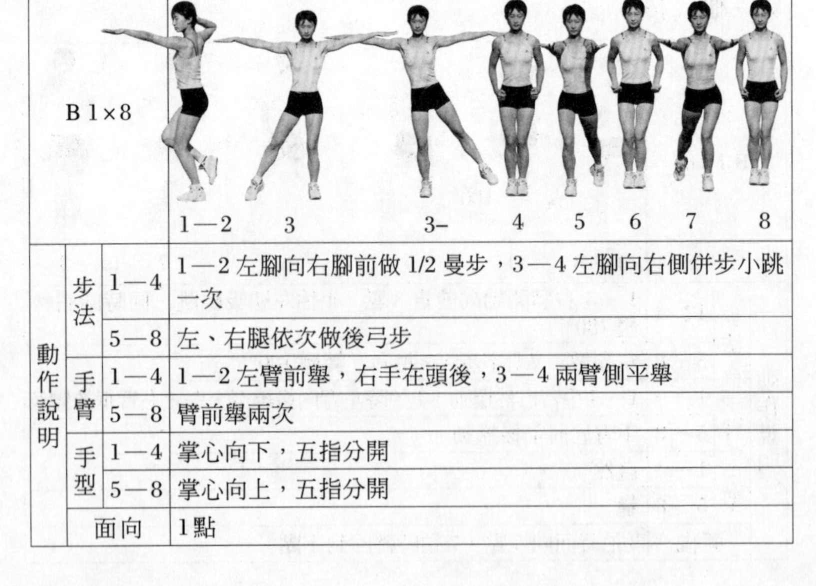

動作說明	步法	1—4	1—2 左腳向右腳前做 1/2 曼步，3—4 左腳向右側併步小跳一次
		5—8	左、右腿依次做後弓步
	手臂	1—4	1—2 左臂前舉，右手在頭後，3—4 兩臂側平舉
		5—8	臂前舉兩次
	手型	1—4	掌心向下，五指分開
		5—8	掌心向上，五指分開
面向			1點

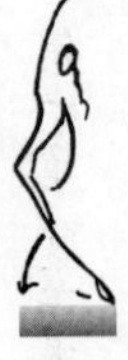

第四個八拍

B 1×8			1　2　3　4
動作說明	步法	1—4	開合跳兩次，3 拍跳轉 180°
		5—8	動作同 1—4 相同
	手臂	1—4	兩臂向側提拉，還原，一拍一動
	手型	5—8	拳
	面向		3 拍向 5 點，7 拍轉回到 1 點

第五～八個八拍動作同第一～四個八拍動作，但方向相反。

八、踏板操組合（一）　32 拍×2×2

註：踏板操組合（一）共有兩個 32 拍的動作小組合，每個 32 拍動作均為右、左腳組合，即右腳先開始，32 拍組合動作結束時的最後一拍動作落在右腳上，接著左腳開始完成反方向的 32 拍動作。

組合 A：

第一個八拍

A 1×8			1 2 3 4 5 6 7 8
動作說明	步法	1—4	右、左腳依次向前點板一次
		5—8	右、左腳依次上下板一次
	手臂	1—8	兩臂屈肘前後擺動
	手型	1—4	拳，拳心向下
		5—8	拳
	面向		1點

第二個八拍

A 1×8			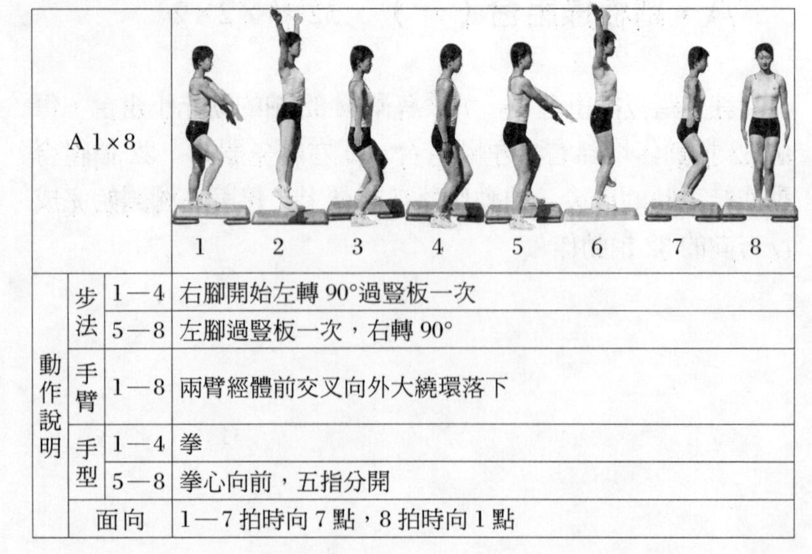 1 2 3 4 5 6 7 8
動作說明	步法	1—4	右腳開始左轉 90°過豎板一次
		5—8	左腳過豎板一次，右轉 90°
	手臂	1—8	兩臂經體前交叉向外大繞環落下
	手型	1—4	拳
		5—8	拳心向前，五指分開
	面向		1—7 拍時向 7 點，8 拍時向 1 點

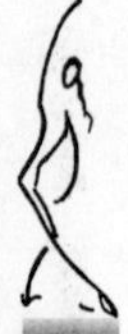

第三個八拍

<table>
<tr><td colspan="3">A 1×8</td><td>1/3/5　2/4/6　7　8</td></tr>
<tr><td rowspan="3">動作說明</td><td>步法</td><td>1—8</td><td>左轉 45°，右腳上板，左腿連續吸腿三次，7—8 下板，右轉 45°</td></tr>
<tr><td>手臂</td><td>1—8</td><td>兩臂屈肘前後擺動</td></tr>
<tr><td>手型</td><td>1—8</td><td>拳</td></tr>
<tr><td></td><td colspan="2">面向</td><td>1—7 拍向 7 點，8 拍向 1 點</td></tr>
</table>

第四個八拍

<table>
<tr><td colspan="3">A 1×8</td><td>1　2　3　4</td></tr>
<tr><td rowspan="4">動作說明</td><td>步法</td><td>1—8</td><td>左腳開始上板做「V」字步兩次</td></tr>
<tr><td rowspan="2">手臂</td><td>1—4</td><td>依次做左臂側上舉、右臂側上舉、胸前擊掌、還原體側</td></tr>
<tr><td>5—8</td><td>同 1—4 動作</td></tr>
<tr><td>手型</td><td>1—8</td><td>掌心向外</td></tr>
<tr><td></td><td colspan="2">面向</td><td>1點</td></tr>
</table>

第五～八個八拍動作同第一～四個八拍動作，換右腳開始。

組合B：

第一個八拍

B 1×8			1　2　3　4
動作說明	步法	1—4	右腳上板，左腿後屈腿一次
		5—8	左腳上板，右腿後屈腿一次
	手臂	1—8	兩臂同時屈肘前後擺動
	手型	1—4	拳，拳心相對
	面向		1點

第二個八拍

B 1×8			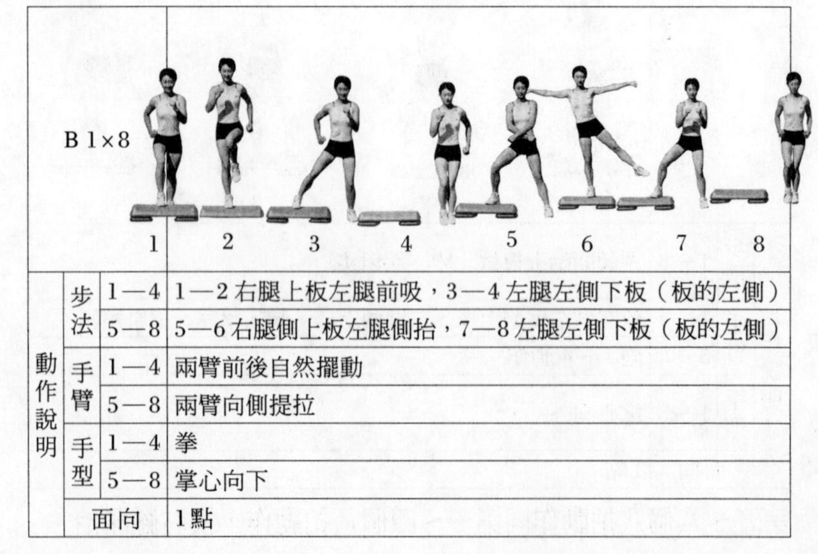 1　2　3　4　5　6　7　8
動作說明	步法	1—4	1—2 右腿上板左腿前吸，3—4 左腿左側下板（板的左側）
		5—8	5—6 右腿側上板左腿側抬，7—8 左腿左側下板（板的左側）
	手臂	1—4	兩臂前後自然擺動
		5—8	兩臂向側提拉
	手型	1—4	拳
		5—8	掌心向下
	面向		1點

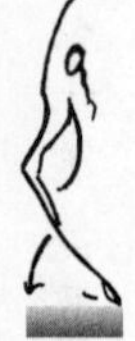

第三個八拍

B 1×8	1	2	3	4	5	6	7	8

動作說明			
動作說明	步法	1—4	右腿側上板過橫板一次
		5—8	5—6 左腿側上板右腿前吸，7—8 右腿正下板
	手臂	1—4	兩臂經體前交叉向外大繞環至體側
		5—8	兩臂自然前後擺動
	手型	1—4	掌心向外
		5—8	拳
	面向		1點

第四個八拍

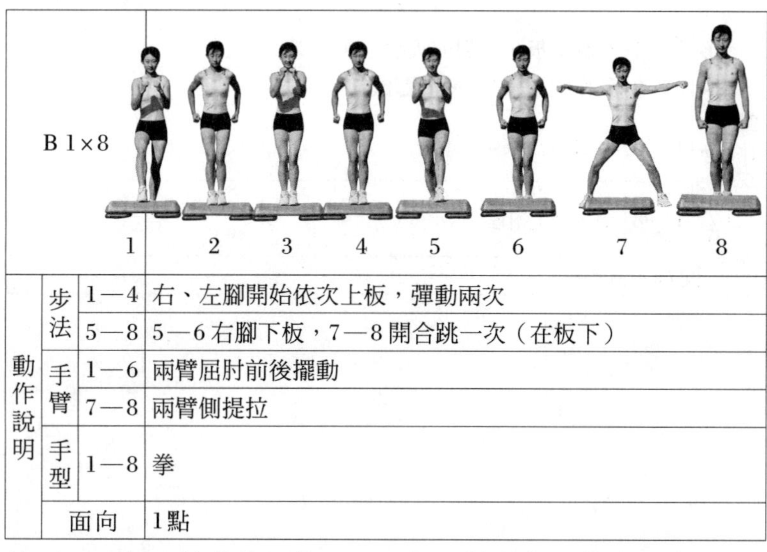

B 1×8	1	2	3	4	5	6	7	8

動作說明			
動作說明	步法	1—4	右、左腳開始依次上板，彈動兩次
		5—8	5—6 右腳下板，7—8 開合跳一次（在板下）
	手臂	1—6	兩臂屈肘前後擺動
		7—8	兩臂側提拉
	手型	1—8	拳
	面向		1點

第五～八個八拍動作同第一～四個八拍動作，換左腳開始。

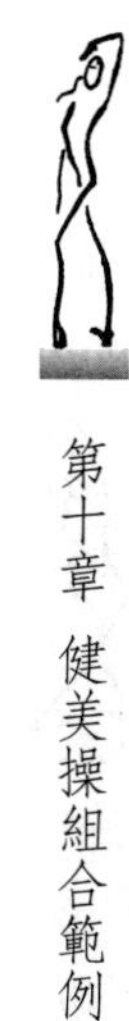

九、踏板操組合（二） 32 拍×2×2

註：踏板操組合（二）共有兩個 32 拍的動作小組合，每個 32 拍動作均為右、左腳組合，即右腳先開始，32 拍組合動作結束時的最後一拍動作落在右腳上，接著左腳開始完成反方向的 32 拍動作。

組合 A：

第一個八拍

<table>
<tr><td colspan="3">A 1×8</td><td> 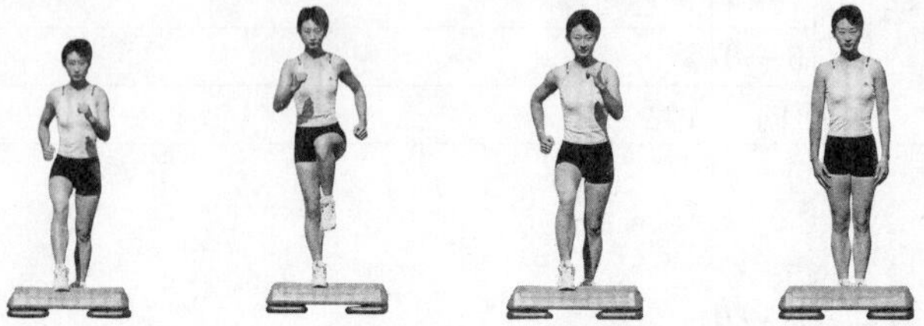1 2 3 4</td></tr>
<tr><td rowspan="5">動作說明</td><td rowspan="2">步法</td><td>1—4</td><td>右腳上板，左腿前吸腿一次，還原</td></tr>
<tr><td>5—8</td><td>動作同 1—4，換左腳做</td></tr>
<tr><td>手臂</td><td>1—8</td><td>前後自然擺動</td></tr>
<tr><td>手型</td><td>1—8</td><td>拳，拳心相對</td></tr>
<tr><td colspan="2">面向</td><td>1點</td></tr>
</table>

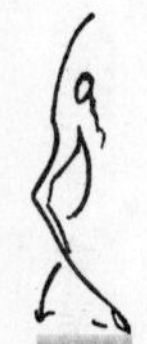

第二個八拍

A 1×8			1　2　3　4　5　6　7　8
動作說明	步法	1—4	1—2 右腿左前 45°上板，左腿前吸，3—4 左腿下板，右腿後伸
		5—8	右腿上板過板一次
	手臂	1—4	兩臂自然前後擺動
		5—8	兩臂經胸前交叉向外大繞環至體側
	手型	1—4	拳
		5—8	掌
面向			1—4 拍向 8 點，5—8 拍向 6 點

第三個八拍動作與第二個八拍動作相同，但方向相反。

第四個八拍

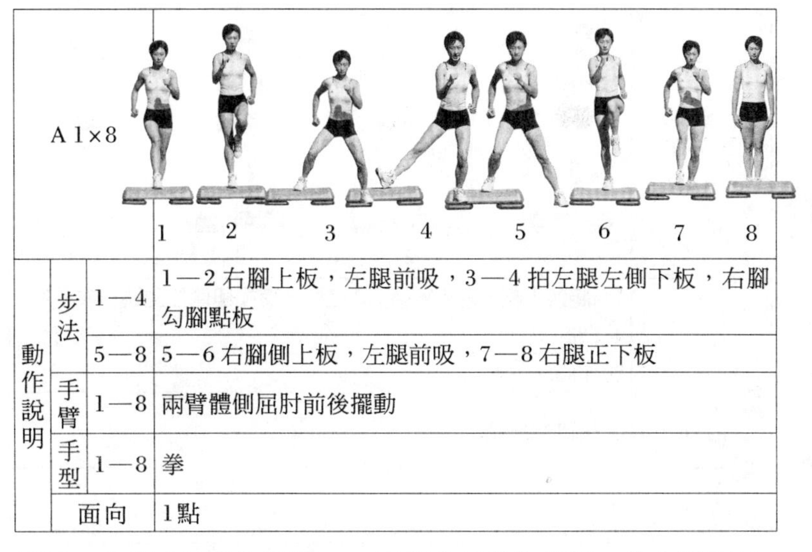

A 1×8			1　2　3　4　5　6　7　8
動作說明	步法	1—4	1—2 右腳上板，左腿前吸，3—4 拍左腿左側下板，右腳勾腳點板
		5—8	5—6 右腳側上板，左腿前吸，7—8 右腿正下板
	手臂	1—8	兩臂體側屈肘前後擺動
	手型	1—8	拳
面向			1點

第五～八個八拍動作與第一～四個八拍動作相同，換左腳開始。

組合B：

第一個八拍

B 1×8			1 2 3 4
動作說明	步法	1—4	右腳上板，左腿側舉，左、右腿依次下板
		5—8	動作同1—4拍，換左腳上板
	手臂	1—4	兩臂經胸前屈臂向側提拉，還原
		5—8	動作同1—4拍
	手型	1—8	掌心向下
	面向		1點

第二個八拍

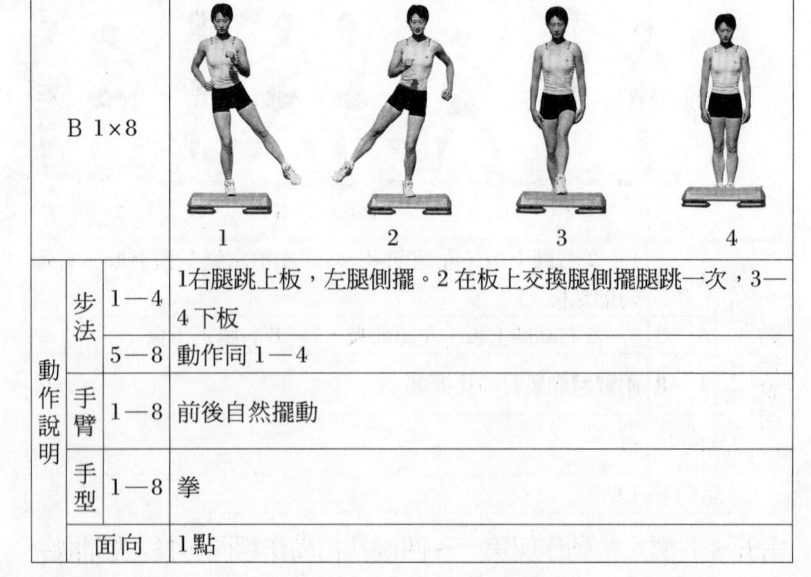

B 1×8			1 2 3 4
動作說明	步法	1—4	1右腿跳上板，左腿側擺。2在板上交換腿側擺腿跳一次，3—4下板
		5—8	動作同1—4
	手臂	1—8	前後自然擺動
	手型	1—8	拳
	面向		1點

第三個八拍

B 1×8			1 2 3 4 5 6 7 8
動作說明	步法	1—4	1—2 右腿上板，左腿後屈，3—4 下板
		5—8	5—6 板下左轉 90°，左腿向側一步，右腿後屈，7—8 右轉 90°還原
	手臂	1—8	兩臂屈肘前後擺動
	手型	1—8	半握拳
	面向		5—6 面向 7 點，7—8 面向 1 點

第四個八拍

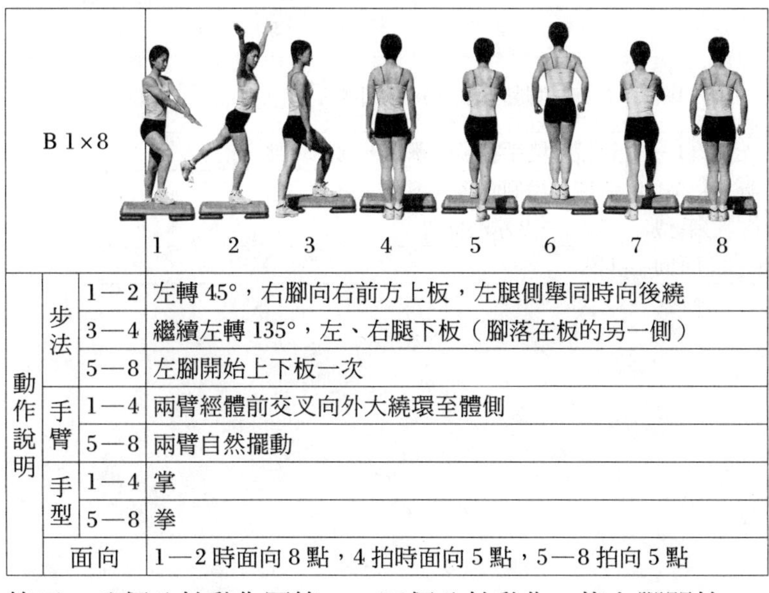

B 1×8			1 2 3 4 5 6 7 8
動作說明	步法	1—2	左轉 45°，右腳向右前方上板，左腿側舉同時向後繞
		3—4	繼續左轉 135°，左、右腿下板（腳落在板的另一側）
		5—8	左腳開始上下板一次
	手臂	1—4	兩臂經體前交叉向外大繞環至體側
		5—8	兩臂自然擺動
	手型	1—4	掌
		5—8	拳
	面向		1—2 時面向 8 點，4 拍時面向 5 點，5—8 拍向 5 點

第五～八個八拍動作同第一～四個八拍動作，換左腳開始。

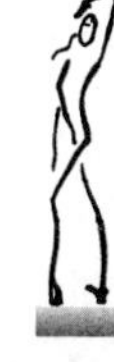

十、踏板操組合（三） 32 拍×2×2

註：踏板操組合（三）共有兩組 32 拍動作，每組動作均為 32 拍的右、左腳組合，即右腳先開始，32 拍組合動作結束時的最後一拍動作落在右腳上，接著左腳開始完成該組反方向的 32 拍動作。

組合 A：

第一個八拍

<table>
<tr><td colspan="3">A 1×8</td><td>1　2　3　4　5　6　7　8</td></tr>
<tr><td rowspan="5">動作說明</td><td>步法</td><td>1—8</td><td>右、左腳腳尖依次點板四次</td></tr>
<tr><td rowspan="2">手臂</td><td>1—4</td><td>點板時雙手在頭前擊掌，兩拍一動</td></tr>
<tr><td>5—8</td><td>兩臂沿體側向後大繞環</td></tr>
<tr><td colspan="2">手型</td><td>掌，5—8 掌心向外</td></tr>
<tr><td colspan="2">面向</td><td>1點</td></tr>
</table>

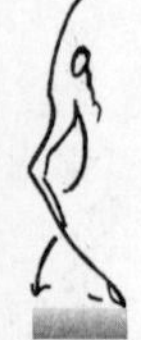

第二個八拍

A 1×8			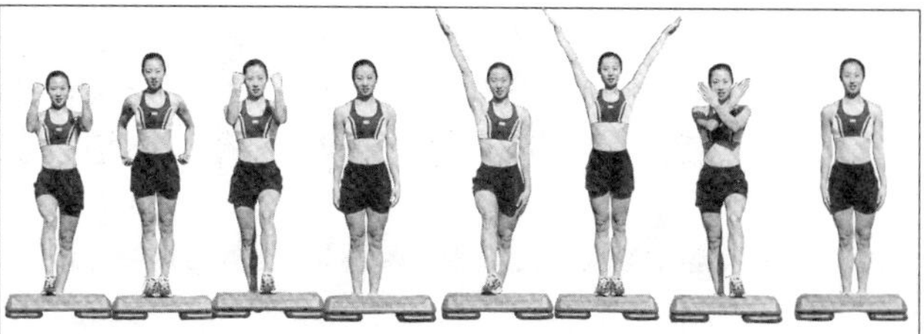 1 2 3 4 5 6 7 8
動作說明	步法	1—8	右、左腳依次上下板兩次，一拍一動
	手臂	1—4	兩臂屈肘前後擺動兩次
		5—6	右、左臂依次側上舉
		7—8	兩臂屈肘胸前交叉，還原
	手型	1—4	拳，拳心向後
		5—8	掌，5—6 掌心向外，7 掌心向後，8 掌心相對
	面向		1點

第三個八拍

A 1×8			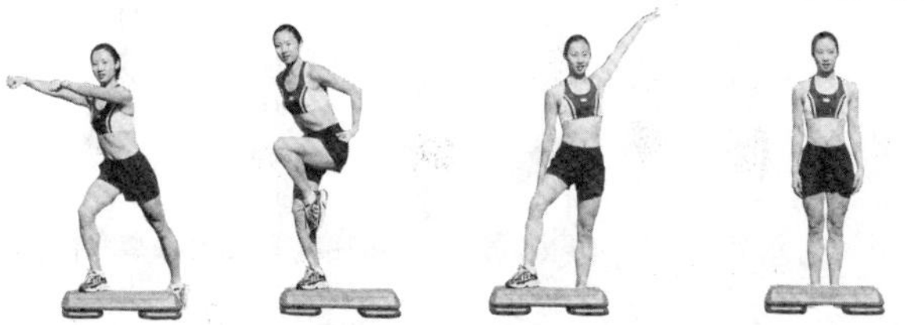 1/3/5 2/4/6 7 8
動作說明	步法	1—8	右腳上板，左腿連續提膝三次，7—8 左腳下板
	手臂	1—6	兩臂擺至前舉，收至腰間，一拍一動
		7—8	下板時左臂向後繞，右臂放於體側
	手型	1—6	拳，前舉時拳心向下，在腰間時拳心向上
		7—8	掌
	面向		1點

第四個八拍

B 1×8			1　2　3　4　5　6　7　8
動作說明	步法	1—4	在板下，左、右腳依次做側步後屈腿兩次，左轉 90°成「L」型
		5—8	左、右腳繼續做側步後屈腿兩次，右轉 90°成「L」型
	手臂		兩臂屈肘前後擺動
	手型		拳
	軀幹		上體稍前傾
	面向		2轉向 7 點，6 轉回 1 點

第五～八個八拍動作同第一～四個八拍動作，但方向相反。

組合 B：

第一個八拍

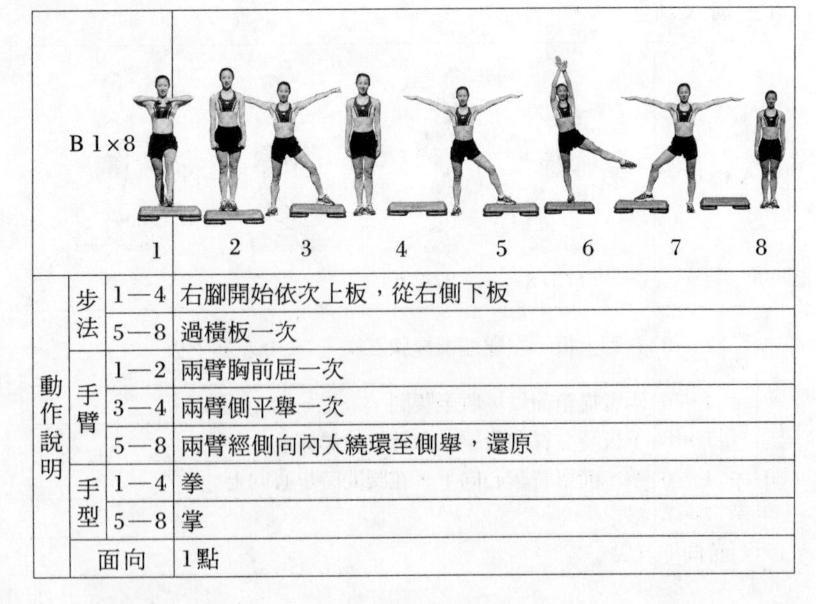

B 1×8			1　2　3　4　5　6　7　8
動作說明	步法	1—4	右腳開始依次上板，從右側下板
		5—8	過橫板一次
	手臂	1—2	兩臂胸前屈一次
		3—4	兩臂側平舉一次
		5—8	兩臂經側向內大繞環至側舉，還原
	手型	1—4	拳
		5—8	掌
	面向		1點

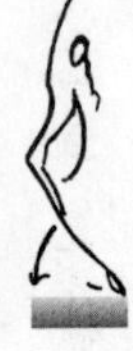

第二個八拍

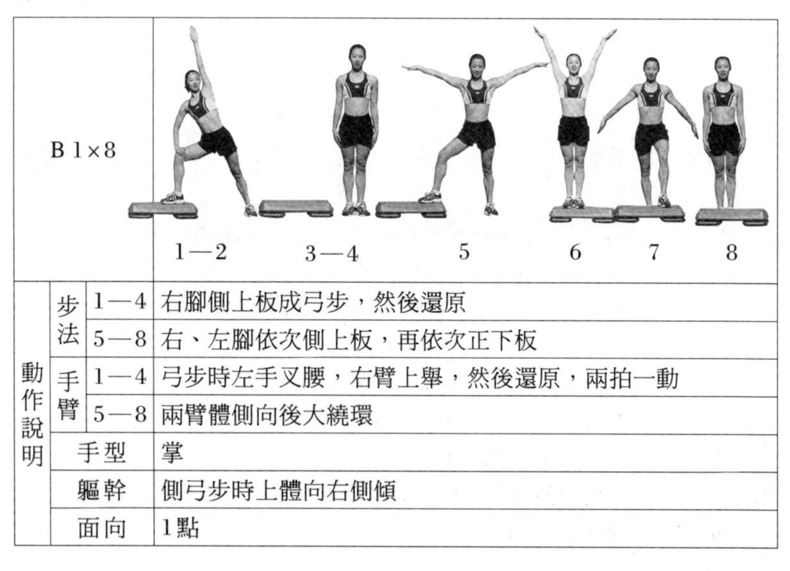

B 1×8			1—2　3—4　5　6　7　8
動作說明	步法	1—4	右腳側上板成弓步，然後還原
		5—8	右、左腳依次側上板，再依次正下板
	手臂	1—4	弓步時左手叉腰，右臂上舉，然後還原，兩拍一動
		5—8	兩臂體側向後大繞環
	手型		掌
	軀幹		側弓步時上體向右側傾
	面向		1點

第三個八拍

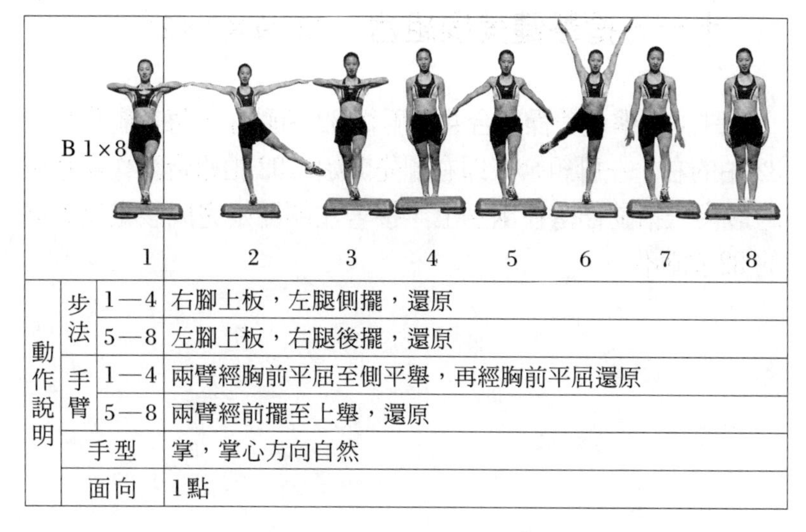

B 1×8			1　2　3　4　5　6　7　8
動作說明	步法	1—4	右腳上板，左腿側擺，還原
		5—8	左腳上板，右腿後擺，還原
	手臂	1—4	兩臂經胸前平屈至側平舉，再經胸前平屈還原
		5—8	兩臂經前擺至上舉，還原
	手型		掌，掌心方向自然
	面向		1點

第四個八拍

B 1×8			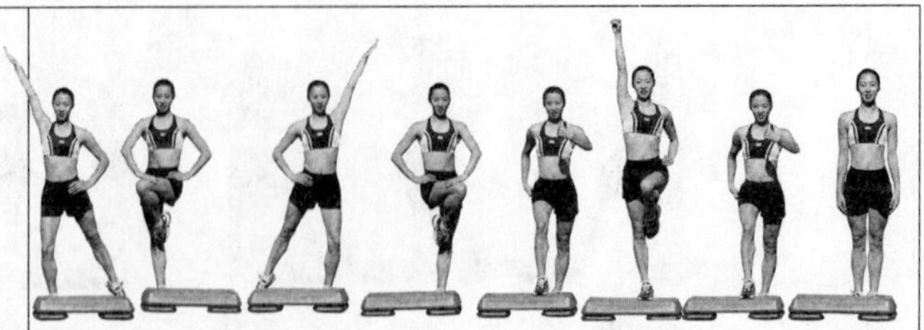 1 2 3 4 5 6 7 8
動作說明	步法	1—4	在板下，1—2 右腿向右一步，左腿提膝一次，一拍一動，3—4 同 1—2，方向相反
		5—8	右腿上板，左腿提膝，左腿下板，還原
	手臂	1—4	吸左腿時，右臂由側上舉向右下方拉，左手叉腰，吸右腿時則反之，一拍一動
		5—8	兩臂自然擺動，但左腿提膝時，右臂上舉
	手型	1—4	掌，掌心向下
		5—8	拳
	面向		1點

第五～八個八拍動作同第一～四個八拍動作，但方向相反。

十一、搏擊健美操組合　32 拍×2×2

註：搏擊健美操組合共有兩組 32 拍動作，每組動作均為 32 拍的右、左腳組合，即右腳先開始，32 拍組合動作結束時的最後一拍動作落在兩腳上，接著左腳開始完成該組反方向的 32 拍動作。

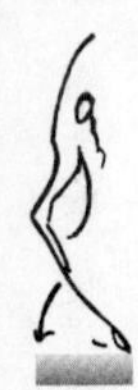

組合A：

第一個八拍

<table>
<tr><td colspan="3">A 1×8</td><td> 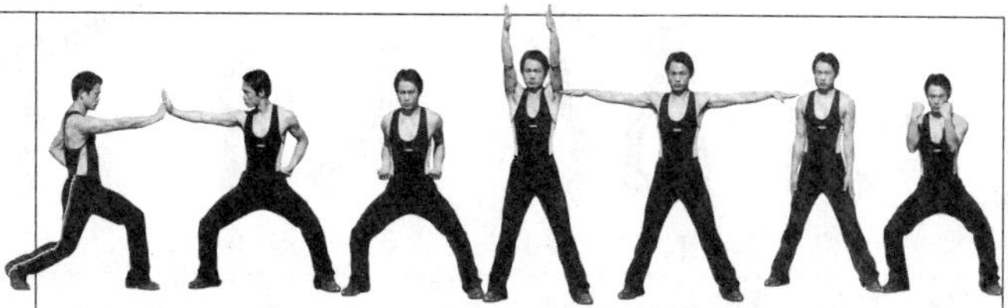1 — 3 4 5 6 7 8</td></tr>
<tr><td rowspan="8">動作說明</td><td colspan="2">步法</td><td>保持半蹲</td></tr>
<tr><td rowspan="2">手臂</td><td>1—4</td><td>左臂收於腰間，右臂向左推掌，水平向右擺至側舉，再收於腰間</td></tr>
<tr><td>5—8</td><td>兩臂向上伸至上舉，再經側向下擺至胸前屈防護姿勢</td></tr>
<tr><td rowspan="3">手型</td><td>1—4</td><td>握拳於腰間，右手擺動時為掌</td></tr>
<tr><td>5—6</td><td>掌</td></tr>
<tr><td>7—8</td><td>拳</td></tr>
<tr><td rowspan="2">面向</td><td>1—4</td><td>上體由側對前方，逐漸轉至正向1點，頭部跟隨右臂轉動</td></tr>
<tr><td>5—8</td><td>身體向1點，稍抬頭，目視手臂移動方向</td></tr>
</table>

第二個八拍

<table>
<tr><td colspan="3">A 1×8</td><td> 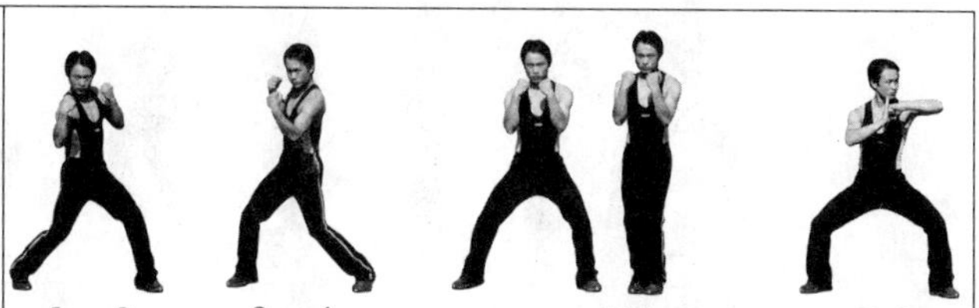1—2 3—4 5/6 7–8</td></tr>
<tr><td rowspan="9">動作說明</td><td rowspan="3">步法</td><td>1—4</td><td>半蹲</td></tr>
<tr><td>5—6</td><td>半蹲，左右腳依次向左邁步，一拍兩動</td></tr>
<tr><td>7—8</td><td>半蹲</td></tr>
<tr><td rowspan="3">手臂</td><td>1—4</td><td>右、左臂輪流勾拳一次</td></tr>
<tr><td>5—6</td><td>兩臂胸前屈防護</td></tr>
<tr><td>7—8</td><td>左臂屈肘向左擺，右臂胸前防護</td></tr>
<tr><td colspan="2">手型</td><td>拳</td></tr>
<tr><td rowspan="2">面向</td><td>1—6</td><td>身體向1點，目視1點</td></tr>
<tr><td>7—8</td><td>身體向1點，頭向左轉，目視7點</td></tr>
</table>

第三個八拍

A 1×8			1/3　2/4　5　6　7　8
動作說明	步法	1—4	雙腳向右小跳兩次
		5—8	右腿側踢一次落成半蹲
	手臂	1—4	左臂胸前防護，右臂向右出拳兩次
		5—6	左臂向右出拳，右臂胸前防護
		7—8	胸前屈防護
	手型		拳
	軀幹		側踢時上體稍向左傾斜
	面向	1—4	身體向 1 點，頭向右轉，目視出拳方向
		5	身體向 3 點，目視出拳方向
		6—8	身體向 1 點，頭向右轉，目視側踢方向

第四個八拍

A 1×8			1–2　3　4　5　6　7 – 8
動作說明	步法	1—2	半蹲
		3—4	左腿提膝一次，併於右腿
		5—6	右腿前踢一次，向前落步
		7—8	以右腳為軸向左轉體 270°成半蹲
	手臂	1—2	兩臂胸前屈防護
		3—8	胸前屈防護
	手型		拳
	軀幹		前踢時上體稍後仰
	面向	1—6	身體向 1 點，目視 1 點
		7—8	身體向 3 點，目視 1 點

第五～八個八拍動作同第一～四個八拍動作，但方向相反。

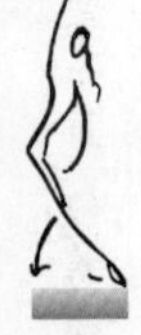

組合B：

第一個八拍

B 1×8			1　2　3　4　5–6　7–8
動作說明	步法	1—2	兩腳開立，稍屈膝，保持膝關節彈性，2 拍上體右轉 90°
		3—4	左腿站立，右腿提膝，落成半蹲
		5—8	右腿站立，左腿前踢，落成半蹲，兩拍一動
	手臂	1	右臂向側出直拳，左臂胸前屈
		2	轉身，左臂向前出拳，右臂胸前豎屈
		3—4	兩臂屈肘下擺
		5—8	兩臂屈肘保護胸部
	手型		拳
	軀幹		前踢腿時上體稍後仰
	面向		開始時身體面向 7 點，頭向 1 點，目視出拳方向，2—7 身體向 1 點，目視出拳方向，8 拍身體向 1 點，頭向右轉，目視 3 點

第二個八拍

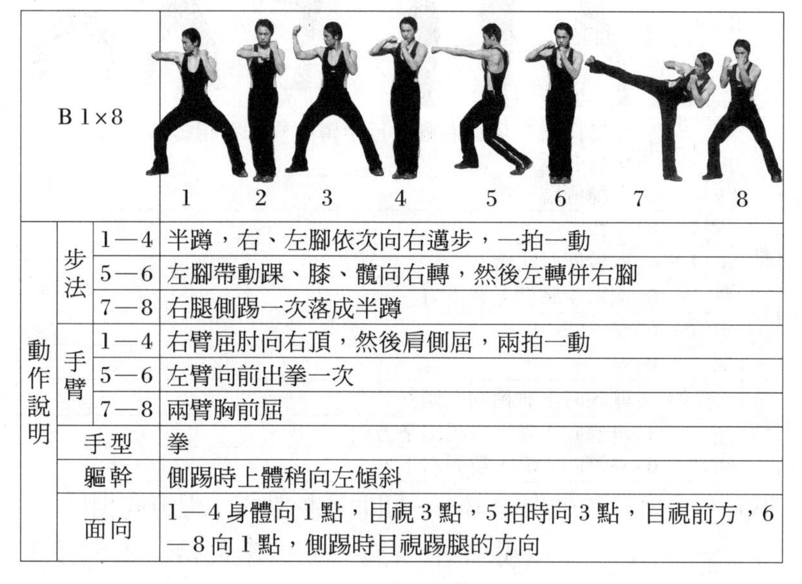

B 1×8			1　2　3　4　5　6　7　8
動作說明	步法	1—4	半蹲，右、左腳依次向右邁步，一拍一動
		5—6	左腳帶動踝、膝、髖向右轉，然後左轉併右腳
		7—8	右腿側踢一次落成半蹲
	手臂	1—4	右臂屈肘向右頂，然後肩側屈，兩拍一動
		5—6	左臂向前出拳一次
		7—8	兩臂胸前屈
	手型		拳
	軀幹		側踢時上體稍向左傾斜
	面向		1—4 身體向 1 點，目視 3 點，5 拍時向 3 點，目視前方，6—8 向 1 點，側踢時目視踢腿的方向

第三個八拍

B 1×8			1　2　3　4　5　6　7　8
動作說明	步法	1—4	左腳開始向左連續併步兩次，4 拍右腿提膝
		5—6	右腳向前落下，再向前上步
		7—8	以右腳為軸，向右轉體 180°，成半蹲
	手臂	1—4	右、左臂輪流向前出拳三次，一拍一動，兩臂屈肘防護
		5—6	右臂向前直拳、勾拳各一次
		7—8	兩臂胸前屈防護
	手型		拳
	頭與面向	1—4	身體正對前方，目視 1 點
		5—6	身體面對 7 點，目視 1 點
		7—8	身體面對 2 點，目視 1 點

第四個八拍

B 1×8			1–2　3　4　5　6　7–8
動作說明	步法	1—4	左腳向後一步與右腳平行半蹲站立，左腿提膝一次，然後併於右腿
		5—6	右腿側踹一次
		7—8	半蹲
	手臂	1—6	兩臂屈肘防護
		7—8	兩臂手掌劈至右下方
	手型	1—6	拳
		7—8	掌
	軀幹		側踢時上體稍向左傾斜
	面向	1—4	身體向 1 點，目視出拳方向
		5—6	身體向 1 點，目視右下方

第五～八個八拍動作同第一～四個八拍動作，但方向相反。

（張　平　熊　燕　李俊怡　王　莎）

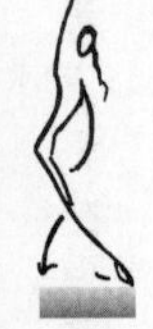

第十一章

健美操特殊課程介紹

第一節　有氧踏板操

一、起源和發展

有氧（Aerobics）運動一詞，是美國庫珀先生於1968年提出來的，指在運動時身體充分攝取的氧氣，運動所需能量系統主要是以有氧反應方式來供給能量。一個人有氧耐力的高低，是以最大氧耗量（Vo_2max）來表示的。

有氧踏板操是在有氧操的基礎上發展而來的。有氧踏板操（Step Aerobics）在1968年起源於美國，並很快風靡世界。踏板操是有氧運動的一種，其動作簡單易學，內容豐富有趣，在長時間和適量的運動中，能夠有效地塑型，提高心肺功能，展現健、力、美。目前在較大的健身房也開設了有氧踏板操的課程。有氧踏板操具有獨特的健身效果，深受廣大健身愛好者的喜愛。

有氧踏板操藉由增加踏板的高度，來提高運動強度和難度，無須加快動作的節奏。透過練習，不但可以強化膝關節周圍的肌群，而且可以提高肌肉彈性和關節的靈活性，同時還可以強化下半身肌群，是一種低衝擊、全身性的安全有氧運動。有氧踏板操適合各種不同體能的人練習，練習者不一定具有很高的跳操水平，因為踏板操受器械的局限，動作簡單易學，動作節奏適中，較容易掌握，但在教學過程中要注意循序漸進。

從一些簡單動作開始，平衡上、下板，均勻呼吸，待動作熟練和運動強度適應後，逐漸增加手臂和腿的配合動作。踏板的高度要逐步增高，這樣才能達到很好的效果。

二、作用和基本動作

踏板操具有有氧運動的健身功能，它能全面提高身體的協調性、心肺功能和肌肉耐力，促進身體組織各器官的協調運作，使人體能夠達到最佳機能狀態，促進人們學習、工作效率的提高，此外，還可以陶冶情操。

踏板操動作簡單，適用性強，動作常以對稱的形式出現，音樂速度一般在 118～122 拍／分鐘之間，由動作的多次重複，保證一定的運動負荷，並達到鍛鍊的目的。

踏板的使用方法有兩種，一種是橫板，一種是縱板。如果橫板和縱板結合使用，可以提高練習興趣和健身效果。踏板操課的時間一般為 50～60 分鐘，其中，準備部分（10 分鐘）做暖身和伸展運動；基本部分（30 分鐘）做踏板操套路，其中 10 分鐘做力量練習，可選用的器材有啞鈴、槓鈴、橡皮筋和小沙袋等；結束部分（10 分鐘）做放鬆和伸展運動。

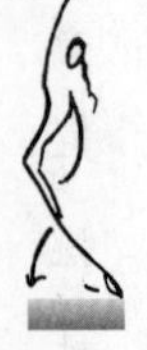

踏板的一般尺寸長為 90～110 公分，寬為 40 公分，高為 10 公分，這樣的高度適用於初學者。隨著練習者運動強度的不斷增加和運動技術的逐漸熟練，踏板高度可逐漸增至 20 或 30 公分。

合理地使用踏板是保證上好踏板操課的重要因素，在選擇踏板的高度時，一定要因人而異、因課而異。如果想增加運動強度，可以增加踏板高度，加大手臂動作幅度，手腳同時參與練習或在手腕上戴上一副小沙袋。高強度練習一般不超過1分鐘。在板上的動作強度大，下板的動作強度小，高強度練習不適合初學者。

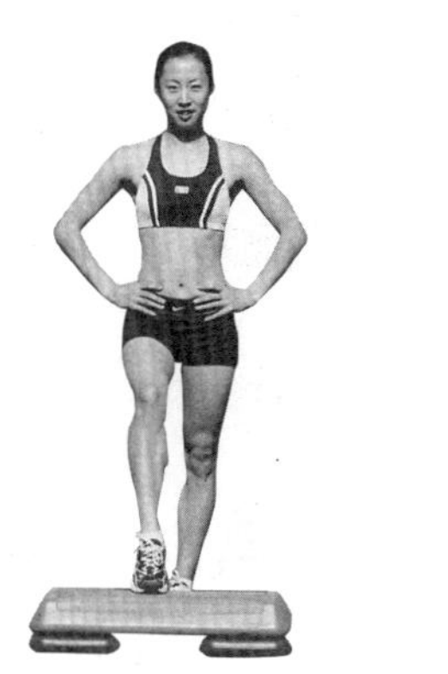
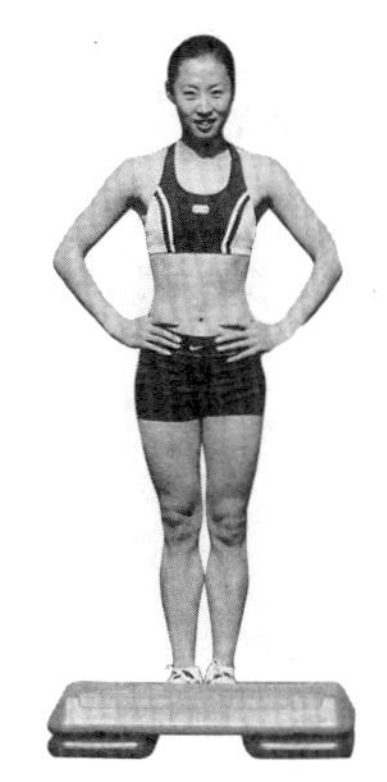

圖 11–1

練習踏板操動作的核心基本動作，各種動作的變化都是在基本動作的基礎上產生和發展的。踏板操的基本動作是結合地上健美操動作而發展變化的。基本步法是體現練習者下肢動作基本姿態的主要練習手段，待基本步法熟練後，加上上肢動作、方向和節奏變化，可以使踏板操變得生動有趣。踏板操的基本步法如下：

1.單腳依次點板（touch）

【預備姿勢】：直立，雙手叉腰，面向踏板。

【動作做法】：一腳點板一次；還原。（圖11-1）

2.基本步（Basic）

【預備姿勢】：直立，雙手叉腰，面向踏板。

【動作做法】：兩腳依次踏上板，再依次踏下板。（圖11-2）

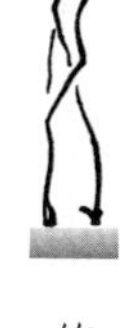

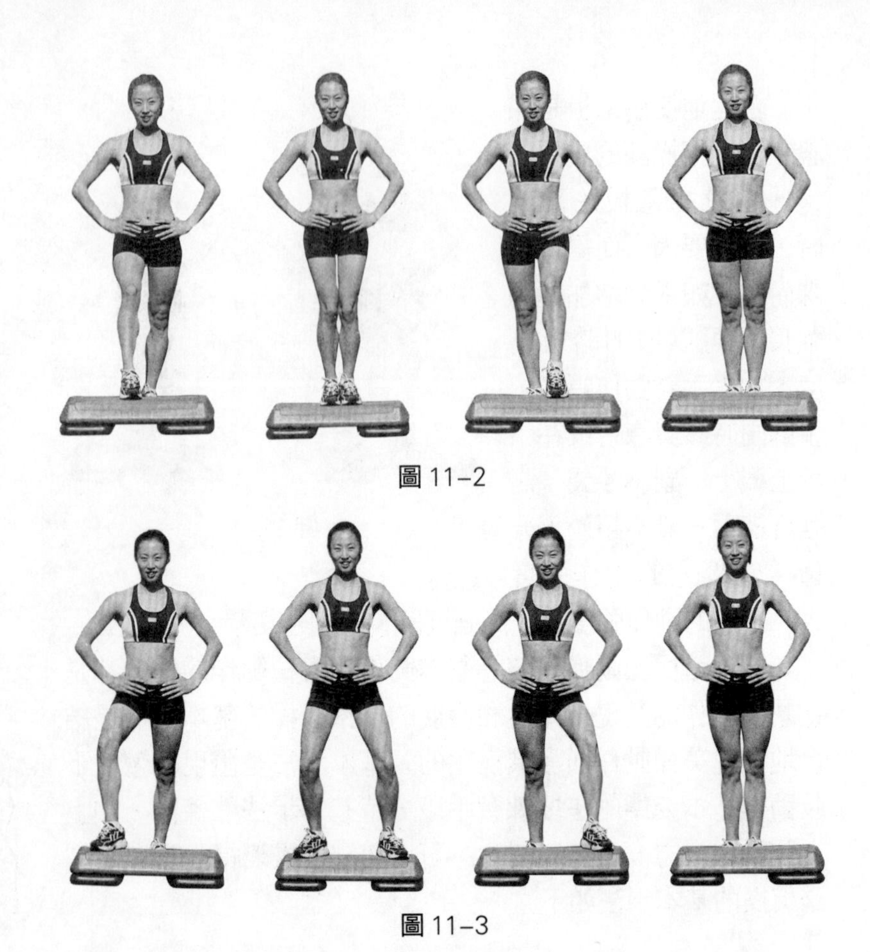

圖 11–2

圖 11–3

3. V 字步（V step）

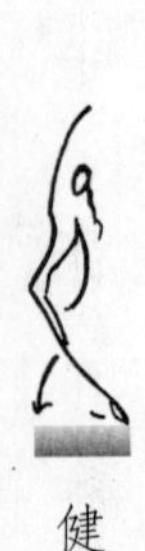

【預備姿勢】：直立，雙手叉腰，面向踏板。

【動作做法】：以右腳先做為例。右腳向右前方踏上板；左腳向左前方踏上板；然後兩腳依次還原。（圖 11-3）

4.上板點、下板點（Up tap down tap）

（1）正上點板、正下點地

【預備姿勢】：雙手叉腰，面向踏板。

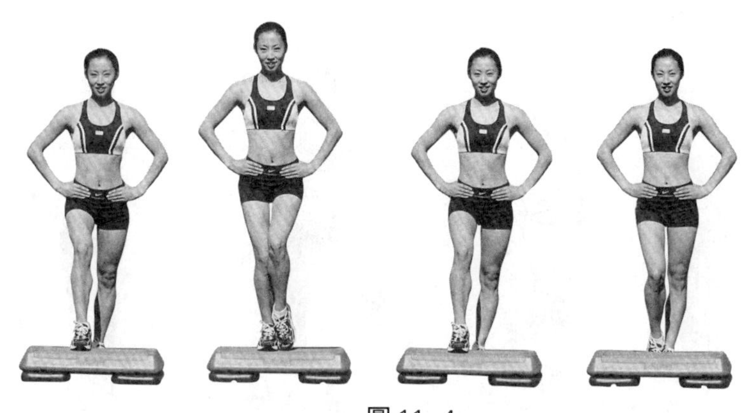

圖 11–4

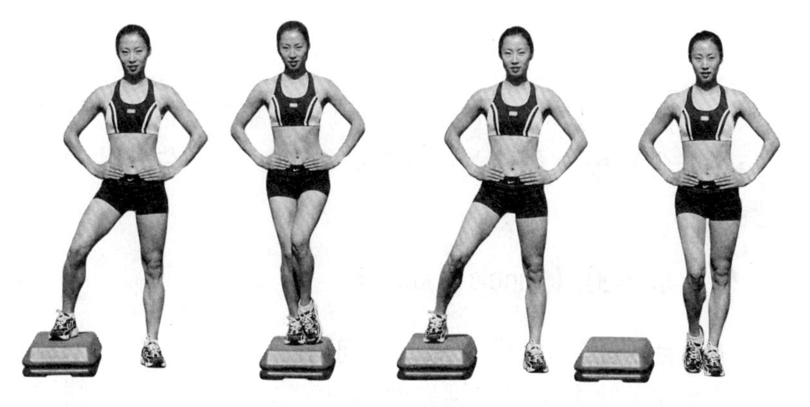

圖 11–5

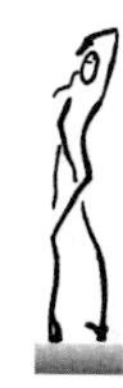

【動作做法】：以右腳先做為例。右腳踏上板，左腳踏上點板，左、右腳依次踏下板，右腳點地。（圖 11–4）

（2）側上點板、側下點地

【預備姿勢】：雙手叉腰，側向踏板。

【動作做法】：以右腳先做為例。右腳向側踏上板，左腳踏上板，腳尖點板，左右腳依次向側踏下板，右腳點地。（圖 11–5）

（3）正上點板、側下點地

【預備姿勢】：雙手叉腰，面向踏板。

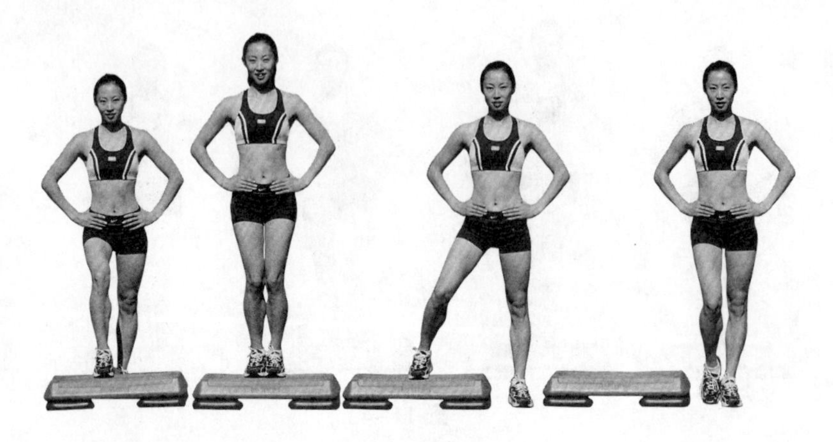

圖 11–6

【動作做法】：以右腳先做為例。右腳踏上板，左腳踏上板，腳尖點板，左、右腳依次向側踏下板，右腳點地。（圖 11–6）

5.上板提膝（Single knee）

【預備姿勢】：雙手叉腰，面向踏板。

【動作做法】：以右腳先做為例。右腳踏上板，左腿屈膝向上抬起；然後順勢依次踏下板。（圖 11–7）

6.後屈腿（Curl）

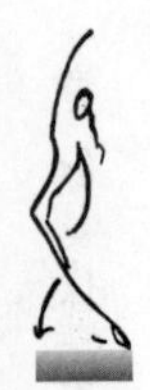

【預備姿勢】：雙手叉腰，面向橫板。

【動作做法】：以右腳先做為例。右腳踏上板，左腿後屈；然後左、右腳依次踏下板。（圖 11–8）

7.轉身步（Turn step）

【預備姿勢】：雙手叉腰，半側面向橫板。

【動作做法】：以右腳先做為例。右腳向左前方踏上板，

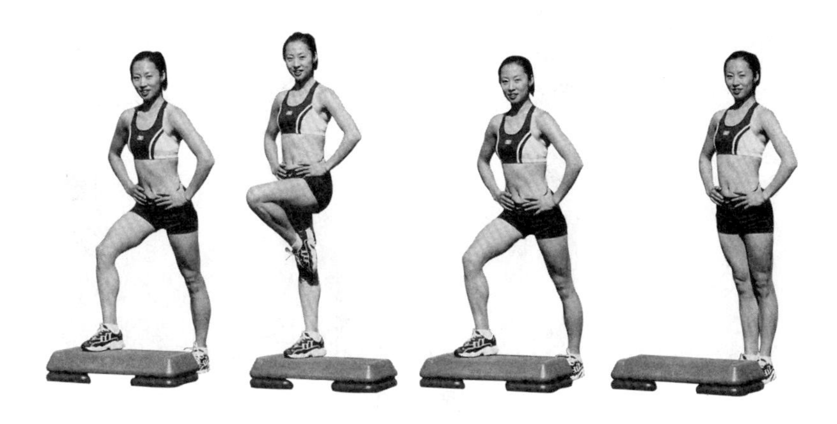

圖 11–7

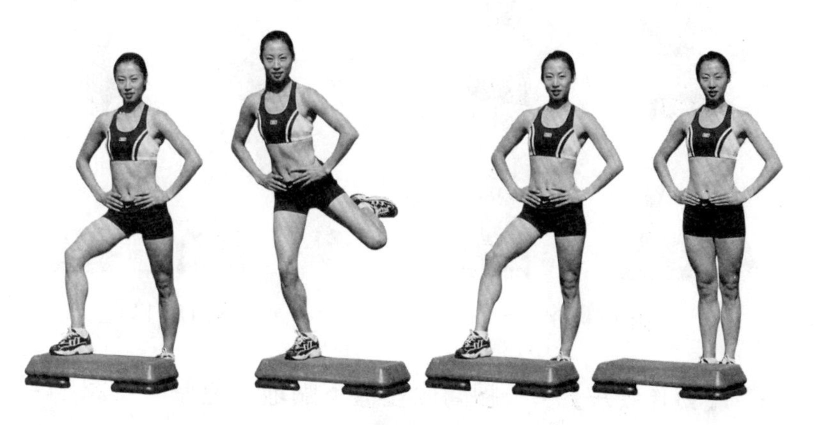

圖 11–8

左腳踏上板同時向右轉體 45°，右腳向左後方踏下板同時右轉體 45°，左腳踏下板。（圖 11–9）

8.板上點地（Tap）

（1）側點地（Side point）

【預備姿勢】：雙手叉腰，雙腳站在縱板上。

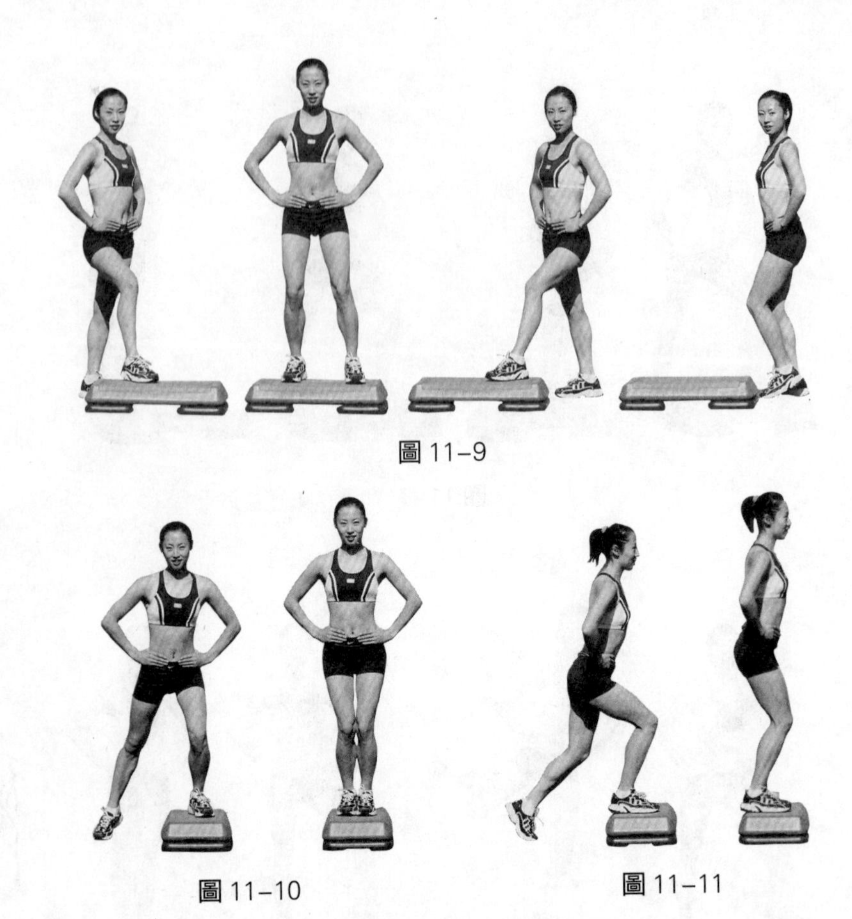

圖 11–9

圖 11–10

圖 11–11

【動作做法】：一腳向側在板下點地，還原。（圖 11-10）

（2）後點地（Tap　back）

【預備姿勢】：雙手叉腰，雙腳站在踏板上。

【動作做法】：一腳向後在板下點地，還原。（圖 11-11）

9.上板踢腿（Kick）

（1）前踢腿

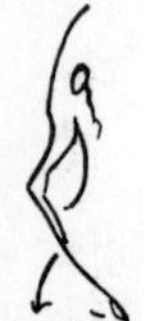

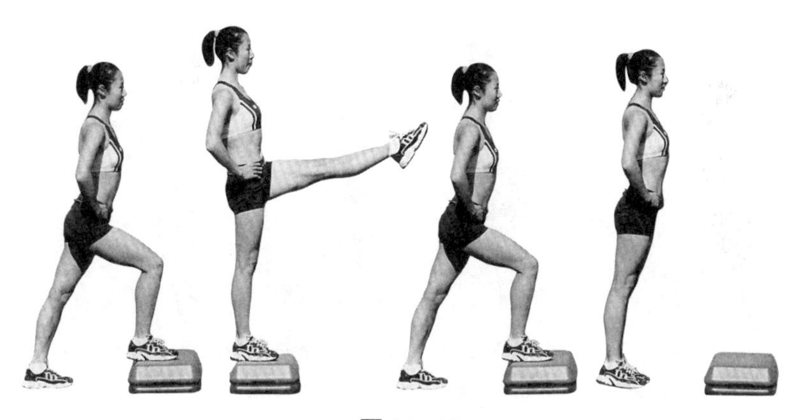

圖 11–12

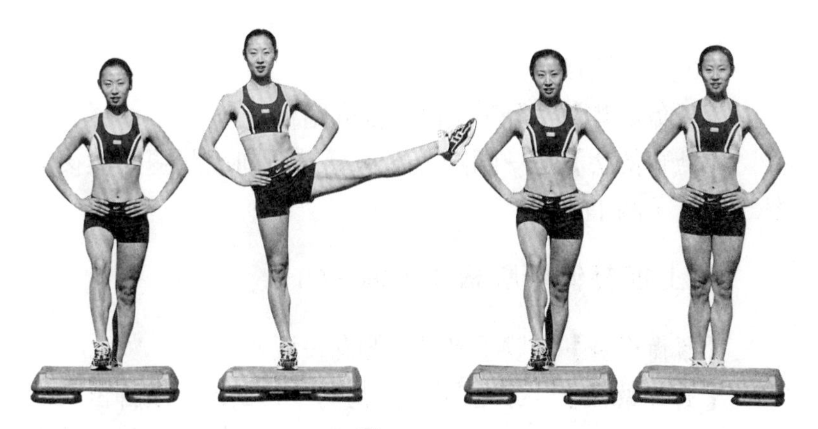

圖 11–13

【預備姿勢】：雙手叉腰，面向踏板。

【動作做法】：一腳踏上板，另一腿向前踢腿，然後順勢下板。（圖 11-12）

（2）側踢腿

【預備姿勢】：雙手叉腰，面向踏板。

【動作做法】：一腳踏上板，另一腿向側踢，然後順勢下板。（圖 11-13）

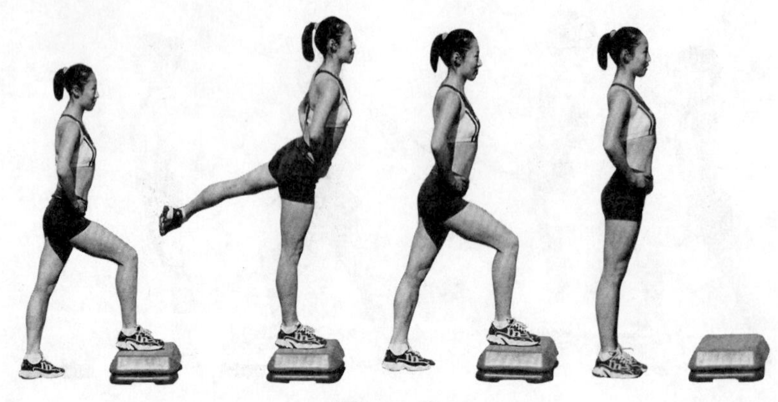

圖 11–14

（3）後踢腿

【預備姿勢】：雙手叉腰，面向踏板。

【動作做法】：一腳踏上板，另一腿向後踢腿，然後順勢下板。（圖 11–14）

10.上板雙側下騎板（Indecision）

【預備姿勢】：雙手叉腰，側向豎板。

【動作做法】：以右腳先做為例。1–2 右、左腳依次向右側踏上板；3–4 右、左腳依次向兩側踏下板，兩腿騎於板上；5–6 右、左腳依次踏上板；7–8 右、左腳依次向右側踏下板。（圖 11–15）

11.橫過板（Over the Top）

【預備姿勢】：雙手叉腰，側向踏板。

【動作做法】：以右腳先做為例。1 右腳踏上板；2 右、左腳在板上交換腿跳，3–4 右、左腳依次向右踏下板，於板的另一側。（圖 11–16）

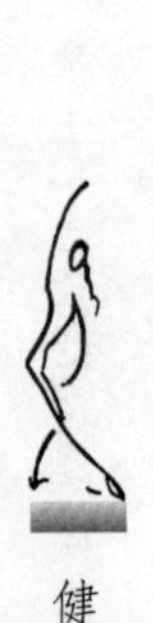

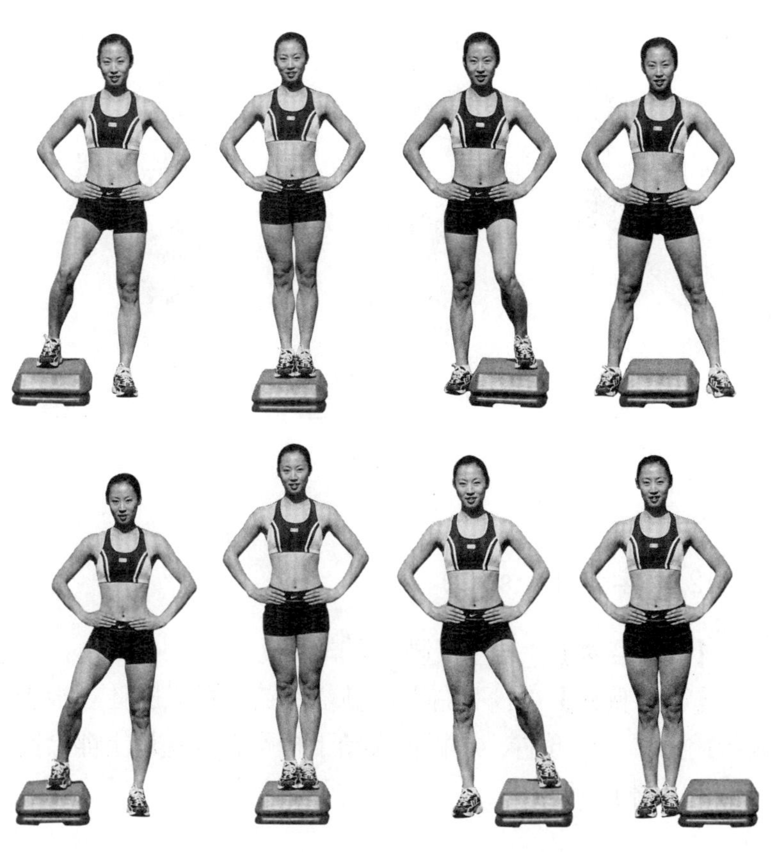

圖 11–15

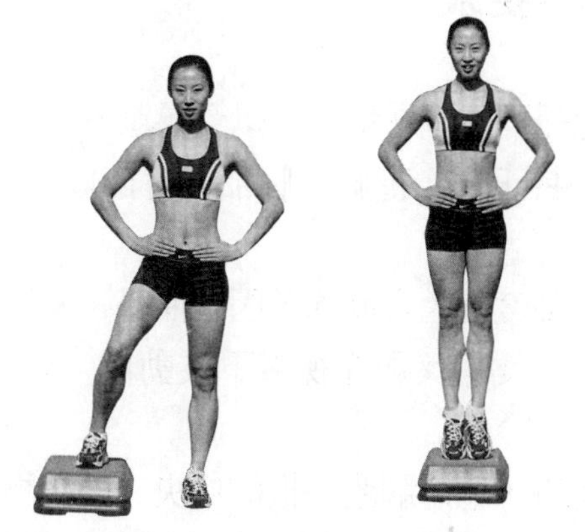

圖 11–16

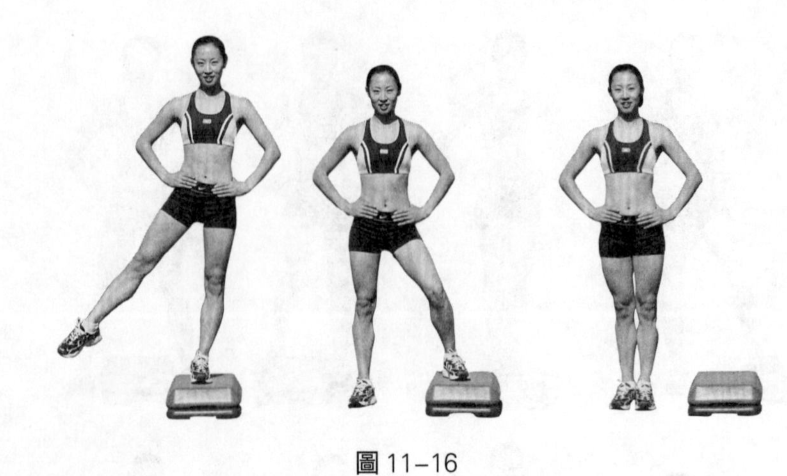

圖 11–16

12. I 字步（I step）

【預備姿勢】：雙手叉腰，面向橫板。

【動作做法】：1–2 右、左腳依次踏上板；3–4 在板上開合跳一次；5–6 右、左腳依次踏下板；7–8 在地上開合跳一次。（圖 11–17）

三、基本要求

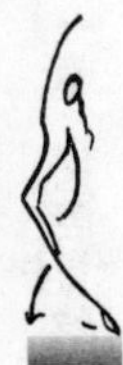

1. 踏板應穩固地放在地上，以免晃動。

2. 身體保持正直，挺胸，腹部、臀部收緊，身體保持平衡。

3. 踏板的高度要因人而異，因課而異。

4. 初學者可雙手叉腰先練習下肢動作，待動作熟練後再加上肢配合。

5. 上踏板時，應將腳踏在板的中央，防止板的不穩定。

6. 下板時由前腳掌著地過渡到全腳掌，緩衝落地，避免

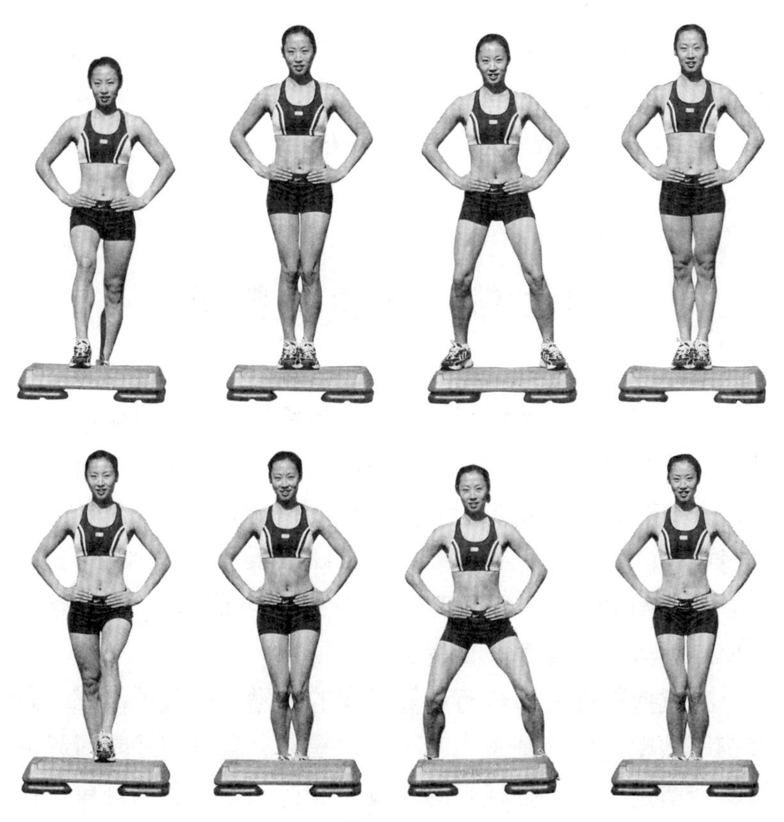

圖 11–17

踝、膝、腰的損傷。

7. 除跳躍上板外，下板時與板的距離為 12 英寸（約 30 公分）。

8. 跳躍上板時，蹬地時前腳掌發力，落地時由前腳掌過渡到全腳掌，緩衝落地。

9. 只可跳躍上板，不可跳躍下板。

10. 每次上踏板時，控制好腿部肌肉，腰背部挺直，使肌肉處於正常、活躍的狀態。

11. 在做較複雜的動作時，盡量不要負重，確保安全。

12. 如身體出現明顯的疼痛或頭暈、心跳過快等情況時，練習者應停止運動。

13. 凡膝、踝關節有傷者，在做有氧踏板操前，必須進行體檢。

第二節　有氧搏擊操

人們期待著在新世紀能擁有更美好的生活和更健康的身體。如眾生之願，新的健身之道與方法，如雨後春筍層出不窮。一項新的體育鍛鍊項目正風行全球，同時也在我國的一些健身中心開展，即有氧搏擊操（kickboxing Aerobics），或稱跆搏（TAEBO），「TAE」是英文「跆拳道」的縮寫，「BO」是英文「拳擊」的縮寫。

有氧搏擊操在傳統有氧健身操的基礎上融入了拳擊、跆拳道等搏擊運動的基本內容，它的獨到之處是在節奏清晰的音樂伴奏之下、英姿颯爽的拳腳之間得到了身體的健康、威武和豪氣。

韻律搏擊真正讓健美操摘掉了「女性化」的帽子，越來越多的男士們開始加入到跳操的人群中盡情地揮灑激情，增添了些許陽剛之氣。

傳統的有氧健身操經過了十幾年的推廣與傳播，深受廣大體育愛好者的喜愛，然而，有氧搏擊操對於大多數人來說可能還有點陌生，甚至有些朋友認為搏擊之類的運動有些野蠻和殘酷，其實不然。當你真正參與有氧搏擊操的鍛鍊時，就會了解其中的快樂所在，你很快會被它獨特的魅力所吸引，並從中得到益處。值得提出的一點是，韻律搏擊不是對抗的搏擊，而是有音樂伴奏的新型有氧操。

一、特　點

(一)全面有效

有氧搏擊操的練習部位包括：手臂、軀幹、步法、腿法及綜合練習。即使只是簡單的一個動作，也需要動用軀體的多部位聯合參與。

例如：直拳動作，首先由右腿蹬地，將力量傳達到大腿、髖，經過腰部轉動的力量傳遞到胸、肩、臂，最後才到拳上。因此，對人體的鍛鍊具有實效性、全面性。

(二)簡單易學

有氧搏擊操採用中速偏慢的迪斯可音樂（20～24 拍／10秒），節奏分明，易於分辨。搏擊的動作是有選擇的，被吸納的動作是經過簡化分解的。如：拳擊中的直拳、勾拳、擺拳等，腿法中有前踢、側踢、擺踢等。這些動作直觀，且運動要求也只限於用力的順序與用力的位置正確，並不要求像拳擊、搏擊實戰與競賽中那樣快速準確，因此，一般人都能夠完成這些練習。

此外，它不強調複雜的動作組合，而且運動中的變化特別是方向變化也較少，加之教學多採用分解及慢速的方法，這就更有利於人們掌握了。

(三)科學、安全

有氧搏擊操是遵循有氧健身操的鍛鍊原則而進行的。它屬於有氧運動，而有氧運動可以使人體的各個循環系統都得到鍛鍊並增強其功能。同時，有氧鍛鍊還可以有效地消耗能量，減少體內多餘的脂肪，達到減肥的目的。

有氧搏擊操嚴格地按照健身操的結構進行，強度適中，運動量可以控制，動作的選擇以增進身體健康與避免傷害為原則。它只有想像中的目標而非面對面地進行搏擊，使鍛鍊更為安全。

(四)具有挑戰性與娛樂性

在音樂伴奏中和教練員的帶領下，有氧搏擊操的動作整齊有力。在發力間伴著整齊有力的喊聲，整個課堂的氣氛非常熱烈。

鍛鍊者在這種氛圍之下練習熱情極大地提高，使鍛鍊成為一種娛樂，原本艱難的鍛鍊過程變得輕鬆愉快。當你面對假想的對手並投入你的激情時，你已經迎接了挑戰。

二、功 效

(一)增强肌肉的力量、彈性與身體的柔韌性

有氧搏擊操的動作在發力時要求迅速有力，但仍強調保持關節周圍肌群持續收縮，以避免關節過度伸展而受損。在練習過程中動作速度逐漸加快，由局部練習和綜合練習逐漸增大幅度重複練習，肌纖維反覆伸縮，肌肉的力量與彈性都得到了增強，動作反應速度加快，同時，各種踢腿練習對提高下肢的柔韌性非常有效。

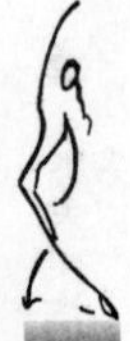

(二)消耗大量的熱能

有氧搏擊操所採用的是長時間（30～60 分鐘），保持中、低強度（最高心率的65%～85%）的運動形式，此過程

需要動用體內大量的能源物質——糖元與脂肪。熱烈的練習氛圍使練習者神經系統的興奮性保持在較高水平，人體新陳代謝率同時提高，因此，有氧搏擊操練習非常有利於減脂。

(三)針對腰腹的特殊鍛鍊效果

有氧搏擊操中的各種拳法與腿法，都要求腰腹收緊發力，這既是自我防禦的技術需要，也是完成各種進攻練習的技術要求。腰腹練習始終貫穿整個練習之中，大量的腰部轉動以及腹肌、髂腰肌的收縮，使鍛鍊者的腹部變得強健、平坦。

(四)增强自信心，調節情緒，放鬆精神

由有氧搏擊操的練習，身體素質將得到發展，身體的健康水平得到提高，體形更加完善，使鍛鍊者在日常的生活和工作中更具活力與自信。一旦投入到有氧搏擊操的練習之中，你很快會被激情與熱烈的氣氛所感染，因此，你會很快地釋放壓抑的情緒與心情，使自己的不良情緒得到緩解與改變，從而使身心得到充分放鬆。

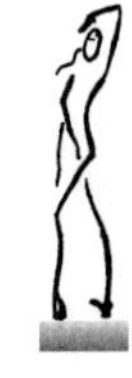

三、基本動作

以下介紹的基本動作經過不同順序的搭配組合或變形可以成為有氧搏擊操的組合練習內容。當然，與音樂節奏的吻合以及步法連接的流暢也是「操化」的必要特性。

●準備姿勢：兩腳前後開立，重心在前腳，後腳腳跟抬起，達到最大緩衝。

下頷收緊向身體貼，在完成擊拳和踢腿動作前眼睛一直看著目標。

收緊腹部，增加肌肉的協調性，保持呼吸，不屏氣。

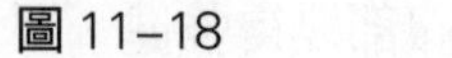
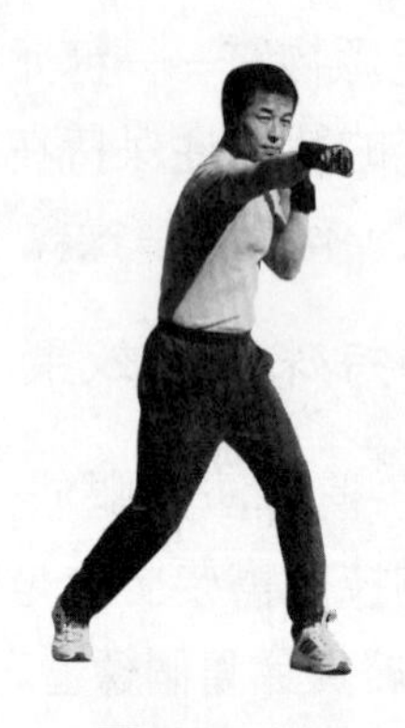
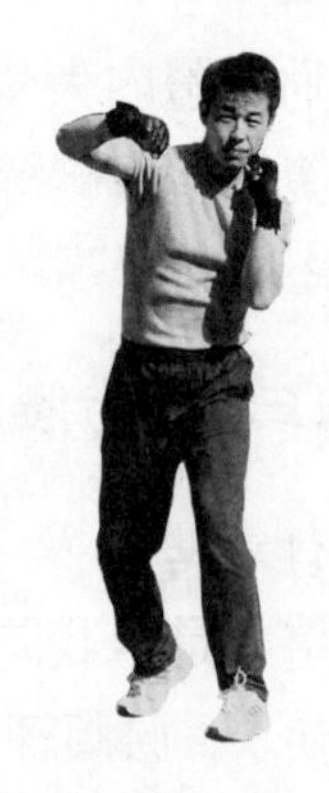

圖 11–18　　圖 11–19　　圖 11–20

不出拳時，兩手握拳置於臉的前方，保持防禦姿勢。（圖 11–18）

• 直拳（圖 11–19）

站立姿勢：面向目標，下頜緊收。

從腰部發力，到肩膀、到拳。

手臂和肩部成一直線，控制肘關節周圍肌群的收縮，不使關節過分強直。

快速收回到預備姿勢的手臂位置。

• 擺拳（圖 11–20）

站立姿勢：面向目標，下頜緊收。

從腰部發力，手臂和肩膀由弧形擺動同時稍伸肘，拳鋒至虛擬目標。

快速收回到預備姿勢手臂位置。

• 勾拳（左）（圖 11–21）

左腿在前，重心在前腳，準備

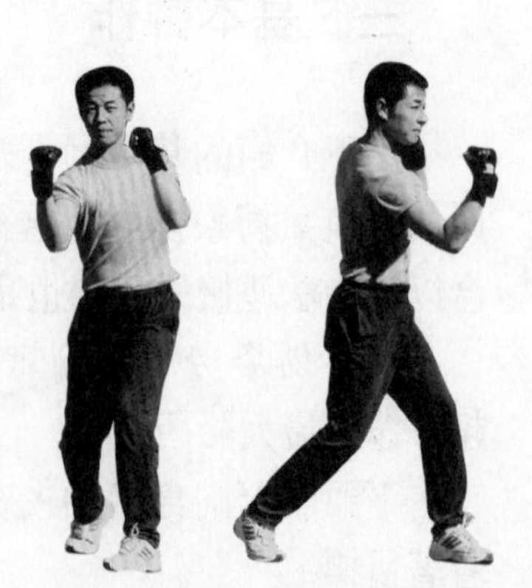

圖 11–21

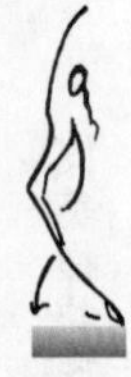

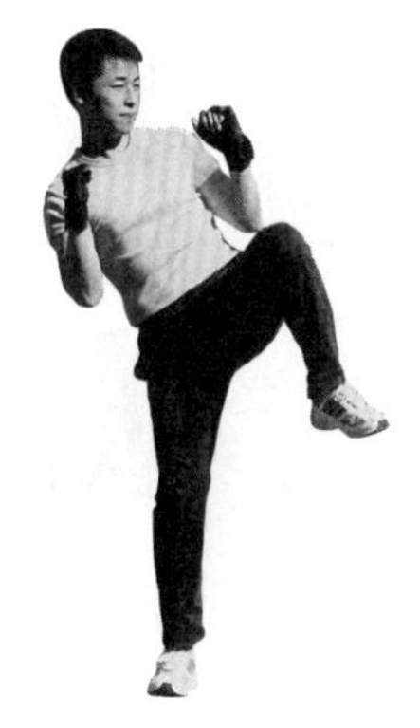

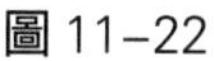
圖 11–22

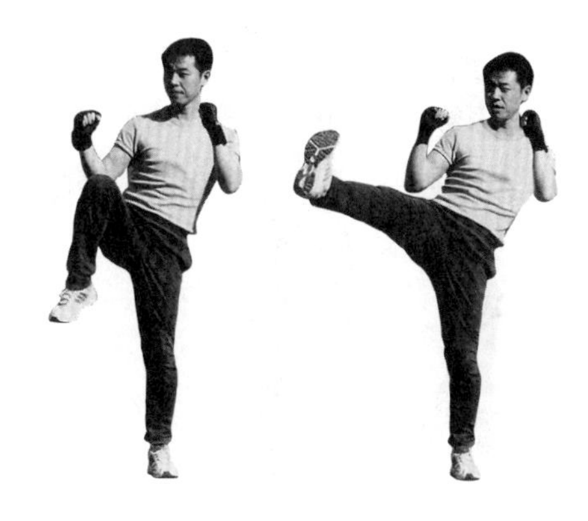
圖 11–23

姿勢。

出拳時，從腰部發力，上臂、前臂保持夾角，拳由下向上擊打，手臂通過身體的前方並儘可能地延長拳的路線，直至斜上方。

右手保持防禦姿勢。

● **頂膝**（圖 11–22）

兩腿開立，保持防禦姿勢。

支撐腿稍屈，身體稍微向側後仰。

動力腿用力向前上方提膝，同時用力收腹。

還原。

● **前踢**（圖 11–23）

兩腳與肩同寬，一腳在前，重心在後腳。

動力腿抬膝至最高的位置，上身微向後仰。

伸展腿部，用前腳掌踢目標，但膝關節不要過度伸直。

動力腿收回到開始位置。

● **側踹**（圖 11–24）

兩腳開立，與肩同寬。

重心在右腿，目視左側目標。

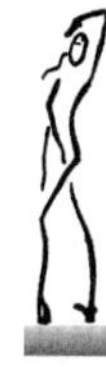

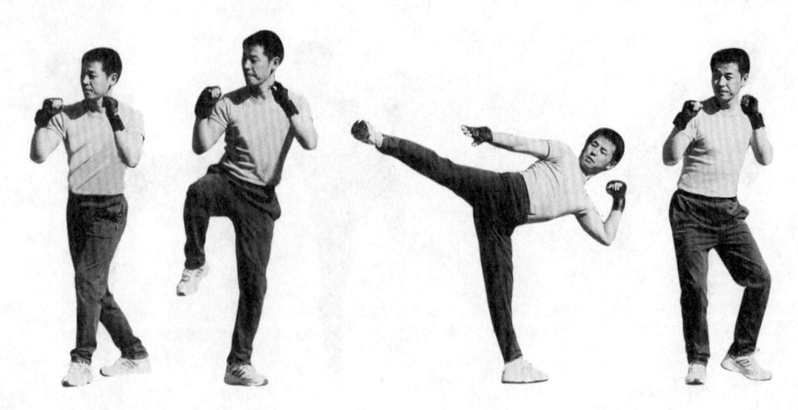

圖 11–24

抬起左膝向身體靠，上身微向右傾斜。

右腳腳跟轉向目標（這一點很重要）。

左腿向外蹬伸，勾腳腳尖朝下，用腳側緣攻擊至虛擬遠端目標。

右臂向外放，以保持平衡。

動作完成，支撐腿轉髖轉腳跟，收回動力腿。

四、有氧搏擊操教學的注意事項

有氧搏擊操不是一項競技運動，雖然它可以提高練習者的自信心、肌肉的協調性和必要的技巧、柔韌性，從而為競技訓練做準備，但在有氧搏擊操中，我們首先考慮的是保護我們的身體，而不是贏得比賽。因此，有些動作對拳擊手來說很正常，但我們不應該做，因為我們是為大多數普通人開展這項運動的。

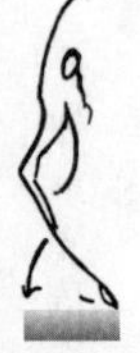

(一)保證安全

避免在擁擠的房間進行後踢的動作，否則很可能會誤傷別人。

遵循由低衝擊到高衝擊動作的原則。

保持呼吸，不屏氣。

(二) 引起受傷的原因

- 肘部與膝部未加控制地用力過猛而伸展過度。
- 進行閃躲或猛擊動作時，由於動作過大而關節脫臼。
- 運動量過大並且時間過長（大運動量和小運動量的練習應交替進行）。
- 熱身時間不夠，身體未得到足夠的伸展。
- 側踢時不向前扭胯，否則會導致身體轉動的壓力集中於膝部（應向腳尖踢出的方向轉腳跟扭胯以減輕膝蓋的側壓力）。
- 在轉身時要抬起腳跟，否則會扭傷十字韌帶。

(三) 若發生以下情況，可停止練習

- 腿部疲勞。
- 任何部位出現疼痛，特別是膝關節。
- 頸部疼痛或不適。
- 眩暈、心率過快。

第三節　健身街舞

20 世紀 70 年代的美國，在追求徹底自由與解放的社會心態下，紐約黑人社區的一些街頭（特別是著名的布魯克林街），許多黑人青年成天在街頭混，他們聚會、舞蹈、自娛自樂，有時還要比舞助興，形成了不同風格和流派，較有代表性

的舞蹈有霹靂舞（Breaking Dance）、鎖舞（Locking）、電流（wave）等。這些舞蹈主要以即興為主，有的還伴隨一些背旋、頭旋等技巧動作。

街舞的動作隨著時間的推移和音樂的發展而有所改變。HIP–HOP 音樂流派的出現使街舞獲得了全新的演繹，伴隨著流行歌星的表演和他們的 MTV 作品，這陣「酷」風吹向世界各地。如傑克森（Michael Jackson）、漢默（Hammer）以及韓國的酷龍、H·O·T 組合。

目前，隨著 HIP–HOP 的風靡，街舞不但在流行樂壇占有一席之地，並且已經轉化演變成為國內非常時尚的一種健身方式。

一、特　點

表演與娛樂性。街舞被搬進健身房，其內容和練習方式在體育健身原則的指導下有一些相應的改變，但它固有的流行舞蹈的表演性與娛樂性，隨著基礎素材的移植而保留了下來，這是街舞之所以體現時尚與活力的根本所在。

街舞的風格自然而狂放，不拘一格，突出個性表現。街舞動作中非常重視身體與步法的節奏變化，並增加了許多手臂組合，在隨意、鬆弛的動作感覺外，更強調動作的韻律感與爆發力。在動作的編排過程中，不同的 HIP–HOP 音樂會帶給街舞教練員不同的靈感與發揮空間。

學生在練習過程中除了學習到教練員的基本動作外，還可以在頭部、手臂等部位做一些自己喜歡的簡單變化，進行再創造，盡情體現自己的風格。

二、功　能

有氧鍛鍊。作為一種健身鍛鍊形式，街舞中一些對關節、肌肉有可能造成損傷的動作已經被儘可能地避免，而一些高強度的技巧動作也不會被採納，教練員採用的分解及循環式的教學方法使練習過程易於掌握，使運動持續不斷，保證了健身街舞所具備的有氧鍛鍊的功效。

對韻律感和協調能力的發展。街舞動作變化豐富，規律性不強，而且多數動作都是涉及小關節和小肌肉群的。為了增加動作的動感和美感，身體各個部位的配合動作也較多，節奏變化忽快忽慢，很多動作出現在音樂的弱拍上（一拍兩動），需要學員全力調動個人的協調性。可以說，街舞的練習過程對改善人的協調能力是卓有成效的。

對心理的調節。街舞採用的是舞蹈動作，在動感十足的音樂伴奏下進行練習，很容易使人興奮起來，使壓抑、低迷的情緒提高到比較積極的水平。

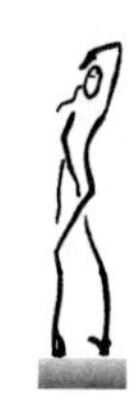

街舞自由奔放的動作形式以及充分展示自我的風格取向，使人們的身心得到愉悅，特別是在緩解精神壓力、調節人的情緒方面起著積極作用。

三、主要內容

(一) 彈動技術

街舞的彈動技術主要表現在膝關節的彈動、踝關節的緩衝以及髖關節的屈伸。彈動技術不僅可以讓你把握住街舞的動作特色，而且與動作的安全性息息相關。在街舞練習中，膝關節幾乎很少伸得很直，多是在微屈或彈動的狀態下完成動作的。

例如，在最基本的點地和提膝動作中，踝關節的緩衝和髖的屈伸動作往往與之協調配合，使動作律動感很強且鬆弛自然，對關節也起到了保護作用。

(二)控制技術

街舞的控制技術主要表現在肌肉的用力方式和用力順序兩方面，街舞的多數動作有很強的動感和力度美，為了表現這一特色，需要頻繁地使用肌肉的爆發力，有時某些動作會出現在音樂的弱拍上（一拍兩動），這就要求動作速度很快，因此，肌肉的緊張與鬆弛必須協調控制，才可以達到應有的動作效果。

(三)重心的移動和轉換技術

街舞的重心移動技術主要表現在動作的方向變化上，由前、後、左、右的移動，使身體運動的路線發生豐富的變化。街舞的重心移動技術主要靠左、右腳支撐的變化來實現，除了上肢和軀幹的動作之外，這一技術動作占據了很大的比例，它使街舞動作具有律動感和技巧性，從而展現街舞的基本特色。

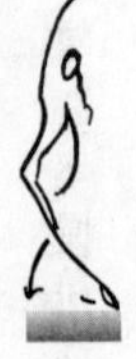

第四節　水中健身操

一、起源和發展

水中健身操（Aqu–aerobics）起源於美國，與陸上健美操有著密切的關係。限於場地條件，有些人不能參加陸上健美操運動，如：身體肥胖、年齡較大和膝、踝關節有損傷者，因此，有人開始想到結合健美操的特點，利用水的特性，在水中進行這種練習。試驗結果證明，水中有氧操練習效果極好。對上述特殊人群來說，在一段時間的練習後，身體逐漸健康有形，疼痛逐漸消失。水中有氧操自產生以來，經歷了多年的實踐和經驗積累。20 世紀 80 年代中期，在日本出現了水中有氧操，到 1989 年，日本成立了水中有氧操普及會，並向全國普及和推廣。

在我國，水中有氧健美操是剛剛興起的一項大眾健身運動。由於水中健身操訓練環境獨特，針對性強，使人們在鍛鍊的同時，享受到與陸上健身不同的趣味，前景看好。

二、特點與功能

水中健身操結合了不同節奏的健美操動作，它充分利用了水的阻力和浮力，由水的阻力鍛鍊人的身體和塑造美的形體，由水的浮力鍛鍊人體的柔韌性，減少運動損傷。與陸上健美操相比，它的運動強度低，動作簡單易學，排汗少，散熱效果好。

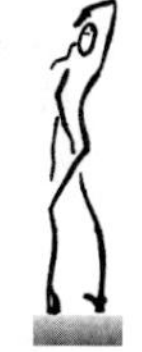

由於水的多種特性，人在水中運動時機體可塑性最強，人體各部位所受的浮力和壓力均衡，動作相對舒展、柔和，肌肉的伸展性和力量能夠得到均衡的發展。長期堅持做水中健身操，可調節人體姿態和脊柱生理彎曲，塑造優美姿態。

水中有氧健身操運動進行得是否合理，關鍵取決於對水的物理特性的了解程度。

(一)水　溫

水環境中熱傳導能力比空氣中高 20 多倍，人在水中靜止不動，也要消耗很多能量，運動會提高人體皮下血管循環功能，有利於新陳代謝能力的增強。

(二)水　壓

人在水中運動必然受到水的壓力影響。在做水中健身操時，俯臥游動或下沉至水中時，人體的肺部一般在水面下 30～50 公分，要承受大於陸地練習時 0.03～0.05 氣壓的影響，呼吸要比陸地困難，因而對心肺機能要求比較高。

(三)浮　力

水具有浮力特性，人體的比重基本相同於水。當深吸氣時，胸腔體積擴大，比重減小至 0.96～0.99，人就會浮至水面，反之，呼氣時比重增大至 1.02～1.05，人就會沉於水中。

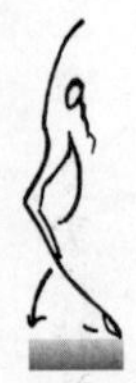

(四)水的阻力

人體在水中運動，受阻感是空氣中的 800 倍。如果動作速度相同，完成同樣一套動作，水中與陸地相比，至少要多用 6 倍以上的力量。那麼，水中運動將取得事半功倍的效果。

(五)水的按摩護膚

由於水中運動相對出汗少，減少了陸地訓練時汗水中的鹽分對皮膚的刺激。水流波浪的摩擦和拍打，對皮膚具有特殊按摩作用，可有效地避免並減少皮膚的鬆弛和老化，使肌膚光潔、潤滑、富有彈性，同時還能消除憂鬱和疲勞感，減輕精神上和肢體上的負擔。

水中健身操適合不同年齡人群參加。人在齊胸的水中鍛鍊，不僅可以塑造體形，還可以使身體康復。

三、主要內容

水中健身操是水上運動的一種藝術形式。它是優雅韻律、表情和水中技巧的結合，是培養良好身體姿態和健身、健體的有效運動。從初創至今，水中健身操的練習內容形成了一個漸進的發展過程。最初，以水中有氧練習為主，內容比較單調，多是下肢練習。在發展過程中，逐漸增加了上肢和全身運動，增強了身體的協調性和平衡感，形成了目前的水中有氧健身操。

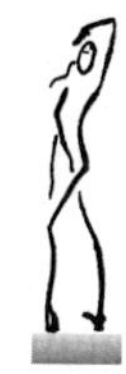

水中有氧健身操由熱身練習、有氧練習、肌肉力量強化練習、整理放鬆四部分組成。熱身練習充分利用音樂的效果，內容活潑、愉快，促進代謝水平提高，降低肌肉的黏滯性，提高呼吸、循環系統等內臟器官的機能水平，為進入高強度練習做準備。

肌肉力量強化練習，心率一般在最高心率的 80%以下。整理放鬆要充分利用水的浮力，人與水融為一體後，動作幅度不宜過大，速度緩慢，使脈搏逐漸恢復到相對安靜狀態。

為了更好而有效地進行水中有氧操訓練，在安排健身計劃時，應該根據不同情況和年齡分組進行。

開始練習時，一般多以單個動作反覆練習，教會練習者如何用力，體會水對人體的獨特親和力。水中健身操在國內剛剛興起，人們對其健身功能及效果了解較少，練習的動作尚在探索階段，這裡僅介紹幾種基本動作。

(一)水中踏步

踏步動作強度較低，在運動過程中，至少有一隻腳與地面保持接觸。

【技術要點】：做動作時膝關節盡可能抬起，但不要露出水面，上體保持正直。落地時由腳尖過渡到全腳掌。

(二)水中走步

在水中前、後、左、右、斜向走，弧形走。

【技術要點】：步伐要均勻，不要太大。

(三)水中前踢腿

雙手叉腰，單腿站立，一腿彎曲抬起，並使大腿盡量與上體保持 90°，小腿與大腿保持 90°，然後小腿逐漸伸直。

【技術要點】：抬腿時大腿不要露出水面，伸腿時腳尖、膝蓋繃緊，上體保持直立。

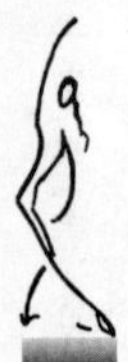

(四)水中側踢腿

雙手扶池邊，單腿站立，大腿向側抬起，盡量與身體成 90°，小腿做屈伸練習。

【技術要點】：向側抬腿時膝蓋向前，身體直立。

(五)水中後踢腿

雙手扶池邊，單腿站立，另一腿盡量向後抬起，小腿做屈伸練習。

【技術要點】：向後抬腿時，髖要正，身體直立。

(六)水中腰部練習

雙腳開立，一手叉腰，另一手手掌向內，並向側伸展，腰側屈。

【技術要點】：做側屈動作時，身體不要向前傾，不要收髖。

(七)水中雙手划水練習

雙腳開立，雙手五指併攏，並向內、外按 8 字路線划水。

【技術要點】：手臂划動時，手腕要繃緊，不要翹手。

(八)水中擺臂練習

雙腳前後分開成弓步站立在水中，雙手五指併攏，上臂向下垂直，肘關節夾住腰間，前臂向後推水。

【技術要點】：前臂向後推水時要有力，但雙手不要露出水面。

(九)水中背部練習

雙腳開立，平穩地站在水中，雙手五指併攏，兩臂伸直放於身體前方，同時向後划水。

【技術要點】：雙手向後划水時，背部收緊，雙手盡量向後划。

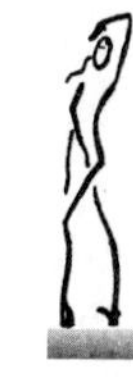

四、教學工作基本環節

(一)備　課

為一個班上 70～75 分鐘的課，對教師是一種挑戰，必須從開始到結束計劃整堂課。與任何訓練課一樣，一堂課包括準備部分、基本部分、結束部分。

課堂設計需要考慮許多組織方面的因素，其中最明顯的三個因素就是動作、音樂和激勵。這三個因素對確保上好每一堂課是十分重要的。

(二)上　課

實施教學內容是設計的實現，是教學過程中的中心環節。實施教學計劃成功與否，取決於教師課上的組織、教法的綜合運用，以及隨機應變能力等多種因素。

1.準備部分

這是一堂水中健身操課不可缺少的部分。這部分時間較短，一般安排 5～10 分鐘。內容主要是在陸上以協調、舞姿、池邊墊上操為主，活動四肢，促進血液循環加快，為基本部分做準備。

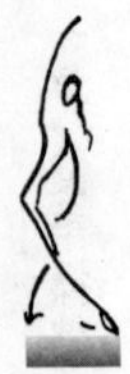

2.基本部分

這是一堂水中健身操課的中心部分。這一部分占全部時間的 2／3 左右，主要練習內容都安排在這一部分，並在水中進行。可做水中有氧操、水中形體塑造、泳姿訓練，目的是使學員掌握水中健身操的基本知識和練習的動作，發展身體素質，增強體質，增進健康。

3.結束部分

這也是水中健身操課不可缺少的部分。在水中做伸展操，動作幅度不宜過大，速度要緩慢，使學員脈搏逐漸恢復到相對安靜狀態。在簡單的小結之後，宣布下課。

五、水中有氧健身操教學注意事項

（一）鍛鍊前做身體檢查。了解鍛鍊者的運動損傷情況、疾病情況和運動能力。

（二）鍛鍊的安全性。鍛鍊者不要單獨在水中鍛鍊，初學者在水中練習時，水深一般不要超過腰部。中高級水準者，水深可在胸部與腰部之間。注意水深在胸部以上時，受浮力影響，人體會失去平衡，對練習不利。

（三）護膚。在室外參加有氧健身操還要塗抹抗水的防曬霜。

（四）初級班學員主要以傳授基本動作為主，分解講授，多次重複，強度低，節奏慢，動作簡單。

（五）中級班學員在掌握基本動作的基礎上，結合音樂，熟練運用技術動作，中等強度，動作變化較多。

（六）高級班學員能夠自如完成全套動作，動作規範，姿態優美，音樂與動作融為一體。

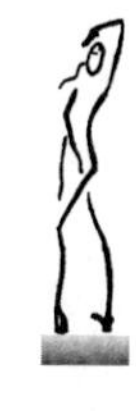

第五節　瑜伽健身

一、起　源

瑜伽（yoga）是東方最古老的強身術之一，公元前起源於印度，在全世界流行。瑜伽一詞源於梵文音譯，有結合、聯繫之意，這也是瑜伽的宗旨和目的，即為達到冥想而集中意識之義。瑜伽在印度有著悠久的歷史，與婆羅門體系有著密切的關係。

在印度，人們相信由瑜伽可以擺脫輪迴的痛苦，內在的自我將與宇宙的無上我合一；由瑜伽將產生輪迴的種子燒毀，一切障礙都將不存在。現在，很難區分瑜伽與印度教的關係，在寺廟中，在經書中，在生活中，在許許多多的範圍，兩者的關係相互融合。

起初，瑜伽修持者只有少數人，一般在寺院、鄉間小舍、喜馬拉雅山洞穴和茂密森林中心地帶修持，由瑜伽師講授給那些願意接受的門徒，以後瑜伽逐步在印度普通人中間流傳開來。

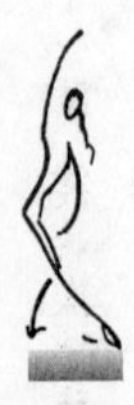

而今的瑜伽，已經是印度人民幾千年來從實踐中總結出的人體科學的修練法，再也不是只限於少數隱居者僅有的秘密。瑜伽已在全世界廣泛傳播。印度有很多專門研究瑜伽的學校。

從廣義上講，瑜伽是哲學，從狹義上講，瑜伽是一種精神和肉體結合的運動。一般提到的瑜伽，是指練功方法，用來增進人們的身體、心智和精神的健康。

二、呼吸法

呼吸是人最重要的機能，但是，人們對呼吸的了解卻很少，經常以不正確的方法進行呼吸。在日常生活中，由於人為的因素，我們的呼吸一般是任意和不規律的，大多數人呼吸淺短，缺乏規律，違反身體呼吸系統自然之律動。這樣，身體不能吸收足夠的宇宙能量，神經系統逐漸受損害，內分泌系統不能正常起作用，導致身體喪失力量和活力，產生經常性的疲勞和沮喪的感覺。

人的身體狀況，在很大程度上依賴於呼吸的規律性，甚至呼吸方式可以高度地反映出一個人的情緒情感。當人們在心煩意亂的時候，例如沮喪、悲痛或抑鬱，呼吸就變得很慢和沒有規律。而在狂怒、焦慮和緊張不安時，呼吸則變得迅速、表淺和混亂。

連續不規律的呼吸，不僅損害神經系統，而且妨礙內分泌的固有功能，最終使體質變得虛弱。

呼吸隨年齡增長產生變化，年齡愈長，呼吸愈淺弱。深長呼吸對健康非常重要，可以使頭腦靈活，體力充沛，感覺年輕。普通人每分鐘呼吸 15～16 次，坐禪中的呼吸達到每分鐘 5～6 次，修持得法每分鐘 1～2 次，甚至可達到像龜蛇一樣微呼微吸，不消耗能量。

瑜伽認為，人一生的呼吸量是有一定限度的，呼吸又快又匆忙，人一定早逝。相反呼吸緩慢，猶如在品嘗空氣的人，可獲得長壽。例如，脾氣暴躁的猴子，呼吸頻率極快，壽命不長，而鶴與龜，則以緩慢溫和的長息呼吸法而長壽。自古有千年鶴、萬年龜的說法，足見緩慢呼吸是長壽的關鍵。

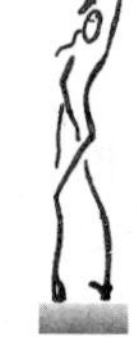

調整呼吸是我們生存的基本因素，也是健康的必要基礎。由肺吸入充足的氧氣供給身體，可促進心臟血液循環，並且由血液流動將能量送至身體的各部。所以，若想長生，秘訣就是使呼吸自然綿長。

呼吸通常有三種方式：胸式呼吸、腹式呼吸、無控制的混合呼吸。一般人都是胸式呼吸（即淺短之呼吸），是一種胸部運動。腹式呼吸是吸氣時橫膈膜向下降的運動，是修練呼吸，應成為我們生存的方式。

三、橫膈膜呼吸練習方法

可取隨意的姿勢，仰臥、靜坐、站立均可。臥或站雙腳適度分開，雙眼輕閉，一手置於胸部，另一手置於腹部上方，以便感覺橫膈膜以及腹肌的活動。然後以鼻腔緩慢、細長的吸氣和呼氣，不可出聲振動或停息。然後加大正常呼吸的過程，當呼氣時，盡量把氣吐盡，分多次吐，然後有意使腹肌向內癟，並溫和地收縮肺部，將氣呼出。然後吸氣吸滿，但不可過分勉強，腹部恢復原狀。當吸氣時會發覺腹壁和肋骨下部向外推出，胸部只有輕微移動。

這種呼吸是借助橫膈膜的收縮和下壓形成吸氣動作。每天練習 3～5 次，每次 3～5 分鐘。

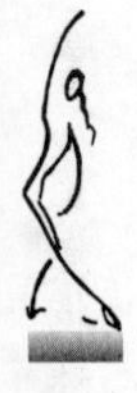

橫膈膜呼吸法對身體有三大功效：

（一）橫膈膜呼吸不同於淺短的呼吸，能使宇宙能量充滿整個肺部，供應身體充足的氧氣，將體內的廢氣、濁氣、二氧化碳呼出體外。

（二）橫膈膜上下移動，猶如溫和的按摩，促進臟腑的血液循環，增強其機能。

（三）橫膈膜呼吸法是以最少的力得到大量的新鮮空

氣，因此，是極其有效的呼吸方法。

四、姿勢練習

目前較為流行的瑜伽姿勢練習大約有 80 多種。瑜伽姿勢與大多數體育練習不同，它不涉及快速或用力的運動，也不引起粗重的呼吸。相反，瑜伽姿勢做得很緩慢，步驟很分明。修習者在做每一項瑜伽練習時，都是放鬆而又警醒的，它把注意力集中在這項練習在其體內所產生的感覺上。

由於人的身體習慣於舊有的生活規律和動作，許多練習者在剛開始練習時幾乎無法承受體位法所帶來的大量能量，身體出現強烈的抖動。但是堅持下去，掌握了那些要訣，就會逐步進入一個新的狀態，那時再練習體位法身體就好比定坐在椅子上一樣，平穩、自然、舒適；同時，人體內部孕育、滋長出強大的生命氣息的力量。瑜伽師往往能長久地保持一個固定的姿勢，實際上，他非但沒有因為這種長時間的呆滯而感到麻木和困倦，相反卻積蓄和增加了體內的能量，使他越發精力充沛。

瑜伽姿勢練習經過了幾個世紀的錘煉，已得到淨化。由有規律的練習，可使人們獲得靈活性、平衡、堅韌、巨大的生命力以及對疾病的抵抗力，還可消除疲勞和安定神經，從而使人在睡眠中得到真正的安寧。

姿勢練習舉例：蛇式

【預備姿勢】：

身體平趴地面，一側面頰貼地。雙肘彎曲靠近身體，手掌在雙肩下平放地面，指尖與肩對齊。腳跟併攏，腳趾平貼地面繃緊，正常呼吸。

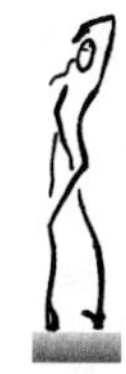

【練習步驟】：

1. 脖頸伸直，頭部輕輕向後上方仰起。緩慢吸氣，同時頭部和胸部向上抬起，但肚臍部分貼地（肚臍以上部分離地），抬到最高處，兩腿依然緊緊靠地並用力保持靠攏。

2. 仰望天空並保持這個姿勢，屏息 6～8 秒。

3. 胸部和頭部依次貼地，一側面頰貼地。放鬆身體，休息 6～8 秒。

重複這個做法。

每日練習不要超過 5 次。

【益處】：

蛇式從內部活動整個腹部，可促使胰臟、肝臟和其他消化器官加強活動。這是一個治療便秘、消化不良、痢疾、胃炎、胃病及腹部疾病的好姿勢。蛇式能夠讓脊柱柔軟，減緩脊椎疾病和背痛，同時可以有效地活動胸部、肩部、頸部、面部和頭部，使表皮血液活躍，增進面部之美。

這個方法對於女性有著特殊的作用，可以治療各種月經病症。

五、練習注意事項

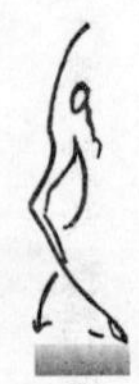

瑜伽練習者首先應該了解從事這一練習最適合的時間、地點、身體狀況、練功服裝，以及其他注意事項。

(一)時　間

清晨，早飯之前是瑜伽鍛鍊的最佳時間。傍晚或是其他時間也可練習，但要保證空腹或完全消化以後進行練習。大體上是飯後 3 小時，或喝入流質食物及飲料半小時後。

練習者應該選擇自己最為方便的時間，爭取每天都在同一時間內練習。練習瑜伽時，身體保持正常和安靜狀態，如果此時身體不適或有病狀，盡量不要採用過於強烈的方法，也可以完全不進行練習。

(二)地　點

練習瑜伽時要選擇安靜、清潔、空氣新鮮的地方，有可能的話，離開房間而選擇露天的自然地。在房間中，注意保持空氣的流通，養成經常開窗通風的習慣，這對於調息練習尤為重要。練習瑜伽時可以在旁邊擺放綠色植物。地上需要鋪上鬆軟潔淨的毯子，能輕鬆地保持站立，千萬不能讓腳下打滑。在練習有關坐式的瑜伽時，可以使用蒲席，這樣可以有效地防止疲勞。

(三)安　靜

瑜伽練習時必須保持安靜，避免交談，可以播放輕鬆、簡單的樂曲。總之，要使身心專注、集中。

(四)休　息

瑜伽休息非普通的休息，每一種休息其實都是一種冥想。其作用不可小看，它能夠放鬆身體，感受獲得的能量，也可以鍛鍊身心意志，感受自我的存在。

休息有兩種，第一種是短時間的休息，主要是體位法中常採取的 10～30 秒鐘的休息，一般占用練習的 1／5 左右；另一種是專門的休息，有時達數小時之久，例如，瑜伽者常練習的「尸體」放鬆術等等。這種方法除了達到放鬆的目的，還可有意識地控制體內能量和精神。

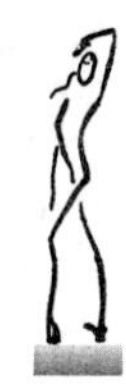

(五)練功服裝

瑜伽練習時穿著儘可能地簡單，穿短褲、寬筒褲或是中國傳統的練功褲，女子也可以穿短褲或彈力褲。上身要寬鬆，赤腳或只穿襪子。

(六)洗　澡

在清晨，練功者練習前不必洗澡，洗澡時間可根據練習者的方便自行決定。如果想在練功後用熱水淋浴，應在練功結束後 15 分鐘進行。

洗澡可以增加人體潔淨和輕鬆的感覺，這樣在進行某些練習時效果更好，因此，許多人選擇在練習前洗澡。

(七)準確的練習方法

為取得瑜伽練習的成功，必須掌握正確的練習方法。瑜伽是一種完善的科學體系，如果不能按照規定去做，這些瑜伽練習就變成了無味的機械動作，與真正的含義背道而馳。雖然並不是每一個人都能夠完美無缺地做出所有的瑜伽姿勢，但他們無疑可以毫無困難地掌握瑜伽練習的要領。

每一個人要按照個人身體限度練習瑜伽，盡力而為，不可強求。瑜伽練習的每一步驟都要謹慎從事，不可操之過急，練習過程中逐步增加力度和難度。

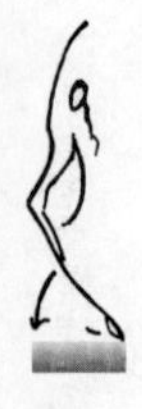

（于　暉　金　逵）

第十二章

健美操競賽的組織與裁判法

第一節　健美操競賽的意義、種類及內容

一、健美操競賽的意義

開展各種形式的健美操競賽活動，對促進健美操的普及與發展有著十分重要的意義。

（一）擴大社會宣傳面，使更多的人了解健美操，熱愛健美操。

在比賽中，可透過視、聽器官來感受運動員結實健壯的形體、優美矯健的動作、朝氣蓬勃的精神面貌，以及輕鬆歡快、富有動感、令人積極向上的音樂節奏和運動員在表演時的真情投入等等，使觀眾受到感染，振奮精神，增添樂趣，並從中學到有關健美操運動與人體健康的知識，從而吸引更多的人參與健美操活動。

（二）有利於提高該運動項目的技術水平。

比賽為教練員、運動員提供了檢驗教學、訓練成果和交流、切磋技藝的機會。透過比賽，各參賽隊可充分展示訓練水準，互相觀摩學習，廣泛地交流訓練體會，肯定成績，總結經驗教訓，明確以後的努力方向，既能增進友誼和團結，

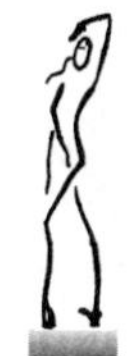

又能開闊思路，促進技術水準的提高。

（三）促進對健美操運動發展方向的研究，使該項運動的技術向更健康的方向發展。

裁判員由學習規則、比賽評分提高業務水準，獲得實踐經驗，成為推動健美操開展的骨幹力量，並對該項目的發展起到導向作用。另外，比賽還能為健美操的科學研究提供數據，促進健美操理論與技術的全面發展。

二、健美操競賽的種類

健美操競賽可分為健身性健美操競賽和競技性健美操競賽兩大類。

健身性健美操比賽以「鍛鍊身體、推動群眾性運動及提高社會參與性」為目的，因此，不需要特定的競賽規則，技術要求較低，比賽操作簡單，一般省、市和基層單位均可組織比賽。

競技性健美操比賽以「奪標和提高技術水準」為目的，因此，比賽要求參賽者必須具備一定的身體素質和專項技術水準，參賽人數和年齡受到一定限制，並嚴格執行競賽規則。

競技性健美操比賽主要形式有：錦標賽、冠軍賽、邀請賽、友誼賽、大獎賽、運動員等級賽、大眾等級賽及基層比賽。

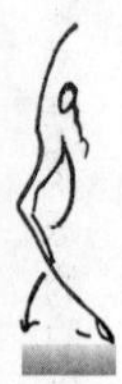

三、健美操競賽的內容

健美操競賽的內容有規定動作競賽和自編動作競賽。

規定動作比賽是主辦單位根據比賽目的、任務、參賽對象層次以及不具備創編和評審條件等因素而特意在賽前創編好的成套動作，作為參賽隊共同的比賽套路。

自編動作比賽是參賽單位按照賽前下發的競賽規程和特定的競賽規則要求，進行不同項目的自編動作比賽，每個項目都有嚴格的評分規則。

第二節　健美操競賽的組織

健美操競賽的組織是一項複雜而又細緻的工作，直接影響比賽的質量和預期的效果。在賽前、賽中及賽後都要進行一系列的工作，每個環節都十分重要，一環緊扣一環，缺一不可。

一、召開主辦單位籌備聯席會議

由主辦單位或主要負責人召集有關單位及部門的相關人員出席會議。會議的主要內容是協商並落實有關競賽的具體事宜，包括確定承辦單位和協辦單位、經費來源、比賽日期、地點、規模等。成立競賽籌備辦公室，確定辦公室成員，將任務分工落實到具體的人。

二、制定競賽規程

競賽規程是組織比賽的重要的指導性文件，是比賽籌備工作的依據，也是參賽單位、運動員、教練員及裁判員必須執行的準則。競賽規程應由主辦單位制定，一般應至少提前三個月下發給各個部門，以便參賽單位有充分的時間準備並

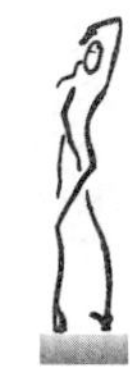

安排好各項事宜。競賽規程應簡明、準確，使執行者不易產生誤會。

競賽規程一般應包括以下內容：

一、比賽的名稱：

包括年度（屆）、性質、規模、名稱（包括比賽總杯名和分杯名）。如：××××年「×××」杯全國×××健美操錦標賽。

二、比賽的目的：

簡述舉行本次比賽的目的。如：為了推動全國大學生健美操活動的進一步開展，在高校間廣泛進行交流，不斷提高健美操技術水準，將於某某時舉行某某比賽。

三、比賽的時間和地點：

要詳細、清楚地寫明比賽的年、月、日和地點。若具體的比賽地點在下發規程前還不能確定，則要先將比賽所在的城市寫清楚。

四、參加單位的條件：

限定參加者的範圍，要具體、明確。如全國高等院校比賽，以校為單位均可以參加；運動員必須是在校註冊的本科、專科學生。

五、競賽的項目：

對本次比賽參加項目、內容和時間的規定。如：比賽只進行男單、女單、混雙、三人（男、女不限）及混合六人的比賽。

六、參賽的辦法：

說明採取什麼樣的比賽方式、一次性還是分預賽和決賽、是否按技術水準及年齡分組、是單項賽還是團體賽或單項、團體賽都有。在某種比賽方式中的特殊規定一定要注明。如：本次比賽只進行 4 個項目的單項賽和團體賽。單項賽有預賽和決賽。體育院系為甲組，普通院校為乙組，分別進行比賽。

七、參加人數及年齡：

規定每個單位參賽的人數、參賽運動員的年齡要求。如：凡我國普通高等院校在校註冊的學生均可以校為單位參加，每單位可報候補隊員 2 名、領隊 1 名、教練員 1 名。

八、評分辦法：

說明比賽採用什麼評分規則和計分辦法，團體賽和單項賽的錄取辦法。如：比賽採用《1997～2000 年版國際健美操競賽規則》，進行團體賽和單項比賽，團體賽以各單項預賽成績相加之和評定成績，取各單項前八名進行單項決賽，成績優者名次列前，成績相等，名次並列，無下一名次。

九、錄取名次及獎勵辦法：

根據比賽的規模說明評幾個獎項，每個獎項設幾名，是否有獎品或獎金。如：團體賽和單項賽均取前八名，另設最佳編排獎，最佳表演獎，最佳形體獎，最佳音樂效果獎，優秀教練員、優秀裁判員及體育道德風尚獎等。

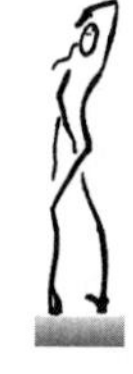

十、報名和報到：

說明報名的方式及要求，截止日期。比賽報到的時間、地點、乘車的路線、聯繫電話等都要很清楚、詳細。如：報名要填寫大會印制的報名表，加蓋單位及醫務室印章，並於賽前 30 天函寄到×××組委會，郵編××××××。裁判員×月×日報到，運動員×月×日報到。

十一、其他：

凡不包括上述內容的所有事宜均可列入該項中。如：有關參賽隊的食宿是否自理，大會是否給予補助，是否提前預訂返程車票，報到時參賽單位向大會繳納競賽保證金等。

競賽規程應儘快下發，根據比賽規模的大小和發放範圍，確定提早時間。全國性的比賽應提前半年，中小型比賽不得少於3個月，否則將會影響比賽籌備工作的順利進行與比賽效果。

三、建立競賽組織機構

根據比賽規模的大小，成立相應的組織機構。全國性比賽通常由主辦單位和承辦單位共同協商確定大會組織委員會成員，包括主辦單位負責人、贊助單位負責人、呈辦單位和

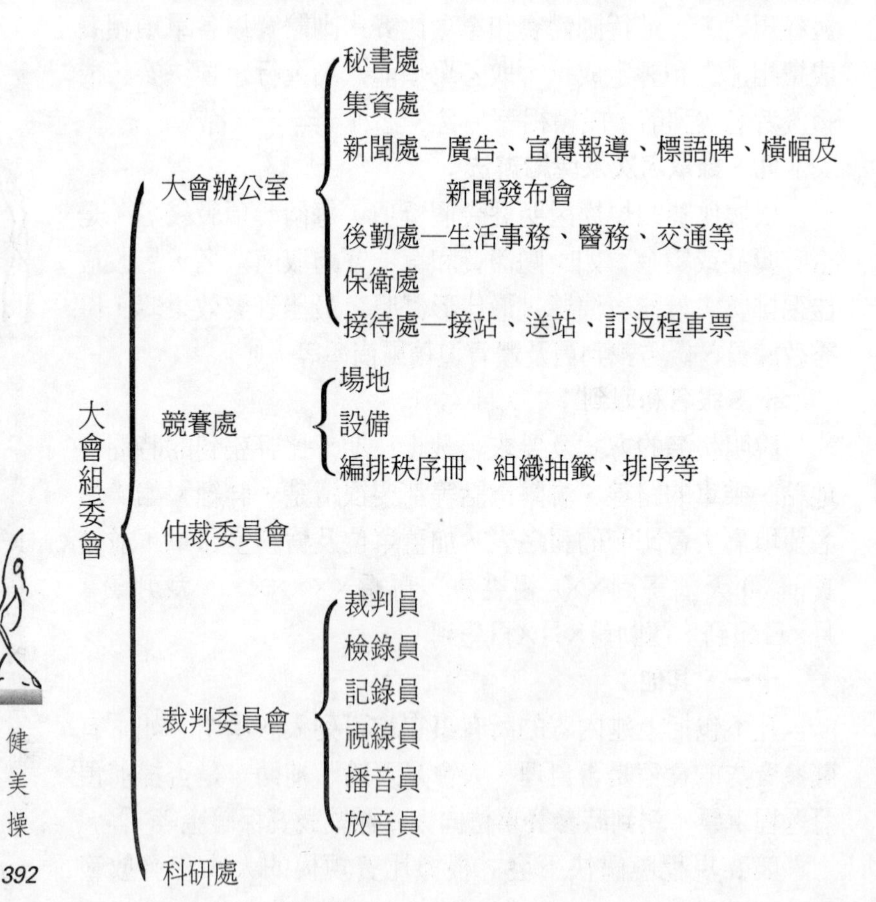

當地體委的負責人，上級領導機關的代表和有關知名人士以及總裁判長。組織委員會一般設主任 1 人，副主任 1 人，委員若干人。它是比賽大會的最高領導機構，在其下屬的是各辦事機構。

根據比賽規模決定成立幾個分部門。大規模的或大型綜合性比賽，部門分得很細，各部門責任具體、細緻。中小型比賽則可以少設幾個部門或只安排具體的人分別負責這幾方面的事宜。以全國性比賽為例可分為上頁表幾個部門。

四、領隊和教練員會議

領隊和教練員會議是競賽中一項重要內容，是參賽隊與大會及裁判員溝通的主要途徑之一，雙方都應重視。一般由組委會主持，各處負責人及裁判長參加。通常在賽前、賽後各安排一次。

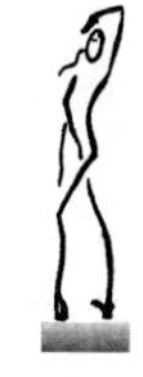

賽前領隊、教練員會議主要內容包括：

1. 介紹比賽的準備情況。

2. 介紹大會主要部門的負責人和主要工作人員。

3. 宣布大會競賽日程及有關規定。

4. 解答和解決參賽隊提出的有關問題。如：比賽安排、生活、規程及規則等方面。如果在規則和技術方面的問題較多，還應單獨召開領隊、教練員技術會議，由裁判長詳細解答。

5. 抽簽排定比賽出場順序。如果時間允許，採取公開抽簽的辦法由各隊自己抽簽比較好。有時時間不允許，可提前進行抽簽，但必須要有組委會委員或有關負責人在場監督執行，由指定人員代理抽簽。這項工作應在領隊、教練員會議上專門交待，以免引起誤解。

賽後領隊、教練員會議主要是安排參賽隊離會事宜和專門召開技術交流會，就比賽和訓練互相介紹經驗；交流看法和意見；介紹健美操最新發展信息；討論健美操發展方向等。

五、比賽的進行

(一)開幕式

1. 由主持人宣布比賽開幕式開始。
2. 運動員入場式。
3. 介紹領導和嘉賓。
4. 領導講話，運動員及裁判員代表宣誓。
5. 運動員退場。

(二)比賽進行

1. 賽前檢錄：一般賽前20分鐘按出場順序第一次檢錄，賽前5分鐘第二次檢錄。

2. 運動員外場準備，由播音員向觀眾介紹裁判委員會和裁判員。

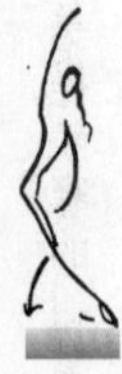

3. 運動員由播音員宣告後上場向裁判員示意，做好準備姿勢，由放音員播放音樂。

4. 運動員在音樂伴奏下完成整套動作。

5. 裁判員進行評分並公開示分，播音員宣布得分。

6. 記錄員記錄每名裁判員的分數和運動員的最後得分。

7. 賽後，記錄單經裁判長確認無誤後，交總記錄處存根。

8. 成績由總記錄處統計後得出比賽名次。

(三)閉幕式及發獎

1. 主持人宣布閉幕式開始。
2. 裁判長宣布比賽成績（獲獎名單）。
3. 獲獎運動員入場。
4. 請領導或某知名人士為獲獎運動員頒獎。
5. 運動員退場。
6. 可安排優秀運動員表演或專門組織的表演。
7. 領導致閉幕詞。
8. 宣布比賽勝利結束。

第三節　健美操競賽的裁判方法

健美操競賽從 1986 年首屆「長城杯」全國健美操邀請賽發展到今天，比賽規模不斷擴大，比賽組織不斷正規化，規則也不斷修改完善，目前已和國際接軌。競賽活動逐漸分為健身性健美操的比賽和競技性健美操的比賽。兩種比賽都有各自的評分規則和評分方法。

健身性健美操的評分規則請參照中國健美操協會編寫的《大眾普及性健美操評分規則》2001 年版。

競技性健美操的評分規則請參照《FIG 國際健美操競賽規則》2001～2004 年版。

一、對裁判員的基本要求

（一）經常參與和健美操運動相關的各種活動。
（二）對健美操運動的項目特點及技術要求有很好的理

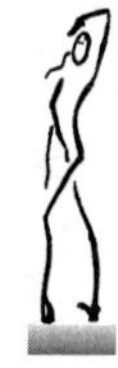

解。

（三）明確評分規則的要求並具備一定的評分技巧與經驗。

（四）評分態度嚴肅、認真、公正、準確。

二、裁判組的組成

裁判組一般由裁判長1人、裁判員4～5人、記錄員1～2人、計時員1人、視線員2人、檢錄員1～2人、放音員1～2人組成。

可根據比賽規模的大小適當增減裁判員人數。

三、評分方法

根據規程，比賽可採用公開示分或不公開示分的方法。一般中小型比賽可以採用10分制，成套動作的滿分為10分。裁判員各自獨立進行評分，裁判員的評分精確到0.1分。

最後得分的計算：幾名裁判員的評分去掉最高分和最低分，中間分的平均分即為最後得分。最後得分精確到0.01分。

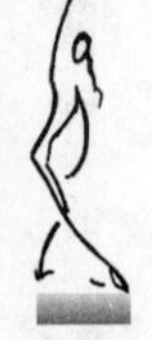

四、評分要點

一般中小型健美操比賽以健身性健美操比賽為主，而健身性健美操比賽的主要目的是豐富人們的業餘文化生活，促進健美操運動在廣大群眾中的開展，宣傳健美操運動，吸引更多的人加入到健美操運動中來。因此，健身性健美操比賽的評分重點與要求與競技健美操比賽有所不同。

健身性健美操的評分因素是：熱情與活力、能力與技術以及動作的編排。

(一)熱情與活力

指參賽者在比賽場上由自己的表演體現出一種健康向上、充滿活力的情緒以及吸引觀眾、感染觀眾的能力。這種高度的情感投入和表現能力體現了運動的快樂，這也正是健美操運動所倡導的，因此應該鼓勵。

(二)能力與技術

比賽中所表現出來的能力與技術是參賽者平時鍛鍊情況或訓練水準的直接反映。能力包括心肺功能和各種身體素質。技術包括身體姿態、動作的準確性、熟練性、幅度和力度以及動作與音樂的配合。健身性健美操的技術要求是動作自然、協調連貫、節拍準確。

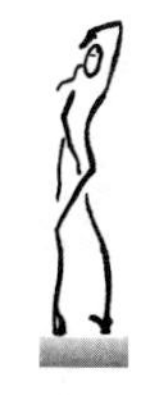

(三)動作的編排

健身性健美操的動作編排首先要體現健身的科學性，不能選擇對身體易造成損傷的動作。其次是健身的有效性和全面性，能達到有效和全面鍛鍊身體的目的。最後是藝術性，動作的設計要新穎、美觀，成套動作的連接要合理、巧妙、流暢，動作素材要多樣，隊形變化要自然清晰，音樂的選擇要和動作協調統一。

五、裁判技巧

裁判員應該嚴格按照比賽的規則和特定的競賽規程進行

評分。在現場評分過程中，應儘可能地記錄下在場上所看到的一切，包括扣分情況、總印象和當時發生的特殊情況，以便在賽後萬一出現問題時查找。

一般來說，在熱情與活力、能力與技術和動作的編排三個評分因素中，能力與技術，尤其是技術完成情況應當場記下所扣分數，而熱情與活力和動作的編排可放在運動員表演完成後再綜合評定。

（張　平）

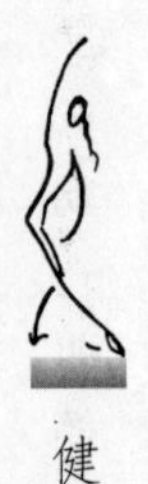

古今養生保健法　強身健體增加身體免疫力

養生保健 系列叢書

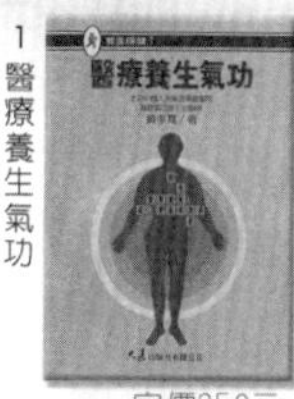

1 醫療養生氣功

定價250元

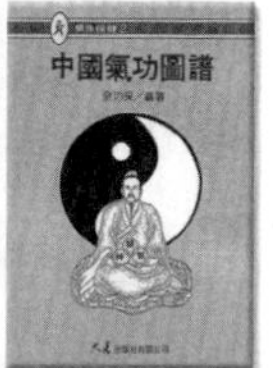

定價250元

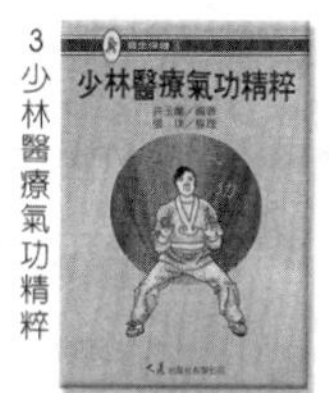

3 少林醫療氣功精粹

定價250元

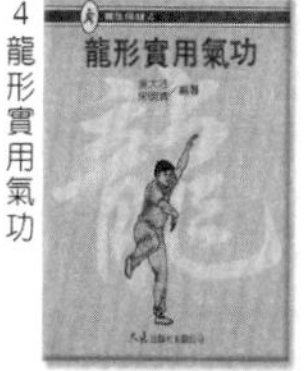

4 龍形實用氣功

定價220元

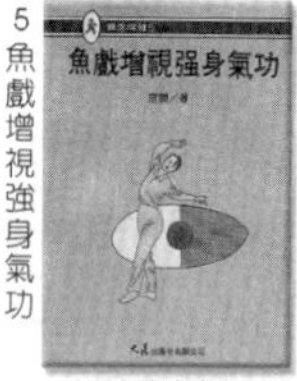

5 魚戲增視強身氣功

定價220元

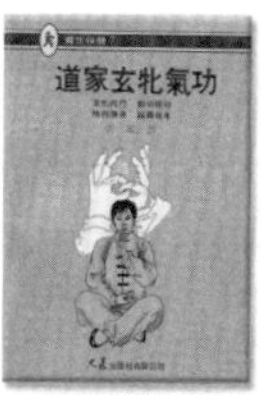

7 道家玄牝氣功

定價200元

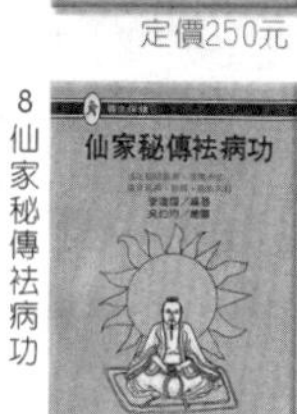

8 仙家秘傳祛病功

定價160元

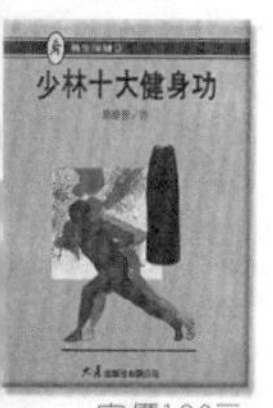

定價180元

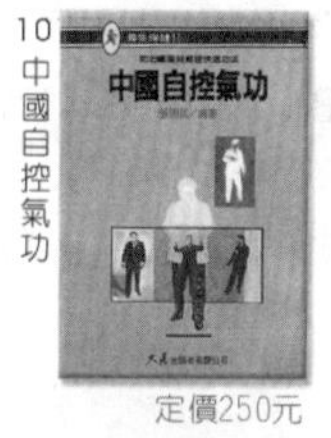

10 中國自控氣功

定價250元

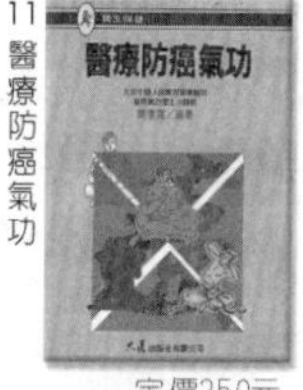

11 醫療防癌氣功

定價250元

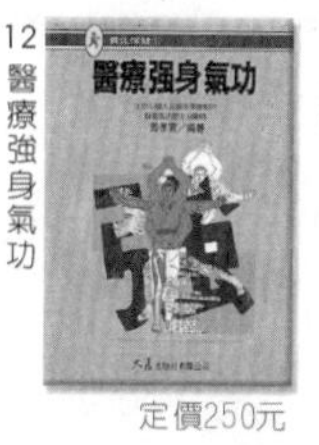

12 醫療強身氣功

定價250元

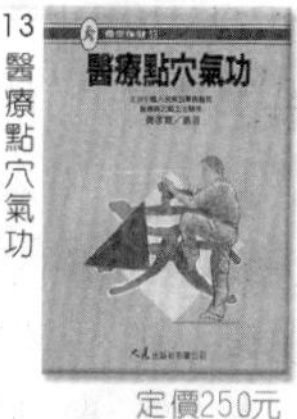

13 醫療點穴氣功

定價250元

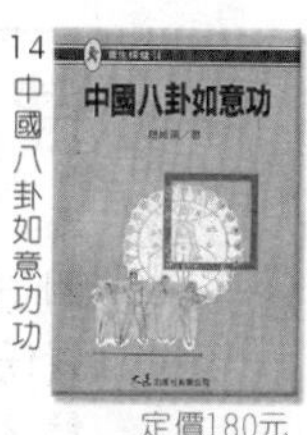

14 中國八卦如意功

定價180元

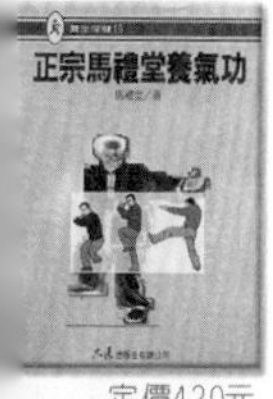

定價420元

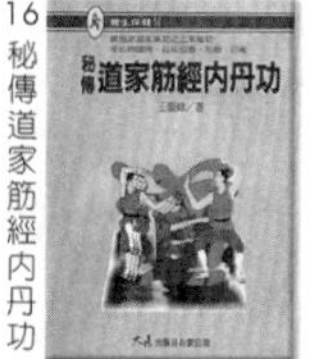

16 秘傳道家筋經內丹功

定價300元

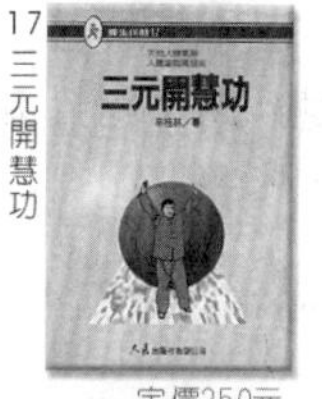

17 三元開慧功

定價250元

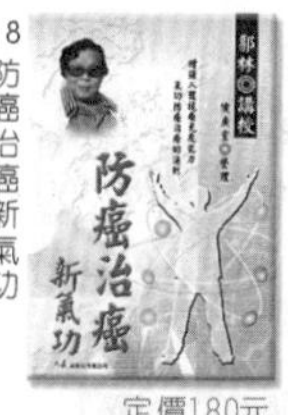

18 防癌治癌新氣功

定價180元

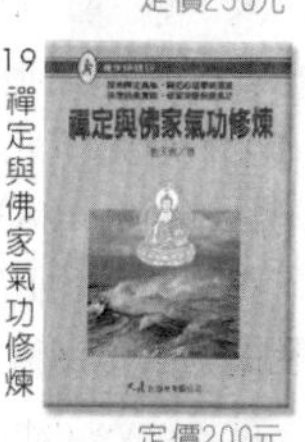

19 禪定與佛家氣功修煉

定價200元

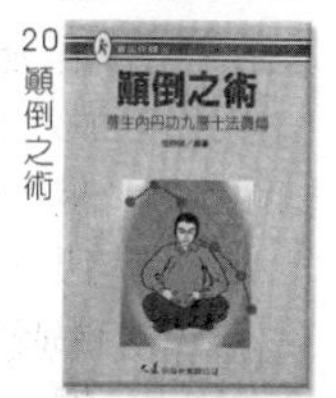

20 顛倒之術

定價360元

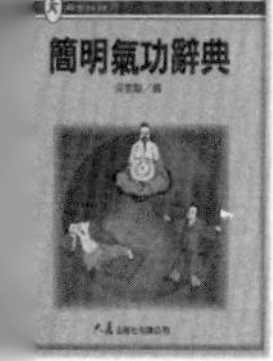

定價360元

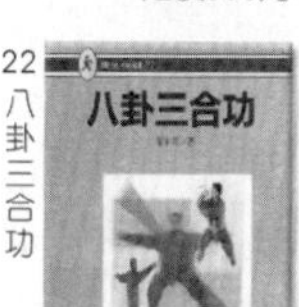

22 八卦三合功

定價230元

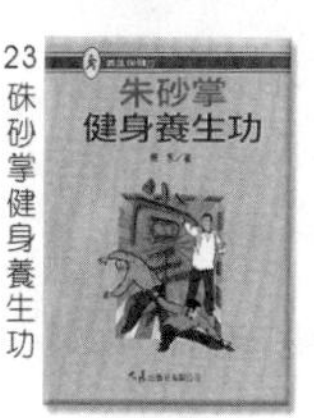

23 硃砂掌健身養生功

定價250元

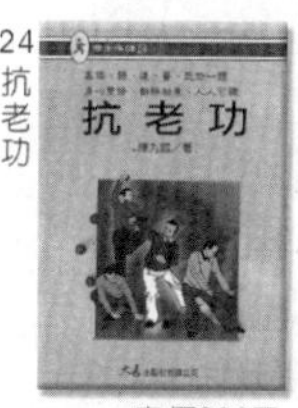

24 抗老功

定價230元

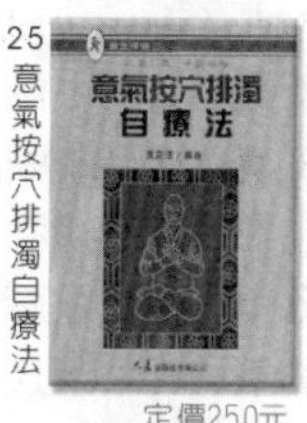

25 意氣按穴排濁自療法

定價250元

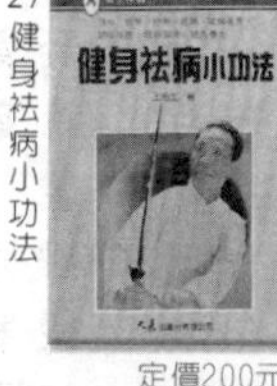

27 健身祛病小功法

定價200元

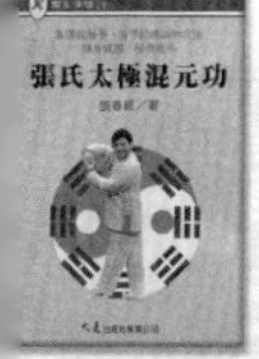

定價250元

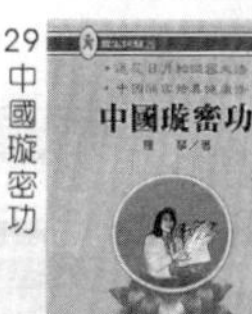

29 中國璇密功

定價250元

30 中國少林禪密功

定價200元

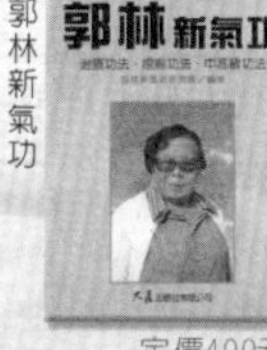

31 郭林新氣功

定價400元

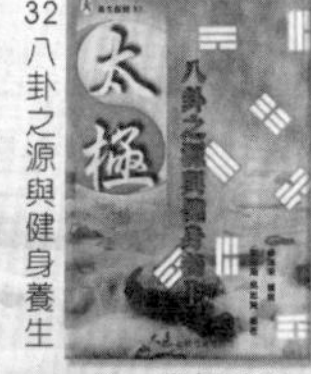

32 八卦之源與健身養生

定價280元

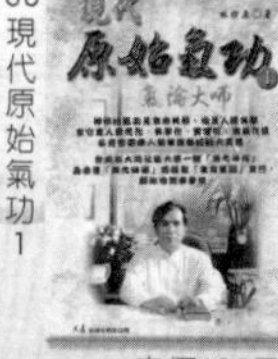

33 現代原始氣功1

定價400元

國家圖書館出版品預行編目資料

健美操／蕭光來 主編
——初版，——臺北市，大展，2006〔民95〕
面；21公分，——（運動遊戲；18）
ISBN 957-468-437-7（平裝）
1.運動與健康 2.體操
411.71 94024356

【版權所有・翻印必究】

健美操（附VCD）

ISBN 957-468-437-7

主 編／蕭 光 來
副主編／馬 鴻 韜 張 平
責任編輯／劉 沂
發行人／蔡 森 明
出版者／大展出版社有限公司
社 址／台北市北投區（石牌）致遠一路2段12巷1號
電 話／（02）28236031・28236033・28233123
傳 眞／（02）28272069
郵政劃撥／01669551
網 址／www.dah-jaan.com.tw
E-mail／service@dah-jaan.com.tw
登記證／局版臺業字第2171號
承印者／高星印刷品行
裝 訂／建鑫印刷裝訂有限公司
排版者／弘益電腦排版有限公司
授權者／北京人民體育出版社
初版1刷／2006年（民95年）2月

定 價／400元

●本書若有破損、缺頁敬請寄回本社更換●

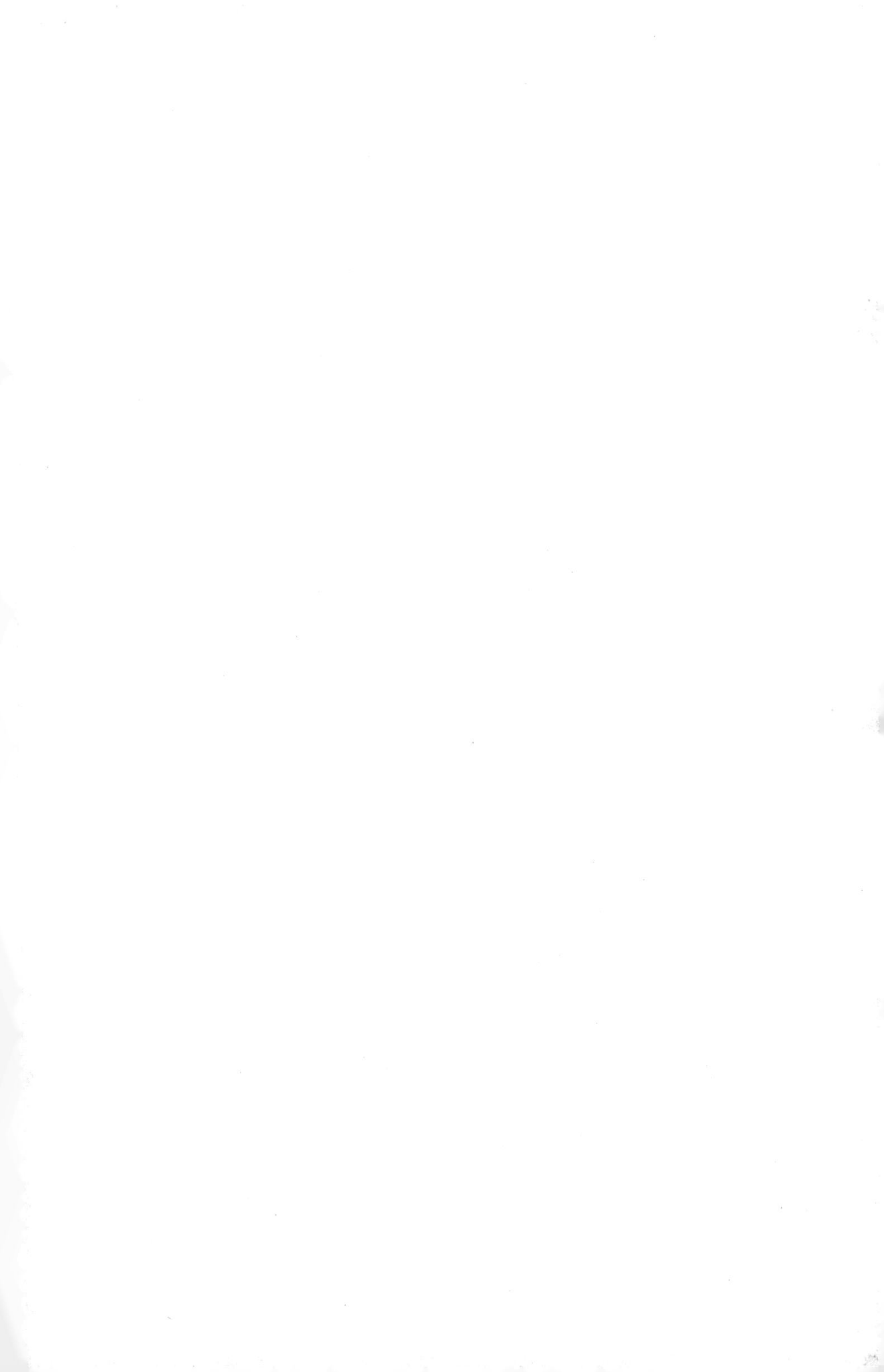

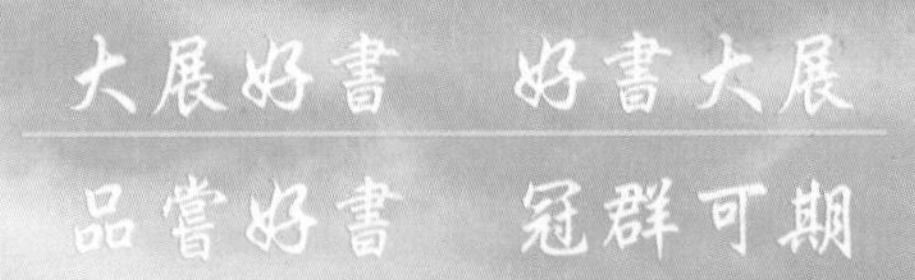
大展好書　好書大展
品嘗好書　冠群可期

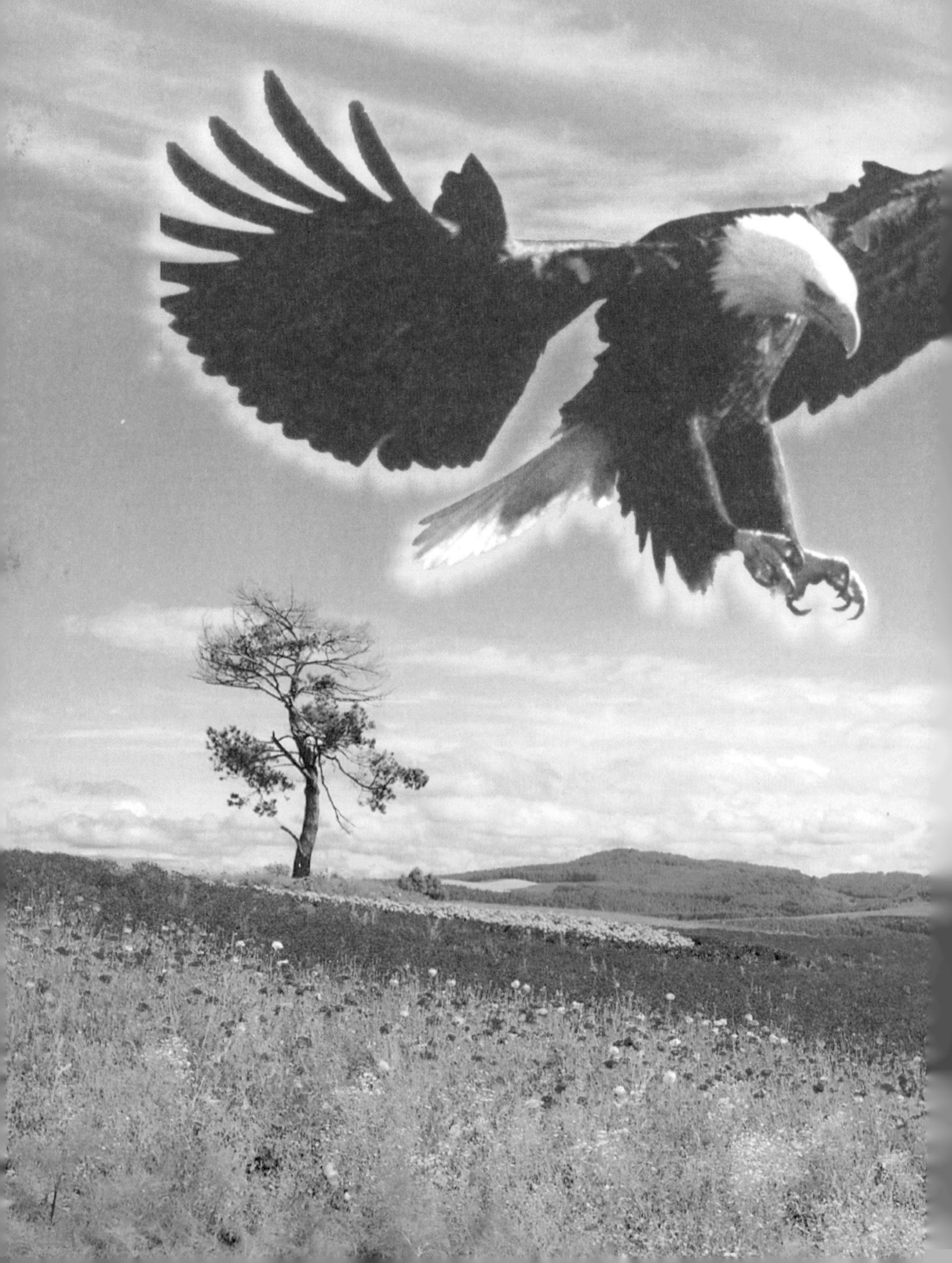